. Rohe, F. Scheinichen, S. Thate

iner Rettungsdienst heute

Georg Rohe, Frank Scheinichen,
Stefan Thate

Prüfungstrainer Rettungsdienst heute

Fragensammlung mit kommentierten Antworten

2., überarbeitete Auflage

ELSEVIER
URBAN & FISCHER

URBAN & FISCHER München

Zuschriften an:
Elsevier GmbH, Urban & Fischer Verlag, Hackerbrücke 6, 80335 München

Autoren
Dr. med. Georg Rohe DEAA
Klinik für Anästhesiologie, Intensivmedizin, Notfallmedizin, Schmerztherapie
Klinikum Oldenburg
Rahel-Straus-Str. 10
26133 Oldenburg
E-Mail: rohe.georg@klinikum-oldenburg.de

Frank Scheinichen
Malteser Hilfsdienst gGmbH
Schulungszentrum Nellinghof
Holdorfer Str. 33
49434 Neuenkirchen-Vörden
E-Mail: frank.scheinichen@rettungsdienstschule.de

Stefan Thate
Feuerwehr Oldenburg
Rettungsdienst
Auguststraße 5
26121 Oldenburg
E-Mail: stefan.thate@stadt-oldenburg.de

Wichtiger Hinweis für den Benutzer
Die Erkenntnisse in der Medizin unterliegen laufendem Wandel durch Forschung und klinische Erfahrungen. Die Autoren dieses Werkes haben große Sorgfalt darauf verwendet, dass die in diesem Werk gemachten therapeutischen Angaben dem derzeitigen Wissensstand entsprechen. Das entbindet den Nutzer dieses Werkes aber nicht von der Verpflichtung, anhand weiterer schriftlicher Informationsquellen zu überprüfen, ob die dort gemachten Angaben von denen in diesem Buch abweichen, und seine Verordnungen und Entscheidungen in eigener Verantwortung zu treffen.

Geschützte Warennamen (Warenzeichen) werden in der Regel besonders kenntlich gemacht (®). Aus dem Fehlen eines solchen Hinweises kann jedoch nicht automatisch geschlossen werden, dass es sich um einen freien Warennamen handelt.

Bibliografische Information der Deutschen Nationalbibliothek
Die Deutsche Nationalbibliothek verzeichnet diese Publikation in der Deutschen Nationalbibliografie; detaillierte bibliografische Daten sind im Internet über http://www.d-nb.de/ abrufbar.

2. Auflage 2012
1. Auflage 2008

Der Urban & Fischer Verlag ist ein Imprint der Elsevier GmbH.

15 16 17 18 7 6 5 4

Um den Textfluss nicht zu stören, wurde bei Patienten und Berufsbezeichnungen die grammatikalisch maskuline Form gewählt. Selbstverständlich sind in diesen Fällen immer Frauen und Männer gemeint.

Planung: Heiko Krabbe
Lektorat: Petra Eichholz, Ingrid Stöger
Redaktion: Frank Flake, Oldenburg
Herstellung: Kerstin Wilk, Leipzig
Satz: abavo GmbH, Buchloe/Deutschland; TnQ, Chennai/Indien
Druck und Bindung: Dimograf, Bielsko-Biała, Polen
Umschlaggestaltung: SpieszDesign, Neu-Ulm
Titelfotografie: Mauritius

ISBN Print 978-3-437-48061-4
ISBN e-Book 978-3-437-59555-4
Aktuelle Informationen finden Sie im Internet unter **www.elsevier.de** und **www.elsevier.com**

Vorwort zur 2. Auflage

Liebe Prüflinge im Rettungsdienst, liebe Leserinnen und Leser,

die Vorbereitung auf die Prüfung zum Rettungsassistenten oder zum Rettungssanitäter erfordert neben dem Erlernen praktischer Fertigkeiten die Auseinandersetzung mit einem sehr umfangreichen theoretischen Stoffgebiet. Die Notwendigkeit, in relativ kurzer Zeit viel Neues lernen und behalten zu müssen, bereitet häufig Schwierigkeiten. Das vorliegende Buch ist von uns konzipiert worden, um Ihre Prüfungsvorbereitung zu optimieren.

Das einführende Kapitel „Lernen kann man lernen" gibt wichtige Ratschläge zu effektiven Lernmethoden und Arbeitstechniken. Sie sollten dieses Kapitel schon in einem frühen Stadium Ihrer Prüfungsvorbereitung lesen, idealerweise gleich zu Beginn Ihrer Ausbildung zum Rettungssanitäter oder Rettungsassistenten.

Der Hauptteil beginnt mit den Fragen, danach folgen die kommentierten Lösungen. Die Fragen sind von uns in Reihenfolge und Thematik so ausgewählt worden, dass Sie mit Hilfe der Kommentare nach dem Durcharbeiten einmal die wichtigsten Inhalte eines Themengebiets wiederholt haben. Natürlich können und sollen die Antwortkommentare die aktive Mitarbeit im theoretischen Unterricht und das Studium eines Lehrbuchs nicht ersetzen. Aber sie können Ihnen durch die Wiederholung der prüfungsrelevanten Fakten helfen, einen Überblick über den wichtigsten Lernstoff zu bekommen.

Die Besonderheit dieses Buches sind die Kommentare zu den Prüfungsfragen. „Nicht auswendig lernen, sondern verstehen" ist der Grundsatz, mit dem wir Ihre Prüfungsvorbereitung begleiten möchten. Wenn Sie einen Sachverhalt verstehen, behalten Sie die damit zusammenhängenden Fakten besser und können sowohl in der schriftlichen als auch in der mündlichen Prüfung entsprechende Fragen beantworten. Auf diese Weise lernen Sie sehr viel effizienter, als wenn Sie nach Beantwortung einer Frage lediglich das Ergebnis „richtig" oder „falsch" vermittelt bekommen.

Über den mit diesem Buch verbundenen Zugang zum Elsevier-Internetportal haben Sie zudem Zugriff auf Referenzklausuren, mit denen Sie den Ablauf der schriftlichen Prüfung unter realen Bedingungen proben können.

Wir bedanken uns herzlich bei Herrn Heiko Krabbe und Herrn Frank Flake für die Unterstützung seitens des Elsevier-Verlags. Besonders aber danken wir unseren Familien für die zeitlichen Freiräume und die Rücksichtnahme während der Arbeit an diesem Buch.

Wir hoffen, dass auch die 2. Auflage des „Prüfungstrainers" guten Anklang findet und wünschen allen Leserinnen und Lesern, die sich auf eine Prüfung im Rettungsdienst vorbereiten, Erfolgserlebnisse und Freude beim Lernen sowie ein erfolgreiches Abschneiden bei der Prüfung. Wir möchten Sie zu Anregungen und konstruktiver Kritik ermuntern, damit wir dieses Buch weiter verbessern können.

Oldenburg, im Januar 2012
Dr. Georg Rohe
Frank Scheinichen
Stefan Thate

Wegweiser durch das Buch

Der erste Teil des Buches besteht aus einer Fragensammlung; die Fragen sind nach Themengebieten geordnet. Neben Fragen zum Ankreuzen, bei denen Sie sich für eine von in der Regel fünf möglichen Antworten (A–E) entscheiden müssen, gibt es Fragen zum Ausfüllen, bei denen Sie die Lösungen selbst notieren müssen. Alle Fragen sind mit einer Ziffer versehen. Die Lösungen sowie erläuternde Kommentare finden Sie unter derselben Ziffer im Antwortenteil, der sich den Fragen anschließt.

Mithilfe des Rubbel-Pins in der Buchdeckelinnenseite erhalten Sie online Zugriff auf zwei Klausurbeispiele. Diese ermöglichen die Wiederholung und das Abprüfen des Gelernten und setzen sich aus offenen und geschlossenen Fragen zusammen.

Abbildungsnachweis

Der Verweis auf die jeweilige Abbildungsquelle befindet sich bei allen Abbildungen im Buch am Ende des Legendentextes in eckigen Klammern. Alle nicht besonders gekennzeichneten Grafiken und Abbildungen:

A300	Reihe Klinikleitfaden, Elsevier GmbH, Urban & Fischer Verlag, München
A300-190	G. Raichle, Ulm, in Verbindung mit der Reihe Praxis- und Klinikleitfaden, Elsevier GmbH, Urban & Fischer Verlag, München
A400	Reihe Pflege konkret, Elsevier GmbH, Urban & Fischer Verlag, München
J747	Dieter Fichtner/Thomas Engbert, Graphik Bureau, Kronsgaard
L108	R. Himmelhan, Heidelberg
L108-R123	R. Himmelhan, Heidelberg, in: Larsen, Anästhesie, 8. Aufl., Elsevier GmbH, Urban & Fischer Verlag, München 2006
L143	H. Hübner, Berlin
L157	S. Adler, Lübeck
L190	G. Raichle, Ulm
R103	L. Latasch, K. Ruck, W. Seiz: Anästhesie, Intensivmedizin, Intensivpflege, 2. Aufl., Elsevier GmbH, Urban & Fischer Verlag, München 2004
S007-1-21	Sobotta, Atlas der Anatomie des Menschen, Bd. 1, 21. Auflage, Elsevier GmbH, München 2004
W800	F. Scheinichen, Neuenkirchen-Vörden

Inhaltsverzeichnis

Einleitung

Georg Rohe

Lernen kann man lernen – effektive Vorbereitung auf die Prüfungen im Rettungsdienst

Die Vorbereitung auf die Prüfung zum Rettungsassistenten oder zum Rettungssanitäter erfordert neben dem Erlernen praktischer Fertigkeiten die Auseinandersetzung mit einem sehr umfangreichen theoretischen Stoffgebiet. Die Notwendigkeit, in relativ kurzer Zeit viel Neues lernen zu müssen, bereitet häufig Schwierigkeiten. Viele Lernprobleme haben ihre Ursache in mangelhaften Lernmethoden und unzweckmäßigen Arbeitstechniken. Deshalb zeigen wir Ihnen hier die wichtigsten Prinzipien für eine zielorientierte Prüfungsvorbereitung und geben Tipps, wie Sie eine effektive Arbeitsroutine entwickeln können.

Die Grundeinstellung: Lernen als Job

Während die tägliche Arbeitszeit in der praktischen Ausbildungsphase und die tägliche Unterrichtszeit im theoretischen Ausbildungsabschnitt zum RA oder RS festgelegt und vorgeschrieben sind, bleibt die Einteilung und Planung der eigenen Lernzeiten Ihnen selbst überlassen. Diese Entscheidungsfreiheit kann zur Belastung werden, wenn viel Zeit und Energie mit der ständig aufs Neue wiederkehrenden Beantwortung der Fragen: „Wann ist der richtige Zeitpunkt zu lernen? Sollte ich heute lernen oder nicht?" vergeudet wird.
„Ich brauche den Druck, um richtig lernen zu können", ist eine häufig gehörte Aussage. Es ist jedoch wissenschaftlich nachgewiesen, dass das Lernen unter Druck nicht zu besseren Ergebnissen führt. Diese Arbeitstechnik kann ganz im Gegenteil eine körperliche und psychische Überbeanspruchung zur Folge haben, die zu Gedächtnisblockaden und, während der Prüfung, zu den gefürchteten Blackout-Situationen führt.
Besser ist es, das tägliche Lernen schon vom Beginn der Ausbildung an ganz selbstverständlich als Teil des Jobs anzusehen und das tägliche Lernpensum genau wie den täglichen Gang zur Arbeits- bzw. Ausbildungsstelle zur Routine werden zu lassen. Setzen Sie sich feste Zeiten um zu lernen. Eignen Sie sich für die tägliche Lernarbeit die gleiche Mentalität wie für Ihre praktische Tätigkeit an, bei der Sie sich auch nicht jeden Morgen die Grundsatzfrage stellen: „Lohnt es sich, dass ich heute hingehe? Ist jetzt der richtige Zeitpunkt, um zu arbeiten?"

Fassen Sie das Lernen als einen festen Bestandteil Ihrer Arbeit auf, der täglich erledigt werden muss.

Die Zeitplanung: Lernen und Freizeit trennen

Um seine Zeiteinteilung zu planen und sich realistische Lernziele zu setzen, ist es zunächst notwendig, den eigenen Tages- und Wochenablauf selbstkritisch zu betrachten:

- Welche Zeiträume an welchen Tagen kann ich für das Lernen einplanen?
- Welche Zeiträume sind durch andere Aufgaben besetzt?
- Welche Zeiträume möchte ich für Freizeitaktivitäten freihalten?

Wenn man vor dem häufig genannten Problem: „Ich komme einfach nicht zum Lernen" steht, ist es sinnvoll, für die Dauer einer Woche aufzuschreiben, womit man täglich seine Zeit verbracht hat. So gewinnen Sie ein

Gefühl dafür, welche Zeiträume für das Lernen zur Verfügung stehen und welche Prioritäten Sie persönlich für die Zeit der Prüfungsvorbereitung setzen wollen.
Entscheidend ist eine langfristige, realistische Zeitplanung, die dann auch tatsächlich täglich umgesetzt werden kann. Immer wieder ist zu beobachten, dass Lernende in der Prüfungsvorbereitung zu hohe zeitliche Anforderungen an sich stellen.
Erst in den letzten Wochen und Tagen vor der Prüfung sollte der Zeitaufwand maximiert und der Tagesablauf soweit möglich auf die Prüfungsvorbereitung ausgerichtet werden. Aber auch in dieser intensiven Lernphase sollte die tägliche Lernzeit nicht mehr als maximal fünf bis sechs Stunden betragen, natürlich von regelmäßigen Pausen unterbrochen.
Zweckmäßig und an die Konzentrationsfähigkeit unseres Gehirns angepasst sind die aus der Schulzeit bekannten Lerneinheiten von ca. 45 Min. Nach jeder Lerneinheit sollte eine kurze Pause (z. B. um eine Tasse Kaffee oder Tee zu trinken) und nach zwei bis drei Lerneinheiten eine längere Unterbrechung, möglichst mit etwas Bewegung an der frischen Luft, eingeplant werden.
Nehmen Sie sich ernsthaft vor, die geplanten Lernzeiten einzuhalten und zur Routine werden zu lassen. Trennen Sie streng zwischen Lernzeit und Freizeit und halten Sie die Lernzeit durch, auch wenn Sie merken, dass Ihre Gedanken immer wieder abschweifen und Sie das Gefühl haben, die Zeit völlig nutzlos zu verbringen. Durch die tägliche Lernarbeit, möglichst zur gleichen Zeit, am gleichen Ort und mit den gleichen Abläufen, wird unser Gehirn trainiert und schon durch die äußeren Signale (Ort, Zeit, Abläufe) „auf Lernen eingestellt". Mit zunehmendem Training wird es Ihnen leichter fallen, sich zu konzentrieren, und Sie werden Ihre Aufmerksamkeits- und Gedächtnisleistung erhöhen. Wenn es Ihnen gelingt, Ihre tägliche Lernzeit konsequent einzuhalten, werden Sie auch Ihre Freizeit unbelastet von einem schlechten Gewissen und dem Gedanken „Eigentlich müsste ich ja noch ..." genießen können.

Trennen Sie streng zwischen Lernzeit und Freizeit. Halten Sie die Lernzeit durch und genießen Sie die Freizeit.

Die Arbeitszeit: Lernen, wenn Sie fit sind

Es ist bekannt, dass die Leistungs – und Aufnahmefähigkeit unseres Gehirns im Tagesrhythmus erheblich schwankt. Am aufnahme- und lernfähigsten sind wir vormittags in der Zeit von ca. 07:00 bis 13:00 Uhr. Danach kommt es bis ca. 16:00 Uhr zu einem leichten Einbruch der Leistungskurve (Mittagsmüdigkeit). Anschließend ist die Lernfähigkeit bis ca. 21:00 Uhr wieder deutlich besser, um dann rapide abzufallen und in der Nacht den Tiefpunkt zu erreichen (➢ Abb. 0.1).
Hieraus ist zu folgern, dass die täglichen Lernzeiten möglichst auf den Vormittag oder den späten Nachmittag und frühen Abend gelegt werden und das Leistungstief am frühen Nachmittag für andere Tätigkeiten oder idealerweise für eine wirkliche Pause genutzt werden sollte. Das Lernen bis tief in die Nacht strengt dagegen sehr an und ist vergleichsweise ineffektiv.
Allerdings ist dieser Grundrhythmus der Leistungskurve unseres Gehirns durchaus nicht bei allen Menschen völlig identisch ausgeprägt. Auch können äußere Einflüsse eine wichtige Rolle für die Festlegung der optimalen Lernzeit spielen, so z. B. die verminderten Ablenkungen durch die Familie, wenn die Lernzeit auf den Abend gelegt wird. Wichtig ist, dass Sie Ihren persönlichen Leistungsrhythmus beachten und Ihre regelmäßigen Lernzeiten daran orientieren.

Finden Sie die für Sie beste Zeit zum Lernen heraus und nutzen Sie diese.

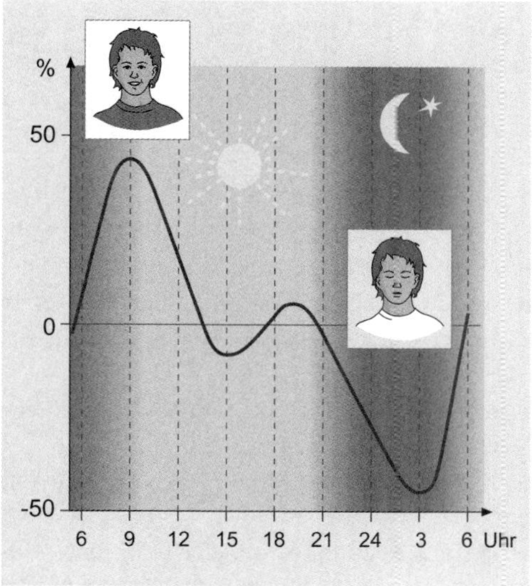

Abb. 0.1 Tagesleistungskurve [L157]

Der Lernplan: Lernen, was wichtig ist

Für eine gute Prüfungsvorbereitung ist es notwendig, den Lernstoff zielgerichtet auszuwählen und die verschiedenen Themen nach Wichtigkeit für die Prüfung zu ordnen:

- Was muss ich wissen?
- Wie genau muss ich den Themenbereich kennen?

Hinweise hierzu werden durch die Lehrpersonen im theoretischen Unterricht gegeben und Sie können sie anhand von früheren schriftlichen und mündlichen Prüfungsthemen in Erfahrung bringen. Gleichzeitig müssen Sie Ihren eigenen Kenntnisstand in den verschiedenen Gebieten ehrlich einschätzen:

- Welche Gebiete kenne ich schon ganz gut?
- Welche Gebiete sind neu und müssen erst erarbeitet werden?

Anhand der genannten Einschätzungen ergibt sich das Lernsoll, das mit der zur Verfügung stehenden Zeit abgestimmt werden muss. Sie müssen nun konkret planen, welche Bücher, welche Skripte, welche Prüfungsfragen etc. Sie in welcher Reihenfolge jeweils bis zu welchem Termin durchgearbeitet haben wollen. Auf diese Weise können Sie den Lernstoff in überschaubare Wochen- und Tagesaufgaben aufteilen. Das planmäßige Abarbeiten dieser „Etappenziele“, für die Sie sich dann auch belohnen sollten, wirkt motivierend und steigert hierdurch wiederum die Leistungsfähigkeit unseres Gehirns.

Die Erfahrung zeigt, dass man das Lernsoll und die zur Verfügung stehende Zeit während einer Prüfungsvorbereitung durchaus mehrfach aufeinander abstimmen muss. Meist ist eine Unterschätzung des tatsächlichen Zeitbedarfs die Ursache, manchmal das Hinzukommen neuer Aspekte und Informationen für die Prüfung. Auf jeden Fall sollten deshalb schon bei der ersten Prüfungsplanung Zeitreserven von ca. 25 % in die Prüfungsvorbereitung mit eingeplant werden. Reservieren Sie die letzten Tage vor der Prüfung, um den Stoff zu wiederholen und planen Sie diesen Zeitraum nicht mehr für die Erarbeitung neuer Themen ein. Am letzten Tag vor der Prüfung sollten Sie spätestens ab dem Nachmittag entspannen. Die Lernpsychologie lehrt, dass kurz vor der Prüfung „gewaltsam“ angelesenes Wissen den Zugriff des Gedächtnisses auf zuvor gelernte Kenntnisse blockieren kann. Dies führt dann zum so genannten „Blackout“.

Erstellen Sie sich einen genauen Plan, bis wann Sie welchen Stoff erarbeitet haben wollen. Planen Sie Zeitreserven mit ein. Passen Sie Ihren Plan immer wieder an die Wirklichkeit an.

Der Arbeitsplatz: Lernen ohne Ablenkung

Schon durch die Auswahl des Arbeitsplatzes für die Prüfungsvorbereitung können wir unsere Konzentrationsfähigkeit beeinflussen. So sollte die Lernarbeit möglichst immer am gleichen Arbeitsort stattfinden, der nicht für Freizeitaktivitäten genutzt wird. Auf diese Weise entsteht durch ständige Wiederholung in unserem Gehirn am Arbeitsplatz unbewusst das Signal, eine erhöhte Aufmerksamkeitsfähigkeit und Gedächtnisleistung bereitzustellen.
Der Arbeitsplatz sollte aufgeräumt und die Arbeitsmittel gut geordnet sein. Ein „äußeres Chaos“ am Arbeitsplatz bewirkt unbewusst ein „inneres Chaos“ in unserem Gedächtnis und stört beim Lernen.
Ablenkungen wie Musik, Fernsehen, Zeitschriften etc. beanspruchen unbewusst immer einen Teil der Aufmerksamkeit des Gehirns und erschweren deshalb das Lernen.
Ebenso ist es kontraproduktiv, wenn man beim Lernen ständig erst suchen muss, um eine bestimmte Aufzeichnung, einen geeigneten Schreibstift usw. zu finden. Es sollten also alle benötigten Arbeitsmittel unmittelbar und übersichtlich zur Verfügung stehen.
Natürlich kann man auch ohne die genannten Voraussetzungen etwas lernen. Allerdings ist nachgewiesen, dass neue Informationen dann schwieriger im Langzeitgedächtnis verankert werden. Dass zu einem optimalen Arbeitsplatz auch gute Beleuchtung und eine vernünftige Sitzmöglichkeit gehören, sollte selbstverständlich sein.

Gestalten Sie Ihren Arbeitsplatz geordnet und übersichtlich.

Das eigentliche Lernen: Motivieren, Verstehen, Reproduzieren

So wichtig die Einstellung zur Arbeit, die Zeitplanung, der Lernplan und die Gestaltung des Arbeitsplatzes auch sind – durch ihre Optimierung allein haben Sie letztlich immer noch nichts gelernt. Wie können Sie also zweckmäßig vorgehen, um sich den eigentlichen Lernprozess zu erleichtern? Was kann Ihnen helfen, die vielen neuen Fakten und Begriffe im Langzeitgedächtnis zu behalten? Die Lerntheorie nennt hier drei wichtige Faktoren: **Motivation**, **Einsicht** und **Reproduktion**.

Motivation: Lernen mit Belohnung

Eine hohe Motivation erleichtert es, bisher unbekannte Fakten im Gedächtnis zu behalten. Wir alle kennen es, dass wir Dinge, für die wir uns wirklich interessieren, ohne Probleme auch bis ins Detail im Gedächtnis behalten können, ohne dass wir uns dafür besonders anstrengen müssten. Wie können wir diesen Effekt beim Lernen ausnutzen?
Eine gute Methode, unsere Motivation und unser Interesse für den Lernstoff zu erhöhen, ist die Verknüpfung des Lernens mit Erfolgserlebnissen und Belohnungen. In der Lernpsychologie wird diese Methode **positive Verstärkung** genannt.
Die oben beschriebene Erstellung eines Lernplans, bei dem der demotivierend umfangreiche und unüberschaubare Gesamtlernstoff in kleine übersichtliche Teilziele mit Tages- und Wochenaufgaben aufgeteilt wird, ist bereits eine Anwendung dieser Methode.

Die erfolgreiche Erledigung der Teilaufgaben mit dem sich dadurch einstellenden guten Gefühl des Vorankommens, welches dann noch durch kleine Selbstbelohnungen (z. B. Kinobesuch, Essen gehen, etc.) verstärkt wird, erhöht unsere Motivation und führt zu besseren Gedächtnisleistungen.
Den gleichen Effekt haben Situationen, in denen man die gelernten Informationen anwenden oder weitergeben kann und dadurch Anerkennung erfährt, z. B. wenn man von medizinischen Laien als „Sachverständiger" zu einem Krankheitsbild befragt wird. Ebenfalls erhöht es unsere Motivation und Gedächtnisleistung, wenn wir uns auf viele unterschiedliche Arten mit den Themen unseres Lernstoffs beschäftigen und dabei möglichst viele unserer Sinnesorgane beteiligen. So haben psychologische Untersuchungen gezeigt, dass wir
10 % von dem behalten, was wir lesen,
20 % von dem behalten, was wir hören,
30 % von dem behalten, was wir sehen,
50 % von dem behalten, was wir hören und sehen,
70 % von dem behalten, worüber wir selbst sprechen,
90 % von dem behalten, was wir selbst ausprobieren und ausführen (➤ Abb. 0.2).
Vorschläge für eine aktive Auseinandersetzung mit dem Stoff:

- Im Einsatzdienst erlebte Notfälle mit Hilfe eines Lehrbuchs ausführlich rekapitulieren und theoretisch aufarbeiten
- In Lerngruppen miteinander über ein Thema diskutieren
- Fachzeitschriften lesen, Fernsehsendungen und Lehrvideos über notfallmedizinische Themen anschauen
- Kongresse und Fortbildungsveranstaltungen besuchen, notfallmedizinische Internetportale und sonstige außerberufliche Gelegenheiten nutzen, um sich mit dem Themengebiet auseinander zu setzen.

Beschäftigen Sie sich auf möglichst viele unterschiedliche Arten mit notfallmedizinischen und rettungsdienstlichen Themen. Belohnen Sie sich für die Einhaltung des Lernplans.

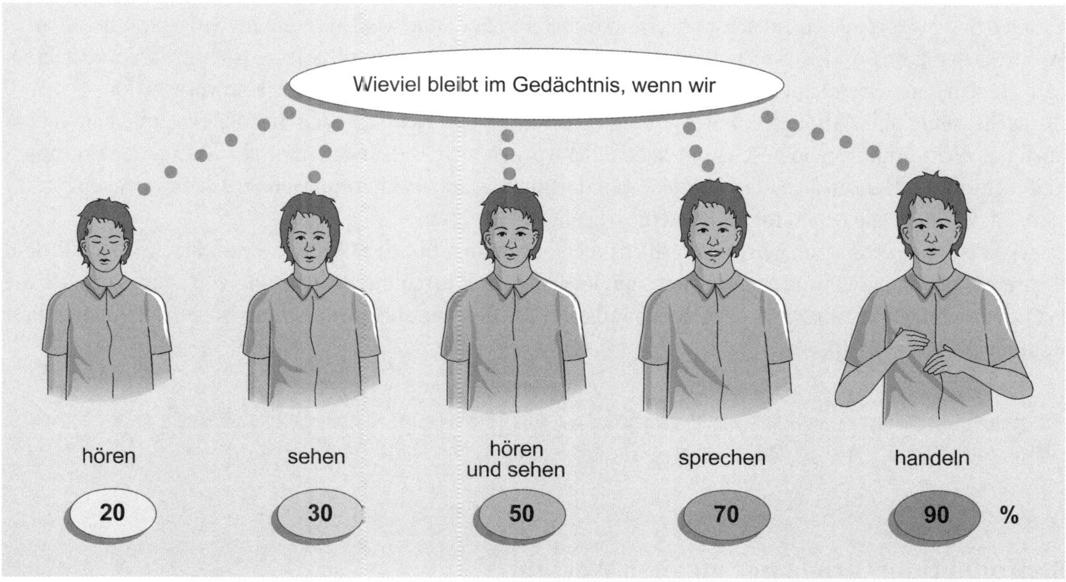

Abb. 0.2 Lernkanäle [L157]

Einsicht: Lernen durch Verständnis

Informationen und Daten lassen sich besser in das Langzeitgedächtnis überführen, wenn dort bereits Anknüpfungspunkte oder Assoziationen vorhanden sind, die mit den neuen Inhalten verbunden werden können. Bildlich gesprochen funktionieren diese wie „Haken", an denen man neue Lerninhalte befestigen kann. Gleichermaßen kann man sich Informationen, deren Sinnzusammenhang man versteht, erheblich einfacher merken, als eine scheinbar zusammenhangslose Aneinanderreihung von Fakten. Hieraus ergeben sich einige Tipps für das Erarbeiten von neuem Lernstoff:
Wenn Sie ein neues Kapitel in einem Lehrbuch durcharbeiten möchten, sollten Sie den Abschnitt zunächst grob überfliegen und dabei die Überschriften, hervorgehobene Textstellen, Bilder und Tabellen betrachten. Hierdurch gewinnen Sie eine erste Übersicht über die neuen Lerninhalte. Gleichzeitig sollten Sie versuchen, sich neugierig auf den Text zu machen. Betrachten Sie die Bilder und stellen Sie Fragen an den Text, die Sie beantwortet haben möchten.
Eine einfache Methode hierfür ist das Umformulieren der Abschnittsüberschriften in Fragen: Heißt eine Überschrift beispielsweise „Schutz vor Strahlenschäden", so können Sie daraus die Frage formulieren: „Wie kann man sich vor Strahlenschäden schützen?". Beim ersten Betrachten des Textes könnten sie dann z. B. die hervorgehobenen Wörter „Einwirkdauer" und „Abstand" sowie eine Zeichnung finden. Oder Sie erinnern sich vielleicht an eine Rettungsdienstübung zu einem Strahlenunfall, an der Sie teilgenommen haben. So haben Sie sich schon vor dem eigentlichen Lesen motiviert und eine erste Idee zum neuen Thema bekommen. Jetzt werden Sie die weiteren Informationen des Textes, z. B. die Beschreibung des Abstandsquadratgesetzes, mit diesen ersten Gedanken und Ideen verknüpfen und so leichter behalten können. Einige Lehrbücher geben auch Lernzielübersichten zu Beginn eines Kapitels, die sehr gut für die Vorbereitung auf den eigentlichen Text genutzt werden können.
Wenn Sie beim Lesen etwas nicht verstehen oder wenn Fragen auftauchen, gehen Sie nicht darüber hinweg. Formulieren Sie diese Fragen genau aus und notieren Sie sie, um diese Unklarheiten dann möglichst bald im theoretischen Unterricht oder im Gespräch mit Kollegen durchzusprechen. Auf diese Weise beschäftigen Sie sich intensiv mit den schwierigen oder zunächst unverständlichen Passagen und werden sie gut im Gedächtnis behalten.
Wenn Sie den Lernstoff auswählen und Ihren persönlichen Lernplan erstellen, ist es wichtig darauf zu achten, dass Sie sich vom Allgemeinen zum Speziellen, von den Grundlagen zum Detailwissen vorarbeiten.
Es macht wenig Sinn, Multiple-Choice-Fragen zu beantworten, wenn Sie sich mit dem eigentlichen Thema noch gar nicht grundlegend beschäftigt haben. Sie würden viele Details erfahren, die Sie aber zum größten Teil nicht im Gedächtnis behalten würden, weil dort noch keine Anknüpfungspunkte, keine „Haken" (s. o.) sind, an denen Sie die neuen Informationen „befestigen" könnten.
Dagegen ist es sinnvoll, zunächst ein Fachlehrbuch zusammen mit den Skripten und Mitschriften aus dem theoretischen Unterricht durchzuarbeiten und anschließend durch die Bearbeitung von Fragen die für die Prüfung wichtigen Details zu wiederholen. Für diesen Teil der Prüfungsvorbereitung ist der „Prüfungstrainer Rettungsdienst" gedacht.

Versuchen Sie, gedankliche Zusammenhänge zu bilden. Lassen Sie schwierige Passagen nicht aus, sondern versuchen Sie, genau zu formulieren, was Sie nicht verstehen.

Reproduktion: Lernen mit eigenen Worten

Für die Erarbeitung eines Lernstoffes aus Büchern und Skripten gibt es eine wichtige Grundregel: „Das Buch muss mehr geschlossen als geöffnet sein". Damit ist gemeint, dass auf jede Phase, in der Sie lesen und Informationen aufnehmen, sofort eine Phase folgen sollte, in der Sie bei geschlossenem Buch das gerade Aufgenommene rekapitulieren.

Um sich Wissensstoff für eine Prüfung anzueignen, reicht es nicht aus, sich wie beim Schmökern eines Romans oder einer Zeitung nur passiv berieseln zu lassen. Es ist unumgänglich, aktiv mit dem Lernstoff zu arbeiten, um die Informationen in das Langzeitgedächtnis zu befördern.

So können Sie sich nach dem Lesen eines Abschnitts den Inhalt mit eigenen Worten laut selbst erzählen und zusammenfassen. Ebenso kann man bei komplizierten Inhalten eigene Skizzen entwerfen, um sich die Zusammenhänge darzustellen. Einige Lehrbücher enthalten jeweils am Ende eines Kapitels auch Wiederholungsfragen, mit deren Hilfe man den Inhalt aktiv wiederholen kann.

Schon die alten Römer wussten: „Repititio est mater studiorum" (Wiederholung ist die Mutter des Lernens). Wir können uns diese Erkenntnis zunutze machen, wenn wir schwer zu merkende Fakten, Zahlenwerte, Zusammenhänge etc. im Gedächtnis behalten wollen. Ein einfaches, aber sehr effektives Hilfsmittel ist eine Lernkartei:

Wir schreiben Dinge, die wir uns nicht gut merken können, mit einer dazugehörigen Frage auf eine Karteikarte.

- In Fach 1 des Karteikastens kommen alle neu geschriebenen Karten. Diese werden täglich überprüft.
- Kann eine Frage sicher beantwortet werden, kommt die Karte in Fach 2, dessen Karten nur noch alle drei Tage überprüft werden.
- Können Fragen aus Fach 2 sicher beantwortet werden, kommen sie in Fach 3. Diese Karten werden nur noch einmal pro Woche durchgearbeitet.
- Ist schließlich auch hier die Antwort auf eine Frage sicher im Gedächtnis, kommt die Karte in Fach 4, das nur noch kurz vor der Prüfung einmal wiederholt werden muss.

Rekapitulieren Sie den gelesenen Stoff in Ihren Gedanken und erzählen Sie sich den Inhalt selbst, indem Sie ihn sich laut vorsprechen. Wiederholen Sie regelmäßig Lernstoff, den Sie sich nicht gut merken können.

Fazit: Lernen kann man lernen

In den vorangehenden Abschnitten haben wir versucht, Ihnen einige wichtige Hinweise für die Optimierung der Lernarbeit mit auf den Weg zu geben. Damit ist natürlich keine Garantie für das Bestehen der Prüfung gegeben. Dennoch lässt sich sagen, dass man mit einer Prüfungsvorbereitung, die die genannten Kriterien berücksichtigt, dem Prüfungstermin mit Zuversicht und der Gewissheit, sich unabhängig vom Ausgang der Prüfung nichts vorwerfen zu müssen, entgegensehen kann. Sie können und sollten sich selbst Mut machen und die Prüfung als positive Gelegenheit sehen, das Wissen, das Sie sich über die gesamte Vorbereitungszeit angeeignet haben, zu zeigen.

Zusammenfassung: Strategien zur Optimierung der Prüfungsvorbereitung

- Langfristige, realistische Zeitplanung mit Festlegung der täglichen Lernzeit
- Konkreten Lernplan erstellen und erreichbare Wochen- und Tagesziele festlegen
- Diszipliniertes Einhalten der geplanten täglichen Lernzeit
- Regelmäßige Lernpausen auch in der Zeit der unmittelbaren Prüfungsvorbereitung
- Geordneter Arbeitsplatz
- Klare räumliche und zeitliche Trennung von Lernen und Freizeitaktivitäten
- Motivationen schaffen
- Viele Sinne am Lernprozess beteiligen
- Mit Einsicht lernen, Zusammenhänge bilden
- Aktive Reproduktion und Zusammenfassung des Lernstoffes mit eigenen Worten
- Regelmäßige Wiederholung von schwer zu behaltenden Themen und Fakten
- Positive Einstellung zur Prüfung.

Fragen

KAPITEL

1

Georg Rohe

Respiratorisches System

1.1 Zu den Atemwegen gehören:

1. Alveolen
2. Nasennebenhöhlen
3. Trachea
4. Larynx
5. Ösophagus

☐ A 1 + 3
☐ B 3 + 4
☐ C 1 + 3 + 4
☐ D 1 + 2 + 3 + 4
☐ E Alle Antworten sind richtig.

1.2 Welche Anteile des Kehlkopfes sind durch die Haut tastbar?

1. Schildknorpel
2. Stimmbänder
3. Ringknorpel
4. Epiglottis
5. Lig. cricothyroideum (conicum)

☐ A 1 + 2
☐ B 1 + 3
☐ C 1 + 3 + 4
☐ D 1 + 3 + 5
☐ E Alle Antworten sind richtig.

1.3 Bezeichnen Sie die anatomischen Strukturen beim laryngoskopischen Blick auf den Kehlkopf:

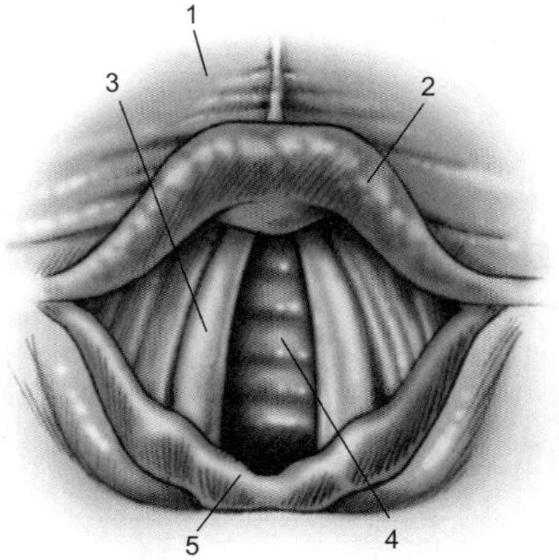

Abb. 1.1 Blick auf den Larynxeingang [L108]

1. ________________________________
2. ________________________________
3. ________________________________
4. ________________________________
5. ________________________________

1.4 Welche Aussagen zur Anatomie der Atemorgane sind richtig?

1. Der knöcherne Thorax besteht aus 14 Rippenpaaren, die durch Gelenke mit dem Sternum verbunden sind.
2. Die Trachea ist beim Erwachsenen ca. 10–12 cm lang.
3. Die beiden Lungenflügel sind völlig identisch (spiegelbildlich gleich) aufgebaut.
4. Das Zwerchfell bildet die Grenze zwischen Brustraum und Bauchraum.
5. Ein Anheben der Rippen führt zu einer Vergrößerung des Thoraxvolumens.

☐ A 1 + 2
☐ B 2 + 3
☐ C 2 + 5
☐ D 1 + 2 + 4
☐ E 2 + 4 + 5

1.5 Welche Aussagen zu den Atemorganen sind richtig?

1. An der Bifurkation zieht der linke Hauptbronchus steiler nach unten als der rechte.
2. Die Alveolen sind mit Flimmerepithel ausgekleidet.
3. Beim Kind ist die engste Stelle des Kehlkopfes die Stimmritze.
4. Die Epiglottis verschließt beim Schlucken den Ösophagus.
5. Die Wand der größeren Bronchien besteht aus Schleimhaut mit Flimmerepithel, Knorpelspangen und glatter Muskulatur.

☐ A 1
☐ B 5
☐ C 2 + 5
☐ D 3 + 5
☐ E 1 + 4 + 5

1.6 Welche Aussagen zu den Atmungsorganen sind richtig?

1. Das Zwerchfell besteht aus glatten Muskelzellen.
2. Die Muskelzellen im Bronchialsystem sind glatte Muskelzellen.
3. Die Wand der Bronchioli besteht aus Schleimhaut, Knorpelspangen und glatter Muskulatur.
4. Der Gasaustausch findet in den Bronchien und Alveolen statt.
5. Surfactant ist durch Herabsetzung der Oberflächenspannung für die Entfaltung der Alveolen wichtig.

☐ A 2
☐ B 5
☐ C 2 + 5
☐ D 1 + 2 + 5
☐ E Alle Antworten sind richtig.

1.7 Durch welche Strukturen müssen Sauerstoff und Kohlendioxid beim Gasaustausch in der Lunge diffundieren?

1. Einschichtiges Alveolarepithel
2. Basalmembran
3. Glatte Muskelschicht
4. Knorpelspangen
5. Endothel der Lungenkapillaren

☐ A 1
☐ B 2
☐ C 1 + 2
☐ D 1 + 2 + 5
☐ E Alle Antworten sind richtig.

1.8 In welchen Räumen ist unter physiologischen Bedingungen Luft enthalten?

1. Im Pleuraspalt
2. Im Bauchraum außerhalb der Darmschlingen
3. Im Interkostalraum
4. In den Nasennebenhöhlen
5. Im anatomischen Totraum

☐ A 1 + 4
☐ B 1 + 5
☐ C 4 + 5
☐ D 2 + 4 + 5
☐ E Alle Antworten sind richtig.

1.9 Bei einer Verletzung der Thoraxwand mit Eröffnung des Pleuraspalts nach außen

1. entweicht Luft aus dem Pleuraspalt nach außen.
2. kollabiert die Lunge.
3. entwickelt sich immer ein Spannungspneumothorax.
4. ist eine zum Überleben ausreichende Atmung nicht mehr möglich.

☐ A 1
☐ B 2
☐ C 1 + 2
☐ D 2 + 3
☐ E 2 + 4

1.10 Wie sollte eine Drainage zur Entlastung eines Pneumothorax liegen?

1. Im Interkostalraum an der Oberkante der unteren Rippe
2. Im Interkostalraum an der Unterkante der oberen Rippe
3. Durch Rippenfell und Lungenfell hindurch
4. Zwischen Rippenfell und Lungenfell
5. Deutlich unterhalb der Intermamillarlinie

☐ A 1 + 3
☐ B 1 + 4
☐ C 2 + 3
☐ D 2 + 4
☐ E 1 + 5

1.11 Nennen Sie fünf Materialien, die Sie zur Anlage einer Thoraxdrainage bereitlegen müssen:

1. ______________________________
2. ______________________________
3. ______________________________
4. ______________________________
5. ______________________________

1.12 In Atemruhelage

1. herrscht im Pleuraspalt ein negativer Druck (Unterdruck).
2. ist das Zwerchfell entspannt.
3. entspricht das Lungenvolumen der funktionellen Residualkapazität.
4. entspricht das Lungenvolumen dem Residualvolumen.
5. findet kein Gasaustausch zwischen Alveolen und Lungenkapillaren statt.

☐ A 1 + 2
☐ B 1 + 3
☐ C 1 + 2 + 3
☐ D 1 + 2 + 4
☐ E 1 + 2 + 3 + 5

1.13 Welche Aussagen zur Atmung sind richtig?

1. Ein Atemminutenvolumen von 6 l/min ist bei einer Atemfrequenz von 30/min für einen Erwachsenen nicht ausreichend.
2. Bei erschwerter Exspiration kann die Bauchmuskulatur als Atemhilfsmuskel eingesetzt werden.
3. Die Volumendifferenz zwischen maximaler Exspiration und maximaler Inspiration heißt Atemzugvolumen.
4. Bei völligem Verschluss eines Hauptbronchus ist der zum Überleben notwendige Gasaustausch nicht mehr möglich.
5. Das Totraumvolumen beträgt beim Erwachsenen ca. 50 ml.

☐ A 2
☐ B 1 + 2
☐ C 1 + 2 + 3
☐ D 1 + 2 + 4
☐ E 1 + 2 + 4 + 5

1.14 Welche Formeln sind richtig?

1. Atemminutenvolumen = Compliance × Resistance
2. Alveloläre Ventilation = Atemzugvolumen – Totraumvolumen
3. Atemminutenvolumen = Atemfrequenz × Atemzugvolumen
4. Alveoläre Ventilation = Atemminutenvolumen/Totraumvolumen
5. Resistance = Druckdifferenz/Strömungsstärke

☐ A 1 + 3
☐ B 2 + 3
☐ C 3 + 4
☐ D 2 + 3 + 5
☐ E 3 + 4 + 5

1.15 Welche Aussagen zur Atemmechanik sind richtig?

1. Die Compliance beschreibt die Elastizität des respiratorischen Systems.
2. Die Resistance beschreibt die Elastizität des respiratorischen Systems.
3. Bei einer hohen Resistance ist die Atemarbeit vermindert.
4. Bei einem akuten Asthmaanfall ist die Resistance erniedrigt.

☐ A 1
☐ B 2
☐ C 1 + 3
☐ D 1 + 4
☐ E 1 + 3 + 4

1.16 In der normalen Umgebungsluft sind enthalten:

1. ca. 4 % Kohlendioxid (CO_2)
2. ca. 21 % Sauerstoff (O_2)
3. ca. 4 % Stickstoff (N_2)
4. ca. 16 % Sauerstoff
5. ca. 0 % Kohlendioxid

☐ A 2
☐ B 1 + 2
☐ C 2 + 3
☐ D 2 + 5
☐ E 2 + 3 + 4 + 5

1.17 Das Atemzentrum

1. liegt in der Großhirnrinde.
2. reagiert im Sinne eines Regelkreises auf die Rückmeldungen von Chemorezeptoren in Aorta und A. carotis.
3. bewirkt eine vermehrte Atmung bei Anstieg des pH-Wertes und Abfall des Kohlendioxidpartialdrucks (pCO_2).
4. ist durch seine anatomische Lage vor Hirndruck geschützt.
5. misst ständig das aktuelle Atemminutenvolumen.

☐ A 2
☐ B 1 + 3
☐ C 1 + 2 + 3
☐ D 2 + 3 + 4
☐ E 1 + 4 + 5

1.18 Welche Zahlenwerte stimmen?

1. ca. 1.000 ml: Atemzugvolumen eines Erwachsenen in Ruhe
2. ca. 20/min: Atemfrequenz eines Erwachsenen in Ruhe
3. ca. 0,3 l/min: Sauerstoffverbrauch eines Erwachsenen in Ruhe
4. ca. 100 mmHg: Sauerstoffpartialdruck im Blut der Lungenarterien
5. ca. 40/min: Atemfrequenz eines Neugeborenen

☐ A 2
☐ B 1 + 5
☐ C 2 + 5
☐ D 3 + 5
☐ E 4 + 5

1.19 Welche Aussagen zum Sauerstofftransport sind richtig?

1. Die Sauerstoffdiffusion vom Alveolarraum in die Lungenkapillare ist abhängig von der Sauerstoffpartialdruckdifferenz zwischen Alveolarraum und Kapillare.
2. Die Sauerstoffdiffusion vom Alveolarraum in die Lungenkapillare ist von der Distanz zwischen diesen Strukturen abhängig.
3. Sauerstoff wird im Blut hauptsächlich in physikalisch gelöster Form transportiert.
4. Die Sauerstoffabgabe aus dem Blut an das Gewebe ist abhängig von der Sauerstoffpartialdruckdifferenz zwischen Blut und Gewebe.
5. Sauerstoff diffundiert besser als Kohlendioxid.

☐ A 1 + 2 + 3
☐ B 1 + 2 + 4
☐ C 2 + 4 + 5
☐ D 1 + 2 + 4 + 5
☐ E 1 + 3 + 4 + 5

1.20 Bei einem ausgeprägten Rechts-Links-Shunt in der Lunge

1. sind Ventilation und Perfusion in der Lunge optimal aufeinander abgestimmt.
2. wird ein Alveolargebiet zwar belüftet, aber nicht durchblutet.
3. wird ein Alveolargebiet zwar durchblutet, aber nicht belüftet.
4. kann eine Erhöhung des endexspiratorischen Beatmungsdrucks (PEEP) als ärztliche Maßnahme sinnvoll sein.
5. ist die pulsoxymetrische Sauerstoffsättigung weitgehend unbeeinflusst.

☐ A 2 + 4
☐ B 3 + 4
☐ C 2 + 4 + 5
☐ D 1 + 2 + 4
☐ E 1 + 3 + 4 + 5

1.21 Welche Aussage zum Sauerstofftransport ist richtig?

1. Sauerstoff wird im Blut hauptsächlich in physikalisch gelöster Form transportiert.
2. Sauerstoff wird im Blut hauptsächlich in Form von Bikarbonat transportiert.
3. Die pulsoxymetrisch gemessene Sauerstoffsättigung ist abhängig vom Hämoglobingehalt des Blutes.
4. Bei einer pulsoxymetrisch gemessenen Sauerstoffsättigung von 100 % kann ein Sauerstoffmangel in den Organen von Notfallpatienten ausgeschlossen werden.
5. Eine pulsoxymetrische Sauerstoffsättigung von 90 % entspricht einem Sauerstoffpartialdruck von ca. 90 mmHg.

☐ A 1
☐ B 2
☐ C 3
☐ D 4 + 5
☐ E Keine Antwort ist richtig.

1.22 Welche Untersuchungsmerkmale können auf eine Störung des respiratorischen Systems hinweisen?

1. Tachypnoe
2. Orthopnoe
3. Dyspnoe
4. Lippenzyanose
5. Apnoe

☐ A 1 + 3 + 5
☐ B 1 + 2 + 3 + 5
☐ C 2 + 3 + 4 + 5
☐ D 1 + 2 + 3 + 4
☐ E Alle Antworten sind richtig.

1.23 Welche Befunde sind typisch für eine Störung der zentralen Atemregulation?

1. Kußmaul-Atmung
2. Biot-Atmung
3. Cheyne-Stokes-Atmung
4. Zentrale Zyanose
5. Auskultatorisch grobblasige Rasselgeräusche

☐ A 2 + 3
☐ B 1 + 2 + 3
☐ C 2 + 3 + 4
☐ D 1 + 2 + 3 + 4
☐ E Alle Antworten sind richtig.

1.24 Bei einer pulsoxymetrisch gemessenen Sauerstoffsättigung von 95 %

1. ist in jedem Fall von einem ausreichenden Sauerstoffgehalt des Blutes auszugehen.
2. ist bei einem Notfallpatienten eine Sauerstoffzufuhr per Maske oder Nasensonde sinnvoll.
3. ist ein Patient, der über Dyspnoe klagt, ein Simulant.
4. kann bei einem beatmeten Patienten von einem adäquaten Atemminutenvolumen ausgegangen werden.
5. kann auf eine weitere Notfalluntersuchung des respiratorischen Systems verzichtet werden.

☐ A 1
☐ B 2
☐ C 1 + 5
☐ D 2 + 4
☐ E 2 + 3 + 4

1.25 Bei einem beatmeten Patienten ist ein kapnometrisch gemessener endtidaler Kohlendioxidpartialdruck ($p_{et}CO_2$)

1. von 65 mmHg ein Hinweis auf zu hohes Atemminutenvolumen.
2. von 20 mmHg ein Hinweis auf einen zu niedrigen Sauerstoffanteil im Inspirationsgas (FiO_2 zu niedrig).
3. von 10 mmHg bei einem Patienten mit Kreislaufstillstand ein sicherer Hinweis auf eine Fehlintubation.
4. von 65 mmHg optimal für einen Patienten mit Schädel-Hirn-Trauma.
5. von 38 mmHg ein Normalwert.

☐ A 1
☐ B 2
☐ C 5
☐ D 3
☐ E 1 + 4

1.26 Welche Aussagen zur Sauerstoffinhalation im Rettungsdienst sind richtig?

1. Bei einem kreislaufstabilen Patienten mit der Diagnose eines akuten Myokardinfarkts sollte der pulsoxymetrische Zielbereich der Sauerstoffsättigung 94–98 % betragen.
2. Bei einem Patienten mit chronisch-obstruktiver Lungenerkrankung sollte auf eine O_2-Inhalation verzichtet werden.
3. Bei Verwendung einer Sauerstoffbrille sollte der Flow höchstens 6 l/min betragen.
4. Bei Verwendung einer Sauerstoffmaske mit Reservoir sollte der Flow mindestens 6 l/min betragen.
5. Eine Sauerstoffinhalation sollte nur unter Verwendung von Atemluftbefeuchtern angewendet werden.

- ☐ A 2
- ☐ B 3 + 4
- ☐ C 1 + 3 + 4
- ☐ D 2 + 3 + 5
- ☐ E Alle Antworten sind richtig.

1.27 Welche Maßnahmen zum Freihalten der Atemwege können die Aspirationsgefahr bei einem bewusstlosen Patienten vermindern?

1. Einlegen eines Guedeltubus
2. Endotracheale Intubation
3. Einlegen eines Wendltubus
4. Lagerung in stabiler Seitenlage
5. Absaugen des Magens nach Intubation oder Einlage einer supraglottischen Beatmungsalternative.

- ☐ A 2
- ☐ B 3
- ☐ C 2 + 4
- ☐ D 2 + 4 + 5
- ☐ E Alle Antworten sind richtig.

1.28 Eine kontrollierte Beatmung

1. kann mit Beatmungsbeutel und Maske durchgeführt werden.
2. wird bei der maschinellen Beatmung z. B. durch die Beatmungsform IPPV eingestellt.
3. kann bei manueller Beatmung nur mit Hilfe eines Oxydemand-Ventils durchgeführt werden.
4. kann man daran erkennen, dass ein PEEP eingestellt ist.
5. ist dadurch gekennzeichnet, dass die Atemsteuerung (z. B. Atemzugvolumen und Atemfrequenz) nicht vom Patienten beeinflusst wird.

- ☐ A 2 + 4
- ☐ B 2 + 5
- ☐ C 1 + 2 + 3
- ☐ D 1 + 2 + 5
- ☐ E Alle Antworten sind richtig

1.29 Bei der Beutel-Masken-Beatmung

1. sollte zur Vermeidung einer Aspiration der Magen vor Beatmungsbeginn abgesaugt werden.
2. ist die Oxygenierungsmöglichkeit des Patienten im Vergleich zu einer Intubation relativ ineffektiv.
3. sollte das Druckbegrenzungsventil auf 60 mbar eingestellt sein.
4. ist eine Hyperventilation des Patienten kaum möglich.
5. sollte bei erloschenen Schutzreflexen ein Guedeltubus eingelegt werden.

☐ A 1
☐ B 5
☐ C 1 + 3
☐ D 1 + 4
☐ E 1 + 2 + 5

1.30 Die Intubation eines Notfallpatienten gelingt nicht. Welche Möglichkeiten des weiteren Vorgehens sind richtig?

1. Weitere Maskenbeatmung mit eingelegtem Guedeltubus
2. Versuch der Beatmung mit einer Larynxmaske
3. Versuch der Beatmung mit einem Larynxtubus
4. Versuch der Beatmung mit einem Combitubus
5. Koniotomie und Beatmung über einen eingeführten Tubus

☐ A 1
☐ B 5
☐ C 3 + 4
☐ D 1 + 2 + 3 + 4
☐ E Alle Antworten sind richtig.

1.31 Nennen Sie fünf Materialien, die für die endotracheale Intubation vorbereitet sein müssen:

A ______________________________

B ______________________________

C ______________________________

D ______________________________

E ______________________________

1.32 Mit welcher Formel kann der passende Tubusdurchmesser bei Kindern abgeschätzt werden?

☐ A (Alter/4) + 4
☐ B (Alter/4) + 16
☐ C (Alter/2) + 12
☐ D (Alter/2) + 16
☐ E (Alter + 12)/4

1.33 Wie kann nach der Intubation eine ösophageale Fehllage des Tubus sicher ausgeschlossen werden?

1. Auskultieren des Brustkorbs ergibt beidseitige Atemgeräusche.
2. Die Tubusinnenwand beschlägt.
3. Atemexkursionen von Thorax und Abdomen sind erkennbar.
4. Die Messung der Sauerstoffsättigung mit dem Pulsoxymeter ergibt eine SpO_2 von 96 %.
5. Die Kapnometrie ergibt über mehrere Atemhübe gleich bleibend hohe endtidale CO_2-Werte.

☐ A 1
☐ B 5
☐ C 1 + 2 + 3
☐ D 1 + 4 + 5
☐ E Alle Antworten sind richtig.

1.34 Nach einer Notfallintubation lässt sich einseitig nicht sicher ein Atemgeräusch auskultieren. Was ist richtig?

1. Es ist davon auszugehen, dass der Tubus im Ösophagus liegt. Der Tubus muss deshalb sofort entfernt werden.
2. Der Tubus könnte in einem Hauptbronchus liegen.
3. Die Entscheidung, ob der Tubus korrekt liegt, sollte vom Verlauf der Sauerstoffsättigung abhängig gemacht werden.
4. Die Tubuslage könnte trotz des pathologischen Auskultationsbefundes korrekt sein.
5. Man sollte mit dem Beatmungsbeutel einige sehr große (mind. 1.000 ml) Beatmungshübe verabreichen, um die Auskultation besser durchführen und die Tubuslage verifizieren zu können.

☐ A 2 + 4
☐ B 2 + 3 + 4
☐ C 3 + 4 + 5
☐ D 1 + 2 + 3 + 4
☐ E 2 + 3 + 4 + 5

1.35 Welche klinischen Zeichen findet man typischerweise bei einem schweren Asthmaanfall?

1. Lippenzyanose
2. Krampf der Lippenmuskulatur
3. Lippenbremse und verlängertes Exspirium
4. Orthopnoe
5. Auskultatorisches Giemen und Brummen der Lunge
6. Hohes Fieber

☐ A 1 + 2 + 3
☐ B 1 + 3 + 4
☐ C 1 + 3 + 4 + 5
☐ D 1 + 4 + 5 + 6
☐ E Alle Antworten sind richtig.

1.36 Welche der folgenden Begriffe passen zur Pathogenese des Krankheitsbildes Asthma bronchiale?

1. Histaminausschüttung
2. Linksherzbelastung
3. Bronchiale Obstruktion
4. Cor pulmonale
5. Tiefe Beinvenenthrombose

☐ A 1 + 3
☐ B 1 + 2 + 3
☐ C 1 + 3 + 4
☐ D 1 + 2 + 3 + 4
☐ E Alle Antworten sind richtig.

1.37 Welche Medikamente werden beim akuten Asthmaanfall eingesetzt?

1. ASS (z. B. Aspisol®)
2. Fenoterol (z. B. Berotec®)
3. Theophyllin (z. B. Euphyllin®)
4. Metoprolol (z. B. Beloc®)
5. Kortison (z. B. Solu-Decortin H®)
6. Ketamin (z. B. Ketanest-S®)

☐ A 1 + 2 + 3 + 4
☐ B 1 + 2 + 4 + 5
☐ C 2 + 3 + 4 + 6
☐ D 2 + 3 + 5 + 6
☐ E 3 + 4 + 5 + 6

1.38 Durch welche pathophysiologischen Mechanismen entsteht beim schweren Asthmaanfall die akute Lebensgefahr?

1. Akute Durchblutungsstörung der Herzkranzgefäße
2. Akute Rechtsherzinsuffizienz
3. Akute Linksherzinsuffizienz
4. Erschöpfung des Patienten mit Hypoventilation und Hypoxie
5. Akute intrakranielle Druckerhöhung

☐ A 1 + 2
☐ B 1 + 3
☐ C 2 + 4
☐ D 2 + 3 + 4
☐ E 2 + 4 + 5

1.39 Bei chronisch obstruktiver Bronchitis

1. kommen Infekte mit akuter Atemnot häufig vor.
2. ist ein produktiver Husten und eine erniedrigte Sauerstoffsättigung typisch.
3. sind inhalative β2-Mimetika (z. B. Fenoterol) und Glukokortikosteroide (z. B. Budesonid) eine häufige Dauermedikation des Patienten.
4. sind auskultatorisch oft giemende und brummende Atemnebengeräusche zu hören.
5. sollte möglichst keine Sauerstoffinsufflation durchgeführt werden, um den Atemreiz des Patienten zu erhalten.

☐ A 1 + 2
☐ B 2 + 3
☐ C 2 + 3 + 4
☐ D 1 + 2 + 3 + 4
☐ E Alle Antworten sind richtig.

1.40 Bei der Verlegung der oberen Luftwege durch einen größeren Fremdkörper (Bolusgeschehen)

1. kann ein reflektorischer Herz-Kreislauf-Stillstand ausgelöst werden.
2. sollte sofort ein Heimlich-Manöver durchgeführt werden.
3. ist ein exspiratorischer Stridor typisch.
4. ist eine akute Hustenattacke ein Leitsymptom.
5. kann eine inverse Atmung beobachtet werden.

☐ A 1 + 2 + 4
☐ B 1 + 4 + 5
☐ C 1 + 2 + 3 + 4
☐ D 1 + 3 + 4 + 5
☐ E Alle Antworten sind richtig.

1.41 Was ist typisch für eine Hyperventilationstetanie?

1. Subjektiv empfundene akute Atemnot
2. Psychische Anspannungssituation
3. Kribbeln, Taubheitsgefühl und Pfötchenstellung der Hände
4. Hypoglykämie
5. Azidoseatmung (Kußmaul-Atmung)

☐ A 1 + 3
☐ B 1 + 2 + 3
☐ C 1 + 2 + 3 + 4
☐ D 1 + 2 + 3 + 5
☐ E Alle Antworten sind richtig.

1.42 Welche Werte erwarten Sie bei einer Hyperventilationstetanie?

1. pH-Wert über 7,43
2. pH-Wert unter 7,37
3. Exspiratorischer endtidaler CO_2-Wert ($p_{et}CO_2$) unter 35 mmHg
4. Exspiratorischer endtidaler CO_2-Wert ($p_{et}CO_2$) über 45 mmHg
5. Eine erniedrigte Sauerstoffsättigung
6. Ein arterieller Sauerstoffpartialdruck über 60 mmHg

☐ A 1 + 3 + 5
☐ B 2 + 4 + 5
☐ C 1 + 3 + 6
☐ D 2 + 4 + 6
☐ E 1 + 4 + 6

KAPITEL

2

Georg Rohe

Herz-Kreislauf-System und Wasser- und Elektrolythaushalt

2.1 Welche Aussagen zur Lage des Herzens sind richtig?

1. Das Herz liegt im Mediastinum, genau mittig zwischen dem Brustbein und der Wirbelsäule.
2. Das Herz ist im Mediastinum so gelagert, dass es durch die Atembewegungen von Lunge und Zwerchfell nicht mitbewegt wird.
3. Die Bewegung der Herzspitze ist bei vielen Menschen an der Kreuzungsstelle von Medioklavikularlinie und 5. Zwischenrippenraum (Interkostalraum, ICR) links zu ertasten.
4. Die Herzachse zeigt von hinten oben links nach vorne unten rechts.
5. Im Mediastinum verlaufen die zum rechten Vorhof ziehende obere und untere Hohlvene (V. cava) und die aus der linken Herzkammer entspringende Hauptschlagader (Aorta).

☐ A 1 + 3
☐ B 2 + 3
☐ C 3 + 5
☐ D 2 + 3 + 5
☐ E 3 + 4 + 5

2.2 Benennen Sie die anatomischen Schichten der Herzwand von außen nach innen:

1. ______________________
2. ______________________
3. ______________________
4. ______________________

2.3 Das Perikard

1. dient der Verankerung des Herzens im Mediastinum.
2. besteht auf seiner Innenseite aus einem glatten Plattenepithel und außen aus einer bindegewebigen Hüllschicht.
3. ist im Bereich des linken Ventrikels deutlich dicker als im Bereich des rechten Ventrikels.
4. ist mit dem Myokard verwachsen.
5. bildet bei einem Perikarderguss die Außenwand der Flüssigkeitsansammlung.

- ☐ A 1 + 2
- ☐ B 1 + 3
- ☐ C 1 + 2 + 3
- ☐ D 1 + 2 + 5
- ☐ E 1 + 2 + 4 + 5

2.4 In welcher Reihenfolge passiert das Blut die vier Herzklappen?

- ☐ A Mitralklappe – Pulmonalklappe – Aortenklappe – Trikuspidalklappe
- ☐ B Trikuspidalklappe – Pulmonalklappe – Mitralklappe – Aortenklappe
- ☐ C Pulmonalklappe – Trikuspidalklappe – Mitralklappe – Aortenklappe
- ☐ D Mitralklappe – Pulmonalklappe – Trikuspidalklappe – Aortenklappe
- ☐ E Trikuspidalklappe – Aortenklappe – Mitralklappe – Pulmonalklappe

2.5 Für welche Herzklappen sind die Papillarmuskeln wichtig?

1. Für die Trikuspidalklappe
2. Für die Pulmonalklappe
3. Für die Mitralklappe
4. Für die Aortenklappe

- ☐ A 1 + 2
- ☐ B 1 + 3
- ☐ C 2 + 3
- ☐ D 2 + 4
- ☐ E Alle Antworten sind richtig.

2.6 Welche Aussagen zur Blutversorgung des Herzmuskels sind richtig?

1. Die Blutversorgung des Herzmuskels erfolgt durch die Herzkranzarterien (Koronararterien).
2. Die linke Koronararterie teilt sich kurz nach ihrem Ursprung in zwei Hauptäste.
3. Die Koronararterien entspringen kurz hinter der Pulmonalklappe aus dem Lungenarterienstamm (Truncus pulmonalis).
4. Bei einem Verschluss einer Koronararterie wird der Herzmuskel von einem anderen Koronararterienast mitversorgt.
5. Das venöse Blut aus dem Herzmuskel fließt in den rechten Vorhof.

☐ A 1 + 2
☐ B 1 + 5
☐ C 1 + 2 + 3
☐ D 1 + 2 + 5
☐ E 1 + 2 + 4 + 5

2.7 Welche Aussagen zum Herzmuskel sind richtig?

1. Es gibt Herzmuskelzellen, die auf die Erregungsleitung spezialisiert sind.
2. Ein auf das Myokard der Herzkammern übertragener Reiz wird von allen Herzmuskelfasern gemeinsam mit einer Kontraktion beantwortet.
3. Die Muskelzellen des Herzens werden auch als „funktionelles Synzytium“ bezeichnet.
4. Der Reiz zur Kontraktion des Myokards wird vom Kreislaufzentrum in der Medulla oblongata über das Rückenmark und einzelne Nerven an den Herzmuskel weitergeleitet.
5. Der Reiz zur Kontraktion des Myokards besteht aus einem Ultraschallimpuls.

☐ A 1 + 2
☐ B 2 + 3
☐ C 1 + 2 + 3
☐ D 1 + 2 + 3 + 4
☐ E Alle Antworten sind richtig.

2.8 Der AV-Knoten

1. ist der primäre Schrittmacher des Herzens.
2. hat eine niedrigere Eigenerregungsfrequenz als der Sinusknoten.
3. liegt im Einmündungsbereich der V. cava superior in den rechten Vorhof.
4. verzögert kurzzeitig die Weiterleitung der elektrischen Impulse.
5. gibt elektrische Impulse an die Muskulatur des rechten und linken Vorhofs ab.

☐ A 1 + 2
☐ B 1 + 4
☐ C 2 + 4
☐ D 2 + 3 + 4
☐ E 2 + 3 + 4 + 5

2.9 Welche Aussagen zur Erregungsleitung im Herzen treffen zu?

1. Vorhöfe und Herzkammern werden gleichzeitig erregt.
2. Wenn Sinusknoten und AV-Knoten ausfallen, führt dies zum Herzstillstand.
3. Die autonome Erregungsbildung im Herzmuskel wird vom Kreislaufzentrum im Hirnstamm nicht beeinflusst.
4. Das Herzschlagvolumen ändert sich nicht, wenn eine Erregung nicht vom Sinusknoten, sondern vom AV-Knoten ausgeht.
5. Die Eigenfrequenz des AV-Knotens liegt bei ca. 40–60/min.

☐ A 3
☐ B 5
☐ C 4 + 5
☐ D 2 + 3 + 5
☐ E 1 + 3 + 4 + 5

2.10 Der Sympathikus wirkt am Herzen

1. positiv chronotrop.
2. negativ bathmotrop.
3. negativ inotrop.
4. positiv dromotrop.
5. positiv bathmotrop.

☐ A 2 + 3
☐ B 4 + 5
☐ C 1 + 2 + 4
☐ D 1 + 4 + 5
☐ E 1 + 2 + 3 + 4

2.11 In welcher/n Phase/n des Herzzyklus sind alle Herzklappen geschlossen?

1. In der Anspannungsphase
2. In der Auswurfphase
3. In der Erschlaffungsphase
4. In der Füllungsphase

☐ A 1 + 2
☐ B 1 + 3
☐ C 2 + 3
☐ D 2 + 4
☐ E 3 + 4

2.12 Welche Aussagen zum Herzzeitvolumen sind richtig?

1. Das Herzzeitvolumen eines Erwachsenen beträgt in Ruhe ca. 5 l/min.
2. Das Schlagvolumen des linken Ventrikels beträgt ca. 70 ml.
3. Das Schlagvolumen des rechten Ventrikels ist etwas geringer als das des linken Ventrikels.
4. Das Herzzeitvolumen beim Gesunden kann unter Belastung bis auf maximal 10 l/min gesteigert werden.
5. Bei einer Herzfrequenz von 240/min ist das Herzzeitvolumen höher als bei einer Herzfrequenz von 160/min.

☐ A 1
☐ B 1 + 2
☐ C 1 + 2 + 3
☐ D 1 + 2 + 5
☐ E Alle Antworten sind richtig.

2.13 Welche Zuordnungen für die Entstehung des ersten und zweiten Herztons sind richtig?

Herzton	*Entstehung des Herztons*
A) Erster Herzton	1. Anspannung der Kammermuskulatur
B) Zweiter Herzton	2. Öffnung der Taschenklappen
	3. Verschluss der Taschenklappen
	4. Öffnung der Segelklappen
	5. Kontraktion der Vorhöfe

☐ A A1 B2
☐ B A1 B3
☐ C A1 B4
☐ D A5 B3
☐ E A5 B4

2.14 Arterien

1. transportieren immer sauerstoffreiches Blut.
2. transportieren Blut vom Herzen weg.
3. haben Klappen, die den Blutfluss nur in eine Richtung erlauben.
4. sind meist muskelschwächer als Venen.
5. sorgen für die Windkesselfunktion im Blutkreislauf.

☐ A 1 + 2
☐ B 2 + 3
☐ C 2 + 5
☐ D 1 + 2 + 5
☐ E 1 + 2 + 4 + 5

2.15 Welche Gefäße transportieren sauerstoffarmes Blut?

1. Die untere Hohlvene (V. cava inferior)
2. Die Lungenarterien (Aa. pulmonales)
3. Die Lungenvenen (Vv. pulmonales)
4. Die Halsschlagader (A. carotis)
5. Die Pfortader (V. portae)

- ☐ A 1 + 2
- ☐ B 1 + 3
- ☐ C 1 + 2 + 5
- ☐ D 1 + 3 + 5
- ☐ E 1 + 2 + 4 + 5

2.16 Welche Mechanismen sind am venösen Rückstrom aus dem Körperkreislauf zum Herzen beteiligt?

1. Venenklappen
2. Muskelpumpe
3. Pulswelle
4. Windkesselfunktion
5. Inspiratorischer Unterdruck im Thorax mit Sogwirkung

- ☐ A 1 + 2
- ☐ B 1 + 2 + 3
- ☐ C 1 + 3 + 5
- ☐ D 1 + 2 + 3 + 5
- ☐ E Alle Antworten sind richtig.

2.17 Welche Aussagen zum Blutdruck treffen zu?

1. Der Blutdruck in den Arterien ist der systolische Blutdruck, der Blutdruck in den Venen ist der diastolische Blutdruck.
2. In den Kapillaren ist ein systolischer Blutdruck von 120 mmHg ein Normalwert.
3. Eine Sympathikusstimulation führt zu einer Steigerung des Blutdrucks.
4. Der mittlere arterielle Blutdruck ist der Mittelwert von zu verschiedenen Zeitpunkten gemessenen Blutdruckwerten.
5. Im Lungenkreislauf ist der Blutdruck geringer als im Körperkreislauf.

- ☐ A 2 + 3
- ☐ B 3 + 5
- ☐ C 1 + 2 + 5
- ☐ D 1 + 3 + 5
- ☐ E Alle Antworten sind richtig.

2.18 Welche Faktoren beeinflussen den Blutdruck?

1. Herzminutenvolumen
2. Blutvolumen im Kreislauf
3. Peripherer Strömungswiderstand des Kreislaufs
4. Gefäßweite der Arteriolen
5. Katecholaminausschüttung aus den Nebennieren

☐ A 1
☐ B 1 + 2
☐ C 1 + 2 + 3
☐ D 1 + 2 + 5
☐ E Alle Antworten sind richtig.

2.19 Welche Aussagen zur Kreislaufregulation sind richtig?

1. In den Kapillaren ist der Blutfluss langsamer als in den großen Arterien.
2. Der arterielle Blutdruck wird im Kreislaufzentrum über die Messung des Hirndrucks registriert und reguliert.
3. Die Aktivierung von parasympathischen Nervenfasern führt zur Katecholaminausschüttung aus der Nebenniere.
4. Die Aktivierung von sympathischen Nervenbahnen führt zur Vasokonstriktion.
5. Der größte Teil des Gesamtblutvolumens befindet sich im arteriellen Hochdrucksystem.

☐ A 1
☐ B 4
☐ C 1 + 4
☐ D 1 + 2 + 3 + 4
☐ E Alle Antworten sind richtig.

2.20 Welche Aussagen zum Blut treffen zu?

1. Ein 75 kg schwerer Mensch besitzt ca. 6 Liter Blut.
2. Der Sauerstoff bindende rote Blutfarbstoff wird Hämatokrit genannt.
3. Die Hauptaufgabe der Leukozyten ist die Blutstillung und Blutgerinnung.
4. Eine Anzahl von 10.000 Thrombozyten pro Mikroliter Blut ist normal.
5. Blutplasma besteht hauptsächlich aus Wasser.

☐ A 1 + 2
☐ B 1 + 3
☐ C 1 + 4
☐ D 1 + 5
☐ E 1 + 2 + 5

2.21 Welches ist der Normalbereich für den roten Blutfarbstoff (Hämoglobin) beim Mann?

☐ A 6–8 mg/dl
☐ B 8–10 mg/dl
☐ C 10–12 mg/dl
☐ D 14–18 mg/dl
☐ E 18–20 mg/dl

2.22 Ordnen Sie den Fachbegriffen die korrekte Definition zu:

Fachbegriff	*Definition*
A) Serum	1. Blutflüssigkeit ohne Blutkörperchen bzw. Blutzellen
B) Plasma	2. Blut ohne Eiweiß (Albumin und Globuline)
C) Hämatokrit	3. Plasma ohne Fibrinogen
	4. Sauerstoff bindender roter Blutfarbstoff
	5. Prozentualer Anteil der Blutzellen am Gesamtblutvolumen

☐ A A1 B2 C4
☐ B A1 B3 C4
☐ C A2 B1 C5
☐ D A2 B3 C5
☐ E A3 B1 C5

2.23 Wichtige Funktion der im Blutplasma gelösten Substanzen ist

1. die Aufrechterhaltung des kolloidosmotischen Drucks.
2. Ernährung und Stoffwechsel der Körperzellen.
3. die Immunabwehr.
4. die Blutgerinnung.
5. die Fibrinolyse.

☐ A 1
☐ B 1 + 2
☐ C 1 + 3
☐ D 1 + 2 + 3 + 4
☐ E Alle Antworten sind richtig.

2.24 Welche der folgenden Begriffe benennen wichtige Aspekte bei der Blutstillung und Blutgerinnung?

1. Thrombozyten
2. Gerinnungsfaktoren
3. Fibrin
4. Vasokonstriktion
5. Lymphflüssigkeit

☐ A 1 + 2
☐ B 1 + 3
☐ C 1 + 2 + 3
☐ D 1 + 2 + 3 + 4
☐ E Alle Antworten sind richtig.

2.25 Das AB0-Blutgruppensystem

1. bezeichnet bestimmte Merkmale der Erythrozytenmembran.
2. kann bei einer Bluttransfusion im Notfall außer Acht gelassen werden.
3. wird auch als Rhesusfaktor bezeichnet.
4. ist bei Blutspenden unter Verwandten ohne Bedeutung.
5. muss bei der Infusion von Plasmaersatzmitteln („Plasmaexpander") berücksichtigt werden.

☐ A 1
☐ B 1 + 2
☐ C 1 + 3
☐ D 1 + 2 + 4
☐ E 1 + 3 + 5

2.26 Welche Aussagen zum Wasser- und Elektrolythaushalt sind richtig?

1. Das Körperwasser verteilt sich zu ca. ⅔ intrazellulär und zu ca. ⅓ extrazellulär.
2. Zum Extrazellulärraum gehören der Intravasalraum und das Interstitium.
3. Im Extrazellulärraum ist die Natrium- und Chloridkonzentration höher als im Intrazellulärraum.
4. Die Kaliumkonzentration ist im Interstitium höher als intrazellulär.
5. Die Ionenkonzentrationsunterschiede zwischen Interstitium und Intrazellulärraum bedingen die Membranpotentiale bei Nervenzellen.

☐ A 1 + 3
☐ B 2 + 3 + 5
☐ C 1 + 2 + 3 + 5
☐ D 1 + 2 + 4 + 5
☐ E Alle Aussagen sind richtig.

2.27 Welche Aussagen zur Osmose und zum osmotischen Druck sind richtig?

1. Osmose nennt man die Verteilungsbewegung von in einem Lösungsmittel gelösten Teilchen vom Ort höherer Konzentration zum Ort niedrigerer Konzentration.
2. Osmose geschieht über eine semipermeable (halbdurchlässige) Membran.
3. Bei der Osmose wandert das Lösungsmittel (z. B. Wasser) über eine Membran und sorgt für einen Konzentrationsausgleich der gelösten Teilchen.
4. In einer isotonen Lösung besteht die gleiche Elektrolytzusammensetzung wie im Blut
5. In einer isotonen Lösung besteht der gleiche osmotische Druck wie im Blutplasma.

☐ A 1 + 4
☐ B 1 + 2 + 5
☐ C 2 + 3 + 5
☐ D 1 + 2 + 3 + 4
☐ E Alle Aussagen sind richtig.

2.28 Ordnen Sie den folgenden Erkrankungen die typischen dabei auftretenden Störungen im Wasser- und Elektrolythaushalt zu:

A) Koma Diabeticum	1. Isotone Dehydratation
B) Niereninsuffizienz mit Anurie	2. Hypertone Dehydratation
C) Schwere Gastroenteritis mit Diarrhö und Erbrechen	3. Hypotone Dehydratation
D) Beinaheertrinken im Süßwasser	4. Isotone Hyperhydratation
E) Beinaheverdursten	5. Hypertone Hyperhydratation
	6. Hypotone Hyperhydratation

☐ A A3 B2 C1 D5 E6
☐ B A2 B4 C1 D6 E2
☐ C A3 B3 C6 D6 E2
☐ D A2 B4 C1 D5 E3
☐ E A1 B4 C2 D5 E2

2.29 Welche Substanzen sind im Körper als Puffersysteme an der Einstellung des pH-Wertes beteiligt?

1. Kohlensäure-/Bikarbonat
2. Phosphat
3. TRIS-Puffer
4. Hämoglobin
5. Proteine

☐ A 1
☐ B 1 + 4
☐ C 1 + 3 + 4 + 5
☐ D 1 + 2 + 4 + 5
☐ E Alle Aussagen sind richtig.

2.30 Bei einer metabolischen Azidose

1. ist der pH-Wert im Blut kleiner als 7,37.
2. ist der pH-Wert im Blut größer als 7,43.
3. ist der kolloidosmotische Druck erhöht.
4. wird vermehrt CO_2 über die Atmung abgegeben.
5. ist die Ursache häufig eine respiratorische Störung mit verminderter Ventilation.

- ☐ A 1
- ☐ B 1 + 4
- ☐ C 2 + 4
- ☐ D 1 + 5
- ☐ E 2 + 3 + 4

2.31 Bei einem erwachsenen Menschen spricht man von einer physiologischen Tachykardie bei

1. einem Puls von 140/min beim Jogging.
2. einem Ruhepuls unter 60/min.
3. einem systolischen Blutdruck über 160 mmHg.
4. einem Auftreten von Extrasystolen im EKG.
5. einem Puls von 110/min während einer angsteinflößenden Situation.

- ☐ A 1
- ☐ B 5
- ☐ C 1 + 3
- ☐ D 1 + 5
- ☐ E 2 + 4

2.32 Welche Herzfrequenzen in Ruhe liegen im Normbereich für die angegebene Patientenaltersgruppe?

1. 80-jähriger Patient mit einer Herzfrequenz von 123/min
2. 40-jährige Patientin mit einer Herzfrequenz von 38/min
3. Kleinkind mit einer Herzfrequenz von 156/min
4. Säugling mit einer Herzfrequenz von 89/min
5. 70-jährige Patientin mit einer Herzfrequenz von 72/min

- ☐ A 1
- ☐ B 5
- ☐ C 1 + 3
- ☐ D 1 + 5
- ☐ E 2 + 4

2.33 Welche Aussagen zur Blutdruckmessung treffen zu?

1. Eine zu schmale Blutdruckmanschette misst höhere Werte als den tatsächlichen Blutdruck.
2. Die Manschettenbreite sollte etwa ⅓ der Oberarmlänge betragen.
3. Unterschiedliche Blutdruckwerte am rechten und linken Arm sollten unter Notfallbedingungen als Messungenauigkeit gewertet werden.
4. In der Notfallmedizin sind die palpatorische Blutdruckmessung und die auskultatorische Blutdruckmessung als gleichwertig einzustufen.
5. Mehrfache aufeinander folgende Fehlmessungen eines automatischen Blutdruckmessgeräts sollten unter Notfallbedingungen mit der hohen Störanfälligkeit dieser Geräte begründet und als Messfehler interpretiert werden.

- ☐ A 1
- ☐ B 1 + 2
- ☐ C 1 + 5
- ☐ D 2 + 3
- ☐ E 1 + 3 + 4

2.34 Welche Blutdruckwerte in Ruhe liegen im Normbereich für Erwachsene?

1. 95/55 mmHg
2. 130/75 mmHg
3. 150/95 mmHg
4. 170/100 mmHg
5. 240/135 mmHg

- ☐ A 2
- ☐ B 1 + 2
- ☐ C 2 + 3
- ☐ D 2 + 3 + 4
- ☐ E Alle Antworten sind richtig.

2.35 Ordnen Sie den EKG-Merkmalen den entsprechenden elektrophysiologischen Vorgang zu:

EKG-Merkmal	*Elektrophysiologischer Vorgang*
A) P-Welle	1. Erregungsrückbildung der Kammern
B) PQ-Zeit	2. Zeit der gesamten elektrischen Kammeraktion
C) QRS-Komplex	3. Erregungsausbreitung in den Kammern
D) ST-Strecke	4. Vorhoferregung
E) T-Welle	5. Zeit zwischen dem Erregungsbeginn der Vorhöfe und der Kammern
	6. Vollständige Erregung der Kammern

☐ A A4 B5 C3 D6 E1
☐ B A2 B5 C3 D6 E1
☐ C A4 B2 C3 D6 E5
☐ D A4 B5 C2 D6 E1
☐ E A4 N5 C3 D2 E6

2.36 Ordnen Sie den farbkodierten Ableitungen eines 4-poligen EKG-Kabels die korrekten Ableitungsorte zu:

Ableitungen	*Ableitungsorte*
A) Rot	1. Linker Unterbauch oder linker unterer Thorax
B) Gelb	2. Rechter Unterbauch oder rechter unterer Thorax
C) Grün	3. Linke Schulter
D) Schwarz	4. Rechte Schulter

☐ A A1 B2 C3 D4
☐ B A4 B3 C1 D2
☐ C A4 B3 C2 D1
☐ D A3 B1 C2 D4
☐ E A3 B1 C5 D4

2.37 Welche Ableitungsorte des EKG für die Brustwandableitungen nach Wilson sind richtig?

1. V1: 2. Interkostalraum (ICR) rechts auf der Medioklavikularlinie
2. V2: 4. ICR links parasternal (neben dem Sternumrand)
3. V3: mittig über dem Sternum in Höhe des 2. ICR
4. V4: 5. ICR links auf der Medioklavikularlinie
5. V6: 5. ICR links auf der mittleren Axillarlinie

☐ A 1 + 2
☐ B 2 + 3
☐ C 2 + 3 + 4
☐ D 2 + 4 + 5
☐ E Alle Antworten sind richtig.

2.38 Welche Erkrankungen können mit einem 3-poligen EKG-Kabel nicht sicher erkannt bzw. ausgeschlossen werden?

1. AV-Block III. Grades
2. Akuter Herzinfarkt
3. Vorhofflimmern
4. Sinusbradykardie
5. Kammertachykardie

☐ A 1
☐ B 2
☐ C 5
☐ D 1 + 2
☐ E Alle Antworten sind richtig.

2.39 Welche Aussagen zum Herzrhythmus im EKG sind richtig?

1. Supraventrikuläre Extrasystolen sind am verbreiterten QRS-Komplex zu erkennen.
2. Regelmäßige QRS-Komplexe beweisen eine gute Pumpfunktion des Herzens.
3. Herzbereiche außerhalb des Sinusknotens, die eigene elektrische Schrittmacherimpulse abgeben, nennt man ektope Schrittmacher
4. Ektope Schrittmacherimpulse aus der Ventrikelmuskulatur führen zu Extrasystolen mit verbreiterten QRS-Komplexen.
5. Extrasystolen können vom Patienten als „Herzstolpern“ wahrgenommen werden.

☐ A 1 + 2 + 5
☐ B 2 + 3 + 5
☐ C 3 + 4 + 5
☐ D 1 + 2 + 3 + 5
☐ E 2 + 3 + 4 + 5

2.40 Eine paroxysmale supraventrikuläre Tachykardie

1. tritt meist plötzlich und ohne Vorzeichen auf.
2. wird durch ektope Schrittmacherzentren in den Herzkammern ausgelöst.
3. kann Anzeichen eines WPW-Syndroms (Wolff-Parkinson-White-Syndrom) sein.
4. kann ohne medikamentöse Therapie wieder zum normalen Sinusrhythmus zurückkehren.
5. kann zu Hypotonie, Schwindel und Angina-pectoris-Beschwerden führen.

☐ A 1 + 2
☐ B 1 + 2 + 3
☐ C 1 + 2 + 3 + 4
☐ D 1 + 3 + 4 + 5
☐ E Alle Antworten sind richtig.

2.41 Eine Sinustachykardie kann auftreten bei

1. einem Volumenmangelschock.
2. hohem Fieber.
3. der Einnahme von Fenoterol-Dosieraerosol (z. B. Berotec®) in hoher Dosierung.
4. einem AV-Block III. Grades.
5. akuter Herzinsuffizienz.

- ☐ A 1 + 2
- ☐ B 1 + 2 + 3
- ☐ C 1 + 2 + 3 + 4
- ☐ D 1 + 2 + 3 + 5
- ☐ E Alle Antworten sind richtig.

2.42 Bei dem folgenden EKG

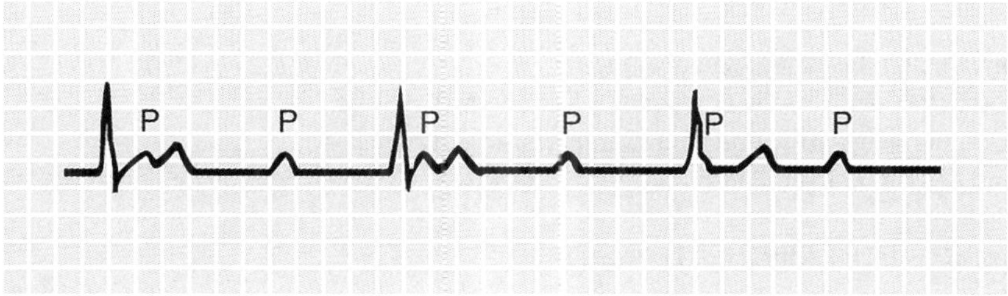

Abb. 2.1 [L108]

1. schlagen Vorhöfe und Kammern völlig unabhängig voneinander.
2. können häufig Synkopen (plötzlicher kurzzeitiger Bewusstseinsverlust) beobachtet werden.
3. ist die Gabe von Atropin indiziert.
4. sollte bei instabilem Kreislauf eine elektrische Kardioversion versucht werden.
5. kann die Anwendung eines transkutanen Schrittmachers indiziert sein.

- ☐ A 1 + 5
- ☐ B 2 + 5
- ☐ C 3 + 4 + 5
- ☐ D 1 + 2 + 3 + 5
- ☐ E Alle Antworten sind richtig.

2.43 Welche Aussagen zum Medikament Atropin treffen zu?

1. Atropin ahmt die Wirkung von Acetylcholin im parasympathischen Nervensystem nach.
2. Eine typische Indikation ist die Therapie von bradykarden Herzrhythmusstörungen.
3. Atropin wirkt als Antidot bei Opiatintoxikation.
4. Atropin wirkt im Magen-Darm-Trakt spasmolytisch und hemmt die Sekretion von Speichel und Magensekret.
5. Eine typische Nebenwirkung ist die Pupillenverengung.

☐ A 1 + 2
☐ B 2 + 4
☐ C 1 + 2 + 4
☐ D 2 + 3 + 4
☐ E Alle Antworten sind richtig.

2.44 Das R-auf-T-Phänomen

1. entsteht durch einen Reentry-Mechanismus.
2. ist das Kennzeichen der Torsade de pointes – Kammertachykardie.
3. kann zur Kammertachykardie und zum Kammerflattern führen.
4. ist auf Grund der vulnerablen Phase während der elektrischen Repolarisation der Herzmuskelzellen gefährlich.
5. sollte Anlass sein, einen Defibrillator bereit zu halten.

☐ A 1 + 2
☐ B 1 + 2 + 3
☐ C 1 + 3 + 5
☐ D 3 + 4 + 5
☐ E Alle Antworten sind richtig.

2.45 Bei dem folgenden EKG

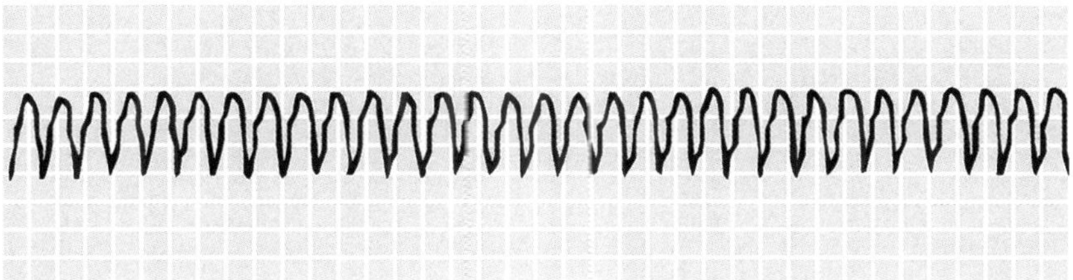

Abb. 2.2 [L108]

1. kann als Sofortmaßnahme ein präkordialer Faustschlag ausgeübt werden.
2. liegt ein funktioneller Herz-Kreislauf-Stillstand mit Pulslosigkeit vor.
3. kann ein Übergang zum Kammerflimmern erfolgen.
4. ist das typische Bild eines Wechselstrom-Störeinflusses zu sehen.
5. sollte an eine Schrittmacher-Fehlfunktion gedacht und nicht defibrilliert werden.

☐ A 4
☐ B 5
☐ C 1 + 2
☐ D 1 + 2 + 3
☐ E 1 + 2 + 3 + 5

2.46 Welche Begriffe passen zur allgemeinen Pathophysiologie des Schocks?

1. Respiratorische Alkalose
2. Verbrauchskoagulopathie
3. Parasympathikolyse (Hemmung des Parasympathikus)
4. Zelluläre Hypoxie
5. Katecholaminfreisetzung

☐ A 4
☐ B 2 + 4
☐ C 2 + 4 + 5
☐ D 1 + 2 + 4 + 5
☐ E Alle Antworten sind richtig.

2.47 Bis zu welchem prozentualen Anteil am Gesamtblutvolumen kann ein Blutverlust von einem gesunden Menschen durch körpereigene Mechanismen kompensiert werden?

☐ A 10 %
☐ B 20 %
☐ C 30 %
☐ D 40 %
☐ E 50 %

2.48 Ordnen Sie den genannten Schockformen jeweils einen passenden Begriff aus der Pathophysiologie bzw. der klinischen Symptomatik zu:

Schockform	*Pathophysiologie bzw. Symptomatik*
A) Hämorrhagischer Schock	1. Histaminfreisetzung
B) Neurogener Schock	2. Sympathoadrenerge Reaktion
C) Anaphylaktischer Schock	3. Halsvenenstauung
D) Septisch-toxischer Schock	4. Hyperdyname Schockphase
E) Kardiogener Schock	5. Sympathikolyse (Ausfall des Sympathikus)

☐ A A2 B5 C1 D4 E3
☐ B A2 B4 C1 D5 E3
☐ C A2 B5 C4 D1 E3
☐ D A4 B5 C1 D2 E3
☐ E A4 B5 C3 D2 E1

2.49 Bei welchen Formen des Schocks liegt eine Vasodilatation vor?

1. Kardiogener Schock
2. Neurogener Schock
3. Anaphylaktischer Schock
4. Hypovolämischer Schock
5. Septisch-toxischer Schock

☐ A 1 + 2 + 3
☐ B 2 + 3 + 4
☐ C 2 + 3 + 5
☐ D 1 + 2 + 3 + 5
☐ E 2 + 3 + 4 + 5

2.50 Die Anwendung eines transkutanen Herzschrittmachers im Rettungsdienst

1. kann zur Auslösung eines Kammerflimmerns führen.
2. kann bei einem AV-Block III. Grades indiziert sein.
3. macht bei wachen Patienten häufig eine Analgesie und Sedierung nötig.
4. ist das Mittel der Wahl bei einer Reanimation mit elektromechanischer Dissoziation.
5. darf bei einem Patienten mit einem bereits implantierten Herzschrittmacher nicht durchgeführt werden.

☐ A 2 + 3
☐ B 1 + 2 + 3
☐ C 1 + 2 + 3 + 4
☐ D 1 + 2 + 3 + 5
☐ E Alle Antworten sind richtig.

2.51 Ein DDD-Schrittmacher

1. ist ein so genannter Zweikammerschrittmacher.
2. zeichnet sich dadurch aus, dass er auch eine Kardioversion bzw. Defibrillation durchführen kann, wenn entsprechende Rhythmusstörungen erkannt werden.
3. kommt ohne ein Sensing der elektrischen Herzaktionen aus.
4. muss vor einer Defibrillation im Rahmen einer Reanimation ausgeschaltet werden.
5. ist meistens auf eine festfrequente, asynchrone Stimulation programmiert.

☐ A 1
☐ B 1 + 2
☐ C 1 + 4
☐ D 1 + 3 + 5
☐ E Alle Antworten sind richtig.

2.52 Typische Zeichen einer akuten Linksherzinsuffizienz sind

1. niedriger Blutdruck und Tachykardie
2. Lungenödem
3. Kreislaufzentralisation mit kalten Extremitäten
4. auskultatorisch feuchte Rasselgeräusche über der Lunge
5. Knöchelödeme

☐ A 1 + 3
☐ B 2 + 4
☐ C 1 + 2 + 4
☐ D 1 + 2 + 3 + 4
☐ E Alle Antworten sind richtig.

2.53 Typische Zeichen einer chronischen globalen Herzinsuffizienz sind:

1. Belastungsdyspnoe
2. Nykturie
3. Pleuraergüsse
4. Angina-pectoris-Beschwerden
5. Knöchelödeme

☐ A 2 + 3
☐ B 1 + 2 + 3
☐ C 2 + 3 + 4
☐ D 1 + 2 + 3 + 5
☐ E Alle Antworten sind richtig.

2.54 Welche Maßnahmen können bei einer akuten Herzinsuffizienz indiziert sein?

1. Gabe von Furosemid (z. B. Lasix®)
2. Gabe von Atropin
3. Oberkörperhochlagerung
4. Gabe von Glyzeroltrinitrat (z. B. Nitrolingual®)
5. Infusion von Dopamin

☐ A 1
☐ B 1 + 2
☐ C 1 + 2 + 3 + 5
☐ D 1 + 3 + 4 + 5
☐ E Alle Antworten sind richtig.

2.55 Welche Aussagen zum Medikament Dopamin sind richtig?

1. Dopamin gehört zu den endogenen Katecholaminen.
2. Dopamin reagiert nicht mit α-Rezeptoren.
3. Dopamin hat eine sympatholytische Wirkung auf den Kreislauf.
4. Eine Bolusgabe von Dopamin hat eine Wirkdauer von ca. 30 Minuten.
5. Bei einer sehr hohen Dopamin-Dosierung überwiegt die von den β-Rezeptoren vermittelte Wirkung.

☐ A 1
☐ B 1 + 2
☐ C 1 + 4
☐ D 1 + 5
☐ E 2 + 3

2.56 Welche der folgenden Erkrankungen können zu einer Herzinsuffizienz führen?

1. Myokardinfarkt
2. Ventrikuläre Tachykardie
3. Mitralklappenstenose
4. Myokarditis
5. Perikarderguss

☐ A 1 + 5
☐ B 1 + 2 + 5
☐ C 1 + 3 + 5
☐ D 1 + 2 + 3 + 5
☐ E Alle Antworten sind richtig.

2.57 Welche der folgenden anamnestischen Hinweise führen zur Diagnose einer instabilen Angina pectoris?

1. Die Beschwerden treten nur unter Belastung auf und enden nach Einnahme von Nitro-Spray.
2. Erstmaliges Auftreten der Beschwerden
3. Die Beschwerden treten bereits bei geringer körperlicher Belastung und in Ruhe auf.
4. Zunehmender Bedarf an Nitro-Spray in den letzten Tagen.
5. Die Beschwerden halten trotz Einnahme von Nitro-Spray an.

☐ A 1 + 2
☐ B 2 + 3 + 4
☐ C 3 + 4 + 5
☐ D 1 + 2 + 3 + 4
☐ E 2 + 3 + 4 + 5

2.58 Welche klinischen und diagnostischen Befunde bei akutem Thoraxschmerz mit Dyspnoe geben typische Hinweise auf Differentialdiagnosen zum akuten Koronarsyndrom?

1. Patient trägt einen Gipsverband nach einer Unterschenkelfraktur
2. Akut einsetzender, sehr starker, „reißender" Thoraxschmerz mit Ausstrahlung in den Rücken
3. Kaltschweißigkeit, Übelkeit und Blässe
4. Atemabhängigkeit der Thoraxschmerzen
5. Einseitig fehlendes Atemgeräusch

☐ A 1
☐ B 1 + 4
☐ C 3 + 4 + 5
☐ D 1 + 2 + 4 + 5
☐ E Alle Antworten sind richtig.

2.59 Mit welchen Komplikationen muss bei einem akuten Myokardinfarkt gerechnet werden?

1. Ventrikuläre Tachykardie und Kammerflimmern
2. Kardiales Lungenödem
3. Kardiogener Schock
4. AV-Block III. Grades
5. Hypertensive Krise

☐ A 1 + 2 + 3
☐ B 2 + 3 + 4
☐ C 1 + 2 +3 + 4
☐ D 2 + 3 + 4 + 5
☐ E Alle Antworten sind richtig.

2.60 Welche Medikamente können bei einem akuten Myokardinfarkt indiziert sein?

1. Morphin
2. ASS (z. B. Aspisol®)
3. Theophyllin (z. B. Euphyllin®)
4. β-Blocker (z. B. Beloc®)
5. Ketamin (z. B. Ketanest-S®)

☐ A 1 + 2 + 3
☐ B 1 + 2 + 4
☐ C 2 + 4 + 5
☐ D 1 + 2 + 4 + 5
☐ E Alle Antworten sind richtig.

2.61 Welche Aussagen zu Nitropräparaten (z. B. Nitrolingual®-Spray) treffen zu?

1. Sie wirken relaxierend (entspannend) auf glatte Muskelzellen nicht nur von Gefäßen, sondern auch von anderen Hohlorganen.
2. Sie senken die Vorlast am Herzen durch eine Vasodilatation der venösen Gefäße.
3. Sie bewirken eine Vasodilatation der Koronararterien.
4. Bei Verdacht auf einen akuten Herzinfarkt sollten Nitropräparate immer gegeben werden.
5. Bradykardie zählt zu den häufigen Nebenwirkungen.

☐ A 1 + 2 + 3
☐ B 2 + 3 + 4
☐ C 1 + 2 + 3 + 4
☐ D 2 + 3 + 4 + 5
☐ E Alle Antworten sind richtig.

2.62 Welche Aussagen zum hypertensiven Notfall sind richtig?

1. Typische Zeichen sind Kopfschmerz, Sehstörungen und Übelkeit.
2. Bei systolischen Blutdruckwerten unter syst./diast. 180/120 mmHg kann ein hypertensiver Notfall ausgeschlossen werden.
3. Eine schnelle Senkung des Blutdrucks in den Normbereich (unter 140 mmHg systolisch) muss stets angestrebt werden.
4. Fehler bei der Medikamenteneinnahme zählen zu den typischen Ursachen.
5. Die zerebrale Autoregulation ist in ihrer Funktion beeinträchtigt.

☐ A 1 + 2 + 4
☐ B 1 + 3 + 4
☐ C 1 + 4 + 5
☐ D 1 + 3 + 4 + 5
☐ E Alle Antworten sind richtig.

2.63 Welche Komplikationen können Folge einer hypertensiven Krise sein?

1. Arterieller Gefäßverschluss
2. Angina-pectoris-Anfall
3. Lungenödem
4. Lungenembolie
5. Dissezierendes Aortenaneurysma

☐ A 1 + 2 + 3
☐ B 2 + 3 + 4
☐ C 2 + 3 + 5
☐ D 2 + 3 + 4 + 5
☐ E Alle Antworten sind richtig.

2.64 Welche Aussagen zur Therapie einer hypertensiven Krise bzw. eines hypertensiven Notfalls sind richtig?

1. Ein unblutiger Aderlass ist eine geeignete nicht-medikamentöse Therapie.
2. Beim hypertensiven Notfall mit Angina pectoris oder Lungenödem sind Nitropräparate (z. B. Nitrolingual®-Spray) indiziert.
3. Bei einem beschwerdefreien Patienten mit einem Blutdruck von 210/110 mmHg kann mit einer medikamentösen Blutdrucksenkung zunächst gewartet werden.
4. Bei einem Patienten mit Hemiparese und einem Blutdruck von 220/120 mmHg sollte sofort Nifedipin (z. B. 1 Kapsel Adalat® 10 mg) verabreicht werden.
5. Zur Blutdrucksenkung ist die Gabe von Urapidil (z. B. Ebrantil®) geeignet.

☐ A 1 + 2
☐ B 1 + 2 + 3
☐ C 2 + 3 + 4
☐ D 2 + 3 + 5
☐ E 2 + 3 + 4 + 5

2.65 Eine Embolie

1. bezeichnet den Verschluss eines Gefäßlumens durch ein eingeschwemmtes Strömungshindernis.
2. bezeichnet den Verschluss eines Gefäßlumens durch eine Blutpfropfbildung im Gefäß.
3. ist eine typische Komplikation bei Bettlägerigkeit.
4. kann Arterien und Venen betreffen.
5. ist eine typische Komplikation bei Vorhofflimmern und Herzinsuffizienz.

☐ A 1 + 3 + 4
☐ B 1 + 3 + 5
☐ C 2 + 3 + 5
☐ D 1 + 3 + 4 + 5
☐ E 2 + 3 + 4 + 5

2.66 Eine Thrombose

1. bezeichnet den Verschluss eines Gefäßlumens durch ein eingeschwemmtes Strömungshindernis.
2. bezeichnet den Verschluss eines Gefäßlumens durch eine Blutpfropfbildung im Gefäß.
3. ist eine typische Komplikation bei Bettlägerigkeit.
4. kann Arterien und Venen betreffen.
5. ist eine typische Komplikation nach einer Operation an der unteren Extremität.

☐ A 1 + 3 + 4
☐ B 1 + 3 + 5
☐ C 2 + 3 + 5
☐ D 1 + 3 + 4 + 5
☐ E 2 + 3 + 4 + 5

2.67 Welche Symptome sind typisch für einen akuten Gefäßverschluss der A. femoralis?

1. Schmerz
2. Das betroffene Bein ist kälter als das gesunde Bein.
3. Rötlich-livide Hautfarbe
4. Pulslosigkeit
5. Bewegungsunfähigkeit des Beines

☐ A 1 + 2 + 4
☐ B 1 + 2 + 3 + 4
☐ C 1 + 2 + 3 + 5
☐ D 1 + 2 + 4 + 5
☐ E Alle Antworten sind richtig.

2.68 Innerhalb welcher Zeit nach einem akuten vollständigen Verschluss einer Extremitätenarterie muss eine Wiederherstellung des Blutflusses erfolgen, um die Gefahr einer Amputation abzuwenden?

☐ A 30 Min.
☐ B 1 Std.
☐ C 2 Std.
☐ D 3 Std.
☐ E 6 Std.

2.69 Welche Maßnahmen können bei einem akuten arteriellen Gefäßverschluss der A. femoralis indiziert sein?

1. Schmerztherapie durch intramuskuläre Injektion von Ketamin (z. B. Ketanest-S®)
2. Schmerztherapie durch intravenöse Injektion von Morphin
3. Anlegen eines Verbandes mit einer elastischen Binde
4. Hochlagern des betroffenen Beins
5. Intravenöse Injektion von Heparin

☐ A 1 + 2
☐ B 2 + 5
☐ C 2 + 3 + 5
☐ D 1 + 2 + 3 + 5
☐ E Alle Antworten sind richtig.

2.70 Welche Maßnahmen können bei einem venösen Gefäßverschluss der V. femoralis indiziert sein?

1. Schmerztherapie durch intravenöse Injektion von Morphin
2. Kühlung der betroffenen Gliedmaße
3. Oberkörperhochlagerung mit herabhängenden Beinen
4. Intravenöse Injektion von Heparin
5. Strikte Immobilisierung des Patienten

- ☐ A 1 + 2 + 3
- ☐ B 1 + 3 + 5
- ☐ C 1 + 4 + 5
- ☐ D 1 + 2 + 4 + 5
- ☐ E Alle Antworten sind richtig.

2.71 Welche anamnestischen und klinischen Befunde sind typisch für eine Lungenembolie?

1. Bettlägerigkeit des Patienten
2. Plötzlich einsetzende Dyspnoe und Thoraxschmerz
3. Auskultatorisch feuchte Rasselgeräusche und Brodeln über der Lunge
4. Schocksymptomatik mit Tachykardie und Hypotonie
5. Halsvenenstauung

- ☐ A 2 + 3 + 4
- ☐ B 1 + 2 + 3 + 4
- ☐ C 1 + 2 + 4 + 5
- ☐ D 2 + 3 + 4 + 5
- ☐ E Alle Antworten sind richtig.

2.72 Welche Maßnahmen können bei Verdacht auf eine Lungenembolie indiziert sein?

1. Intravenöse Injektion von Morphin
2. Großzügige Volumenzufuhr mit kolloidalen Infusionslösungen (z. B. HAES)
3. Intravenöse Injektion von Heparin
4. Intravenöse Katecholamingabe
5. Präklinische Fibrinolysetherapie

- ☐ A 1 + 2 + 4
- ☐ B 1 + 2 + 3 + 4
- ☐ C 1 + 3 + 4 + 5
- ☐ D 2 + 3 + 4 + 5
- ☐ E Alle Antworten sind richtig.

2.73 Welche Aussagen zum Aortenaneurysma treffen zu?

1. Ein Aneurysma dissecans entsteht durch eine Aussackung der Aorta infolge einer Wandschwäche, z. B. infolge einer Arteriosklerose.
2. Bei einem Aneurysma dissecans kann zwischen einem „wahren" und einem „falschen" Gefäßlumen unterschieden werden.
3. Die Schmerzsymptomatik bei einem dissezierenden Aortenaneurysma der thorakalen Aorta ähnelt den Beschwerden bei einem akuten Herzinfarkt.
4. Bei einem perforierten Bauchaortenaneurysma kann eine Differenz der Blutdruckwerte zwischen beiden Armen ein typisches Zeichen sein.
5. Bei einem gedeckt rupturierten Bauchaortenaneurysma sollte eine präklinische Narkoseeinleitung möglichst vermieden werden.

☐ A 2 + 3
☐ B 1 + 2 + 3
☐ C 1 + 3 + 5
☐ D 2 + 3 + 5
☐ E 2 + 3 + 4 + 5

2.74 Welche Medikamente sollten bei Verdacht auf ein dissezierendes Aortenaneurysma nicht gegeben werden?

1. Opioide (z. B. Fentanyl oder Morphin)
2. Volumenersatzmittel (z. B. HAES-Lösung)
3. ASS (z. B. Aspisol®)
4. Heparin
5. β-Blocker (z. B. Beloc®)

☐ A 2 + 3
☐ B 2 + 4
☐ C 3 + 4
☐ D 3 + 4 + 5
☐ E 1 + 3 + 4 + 5

2.75 Ursachen einer Synkope können sein:

1. Emotionaler Stress, Angst
2. Langes Stehen
3. Herzrhythmusstörungen
4. Herzklappenfunktionsstörung
5. Hypovolämie und Anämie

- ☐ A 1 + 2
- ☐ B 1 + 2 + 3
- ☐ C 1 + 2 + 3 + 4
- ☐ D 1 + 2 + 3 + 5
- ☐ E Alle Antworten sind richtig.

KAPITEL

3

Frank Scheinichen

Neurologie und Psychiatrie

3.1 Welche Aussagen zum Nervensystem sind richtig?

1. Das Nervensystem ist immer unwillkürlich.
2. Das Nervensystem ist funktionell in das willkürliche und unwillkürliche Nervensystem unterteilt.
3. Anatomisch erfolgt eine Aufteilung in peripheres und zentrales Nervensystem.
4. Das periphere Nervensystem ist immer willkürlich.
5. Das Nervensystem besteht aus Gehirn und Rückenmark.

☐ A 1 + 3
☐ B 2 + 3
☐ C 3 + 5
☐ D 2 + 3 + 5
☐ E 3 + 4 + 5

3.2 Wie heißt der Botenstoff, durch den die quergestreifte Muskulatur innerviert wird?

☐ A Acetylcholin
☐ B Adrenalin
☐ C ATP
☐ D Curare
☐ E von-Willebrand-Faktor

3.3 Der Sympathikus

1. erhöht die Herzfrequenz.
2. verengt die Pupillen (Miosis).
3. bewirkt eine Bronchodilatation.
4. ist ein willkürlicher Nerv.
5. weitet die Pupille (Mydriasis).

☐ A 1 + 2
☐ B 1 + 3 + 4
☐ C 1 + 2 + 3
☐ D 1 + 3 + 5
☐ E 1 + 2 + 4 + 5

3.4 In welcher Reihenfolge erfolgt die Erregungsleitung bei einer peripheren Reizaufnahme mit einer nachfolgenden Reaktion?

1. Afferente Nervenbahn – ZNS – efferente Nervenbahn
2. Efferente Nervenbahn – ZNS – afferente Nervenbahn
3. Motorische Nervenbahn – ZNS – sensible Nervenbahn
4. Sensible Nervenbahn – ZNS – motorische Nervenbahn

☐ A 1 + 4
☐ B 1 + 3
☐ C 2 + 3
☐ D 2 + 4
☐ E 1 + 2 + 4

3.5 Wie viele Spinalnervenpaare besitzt der Mensch?

☐ A 7
☐ B 12
☐ C 25
☐ D 31
☐ E 42

3.6 Welche Aussagen zu den Hirnnerven sind richtig?

1. Die Hirnnerven befinden sich nur im Gehirn.
2. Der Mensch hat 12 Hirnnerven.
3. Hirnnerven können sowohl sensibel als auch motorisch sein.
4. Der N. vagus ist der 10. Hirnnerv.
5. Hirnnerven können auch durch den Spinalkanal führen.

☐ A 1 + 2
☐ B 2 + 4
☐ C 1 + 2 + 3
☐ D 2 + 3 + 4
☐ E 2 + 3 + 4 + 5

3.7 Welche Aussagen zur saltatorischen Erregungsleitung sind richtig?

1. Nicht an allen Nerven findet eine saltatorische Erregungsleitung statt.
2. Die saltatorische Erregungsleitung bewirkt gegenüber der kontinuierlichen Erregungsleitung eine schnellere Reizweiterleitung.
3. Die saltatorische Erregungsleitung bewirkt gegenüber der kontinuierlichen Erregungsleitung eine langsamere Reizweiterleitung.
4. Zur saltatorischen Erregungsleitung ist das Axon von den Schwann'schen Zellen umhüllt.
5. Wichtige Reflexe werden über die saltatorische Erregungsleitung weitergeleitet.

☐ A 1 + 2
☐ B 1 + 3
☐ C 1 + 2 + 3
☐ D 1 + 2 + 4
☐ E 1 + 2 + 4 + 5

3.8 Benennen Sie die Hirnhäute von außen nach innen:

1. ______________________________
2. ______________________________
3. ______________________________

3.9 Welche Aufgaben/Eigenschaften hat die Liquorflüssigkeit?

1. Die Liquorflüssigkeit dient auch der nutritiven Versorgung des Gehirns.
2. Die Liquorflüssigkeit stellt eine Art „Stoßdämpfer" für das Gehirn dar.
3. Die Liquorflüssigkeit liegt zwischen Pia mater und Arachnoidea.
4. Ein Erwachsener besitzt ca. 150 ml Liquor.
5. Die Liquorflüssigkeit besitzt einen Zuckergehalt von ca. 60 mg/dl.

☐ A 2
☐ B 2 + 4
☐ C 2 + 4 + 5
☐ D 1 + 2 + 4 + 5
☐ E Alle Antworten sind richtig.

3.10 Welche Aussagen sind richtig?

1. Die Feinkoordination von Bewegungen erfolgt im Großhirn.
2. Die Feinkoordination von Bewegungen erfolgt im Kleinhirn.
3. Das Atemzentrum befindet sich im Kleinhirn.
4. Das Rückenmark endet in Höhe des 1.–2. Lendenwirbels.
5. Das Rückenmark endet in den Sakralwirbeln.

☐ A 2 + 3
☐ B 2 + 4
☐ C 2 + 3 + 4
☐ D 1 + 2 + 5
☐ E 2 + 3 + 5

3.11 Welche Aussagen zu Reflexen sind richtig?

1. Ein Reflex wird immer im Kleinhirn umgeschaltet.
2. Der Patellarsehnenreflex wird im Rückenmark umgeschaltet.
3. Ein soporöser Patient hat keine Schutzreflexe.
4. Ein komatöser Patient kann erhaltene Schutzreflexe haben.

☐ A 1
☐ B 3
☐ C 1 + 3
☐ D 2 + 3
☐ E 2 + 4

3.12 Welche Aussagen zu Bewusstseinsstörungen sind richtig?

1. Ein somnolenter Patient ist auf (laute) Ansprache erweckbar.
2. Ein somnolenter Patient ist nur durch Schmerzreize erweckbar.
3. Ein komatöser Patient ist durch Schmerzreize erweckbar.
4. Ein komatöser Patient ist immer ohne Reflexe.
5. Ein soporöser Patient ist auf Ansprache erweckbar.

☐ A 1
☐ B 1 + 2
☐ C 1 + 2 + 3
☐ D 1 + 2 + 5
☐ E Alle Antworten sind richtig.

3.13 Welche Aussagen zur Glasgow-Coma-Scale (GCS) sind richtig?

1. Die GCS ist ein geeignetes Instrument, um die Verletzungsschwere polytraumatisierter Patienten zu ermitteln.
2. Ein Patient mit einem Kreislaufstillstand erhält nach der GCS 2 Punkte.
3. Die GCS ist zur Verlaufsdokumentation von Patienten mit neurologischen Schädigungen geeignet.
4. Ein Mensch ohne neurologische Defizite erreicht maximal 12 Punkte.
5. Bei der GCS wird u. a. auch die Pupillenweite beurteilt.

☐ A 1
☐ B 3
☐ C 3 + 5
☐ D 3 + 4 + 5
☐ E 2 + 3 + 4 + 5

3.14 Welche Aussagen zum Apoplex sind richtig?

1. Ein apoplektischer Insult (Apoplex) bezeichnet eine plötzlich auftretende neurologische Symptomatik aufgrund einer zerebralen Durchblutungsstörung.
2. Häufige Ursache für einen Apoplex ist eine Arteriosklerose.
3. Ein Vorhofflimmern kann zu einem Apoplex führen.
4. Bradykarde Herzrhythmusstörungen können einen Apoplex auslösen.
5. Ein arterieller Hypertonus ist ein Risikofaktor für einen Apoplex.

☐ A 1 + 2
☐ B 2 + 3
☐ C 2 + 4 + 5
☐ D 1 + 2 + 5
☐ E 1 + 2 + 3 + 5

3.15 Welche der folgenden Begriffe beschreiben wichtige Differenzierungen für einen Apoplex?

1. Blutiger/unblutiger Apoplex
2. PRIND
3. TIA
4. Progressive Stroke
5. Complete Stroke

☐ A 1 + 2
☐ B 1 + 2 + 3
☐ C 1 + 2 + 5
☐ D 1 + 2 + 3 + 5
☐ E Alle Antworten sind richtig.

3.16 In welchem Zeitfenster wird das gefährdete Umgebungsgebiet (Penumbra) eines Apoplex ebenfalls komplett geschädigt sein?

- ☐ A > 15 Minuten
- ☐ B > 1 Stunde
- ☐ C > 3 Stunden
- ☐ D > 6 Stunden
- ☐ E > 12 Stunden

3.17 Welche Maßnahmen müssen bei einem Apoplex durchgeführt werden?

1. GCS bestimmen und Verlauf dokumentieren
2. Generelle Blutdrucksenkung auf 120 mmHG systolisch
3. Geeignete Zielklinik anfahren
4. Ggf. Fieber senkende Maßnahmen
5. Sauerstoffgabe

- ☐ A 1 + 2 + 3
- ☐ B 1 + 3 + 5
- ☐ C 1 + 2 + 5
- ☐ D 2 + 3 + 5
- ☐ E 1 + 3 + 4 +5

3.18 Welche Aussagen bezüglich des Blutdrucks bei einem Patienten mit akutem Apoplex treffen zu?

1. Bei den meisten Patienten mit einem akuten Apoplex ist eine Hypotonie zu beobachten.
2. Bei einem akuten Apoplex mit Hypertonie sollte der Blutdruck möglichst auf normale Werte (ca. 120/80 mmHG) gesenkt werden.
3. Bei einem Apoplexpatienten führt eine rasche Blutdrucksenkung zu einer Verschlechterung der Durchblutung in der minderversorgten Penumbra.
4. Bei einem Apoplex sollten Blutdruckwerte bis 280 mmHg systolisch toleriert werden.
5. Zur Blutdrucksenkung beim Apoplex wird die orale Gabe von Nifedipin (z. B. Adalat®) empfohlen.

- ☐ A 1
- ☐ B 3
- ☐ C 2 + 5
- ☐ D 3 + 4
- ☐ E 1 + 2 + 5

3.19 Welche Aussagen zum Krampfanfall treffen zu?

1. Alkoholismus kann Ursache für einen Krampfanfall sein.
2. Bei einem Grand-mal-Anfall krampft der betroffene Patient generalisiert.
3. Fokale Krampfanfälle sind auf bestimmte Körperregionen begrenzt.
4. Fokale Krampfanfälle sind kleine und kurze Grand-mal-Anfälle.
5. Nach dem eigentlichen Krampfanfall kann ein Nachschlaf (Terminalschlaf) erfolgen.

☐ A 1 + 2
☐ B 2 + 3
☐ C 1 + 2 + 3
☐ D 1 + 2 + 3 + 5
☐ E Alle Antworten sind richtig.

3.20 Der Begriff „Petit-mal" bei einem Krampfanfall bezeichnet

☐ A einen generalisierten Krampfanfall mit tonischen Krämpfen.
☐ B einen generalisierten Krampfanfall mit klonischen Krämpfen.
☐ C ein auf eine Körperregion beschränkten Krampfanfall.
☐ D eine kurzzeitige Bewusstseinsstörung (Absence).

3.21 Welche Maßnahmen müssen bei einem Krampfanfall durchgeführt werden?

1. Den noch krampfenden Patienten vor Verletzungen schützen
2. Bei einem Erwachsenen kann Diazepam auch als Rektiole verabreicht werden.
3. Dormicum kann über eine MAD-Applikationshilfe (Mucosal Application Device) über die Nasenschleimhäute appliziert werden.
4. Im Status epilepticus ist eine medikamentöse Krampfdurchbrechung erforderlich.
5. Die Zielklinik sollte eine neurochirurgische Abteilung besitzen.

☐ A 1
☐ B 1 + 2
☐ C 1 + 2 + 4
☐ D 1 + 2 + 3 + 4
☐ E Alle Antworten sind richtig.

3.22 Welche Aussagen zum Status epilepticus sind richtig?

1. Es handelt sich um einen lang andauernden Krampfzustand oder um eine Serie von Krampfanfällen, die sich in kurzen Abständen wiederholen.
2. Es besteht die Gefahr einer Aspiration.
3. Es kann zu einer zerebralen Hypoxie mit der Folge eines Hirnödems kommen.
4. Ursache kann eine Hypoglykämie sein.

☐ A 1 + 2
☐ B 1 + 3
☐ C 1 + 2 + 3
☐ D 1 + 2 + 4
☐ E Alle Antworten sind richtig.

3.23 Bei einem psychomotorischen Erregungssyndrom

1. erscheint der Patient motorisch unruhig.
2. besteht eine akute Selbstgefährdung.
3. ist eine Sedierung mit Benzodiazepinen indiziert.
4. können endogene oder exogene Ursachen eine Rolle spielen.
5. kann das Rettungsfachpersonal durch aggressive Handlungen des Patienten gefährdet sein.

☐ A 1 + 2
☐ B 1 + 3
☐ C 1 + 2 + 3
☐ D 1 + 2 + 4
☐ E Alle Antworten sind richtig.

3.24 Ursachen für ein delirantes Syndrom können sein:

1. Entzug von Rauschmitteln (z. B. Alkohol)
2. Konsum von Opiaten
3. Elektrolytentgleisungen
4. Schwere Infektionen mit hohem Fieber
5. Einnahmefehler bei Medikamenten

☐ A 1 + 2
☐ B 1 + 3
☐ C 1 + 2 + 3
☐ D 1 + 2 + 4
☐ E Alle Antworten sind richtig.

KAPITEL

4

Georg Rohe

Reanimation

4.1 Zeichen des klinischen Todes sind:

1. Pulslosigkeit
2. Atemstillstand
3. Verletzungen, die nicht mit dem Leben vereinbar sind
4. Leichenflecken
5. Weite lichtstarre Pupillen

☐ A 1 + 2
☐ B 1 + 2 + 3
☐ C 1 + 2 + 4
☐ D 1 + 2 + 5
☐ E Alle Antworten sind richtig.

4.2 In welcher Zeit nach dem Eintreten eines Kreislaufstillstands können bei dem Patienten weite, reaktionslose Pupillen festgestellt werden?

☐ A Nach 10–20 Sek.
☐ B Nach 15–30 Sek.
☐ C Nach 60–90 Sek.
☐ D Nach 2–3 Min.
☐ E Nach 5–10 Min.

4.3 Unter welchen Bedingungen brauchen Sie als Rettungsassistent bei einem leblosen Patienten keine Reanimationsmaßnahmen durchzuführen?

1. Wenn es sich um einen krebskranken Patienten handelt
2. Wenn der Patient einen Selbstmordversuch verübt hat
3. Wenn Leichenflecken sichtbar sind
4. Wenn die Anfahrt länger als 10 Min. gedauert hat und in dieser Zeit keine Reanimationsmaßnahmen durch Ersthelfer durchgeführt worden sind
5. Wenn der hinzukommende Hausarzt keine Reanimationsmaßnahmen wünscht

☐ A 3
☐ B 3 + 5
☐ C 1 + 3 + 5
☐ D 1 + 3 + 4 + 5
☐ E Alle Antworten sind richtig.

4.4 Welche der folgenden EKG-Bilder passen zu der klinischen Diagnose eines Kreislaufstillstands?

1. Bradykarde, arrythmische, deformierte Kammerkomplexe
2. Vorhofflattern
3. Kammerflimmern
4. Ventrikuläre Tachykardie
5. Asystolie

☐ A 4 + 5
☐ B 1 + 4 + 5
☐ C 3 + 4 + 5
☐ D 1 + 3 + 4 + 5
☐ E Alle Antworten sind richtig.

4.5 Welche der folgenden EKG-Diagnosen bei einem Kreislaufstillstand gehören zu den defibrillierbaren Herzrhythmen?

1. Elektromechanische Dissoziation
2. Kammerflattern
3. Kammerflimmern
4. Ventrikuläre Tachykardie
5. Asystolie

☐ A 2 + 3
☐ B 1 + 2 + 3
☐ C 2 + 3 + 4
☐ D 1 + 2 + 3 + 4
☐ E Alle Antworten sind richtig.

4.6 Welche Aussagen zu der folgenden EKG-Ableitung sind richtig?

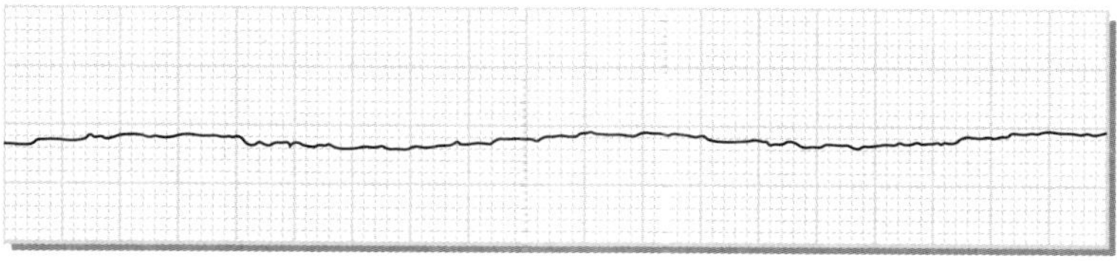

Abb. 4.1 EKG-Streifen [L157]

1. Das EKG kann durch eine lockere EKG-Elektrode verursacht sein.
2. Das EKG kann bei einem klinisch toten Patienten abgeleitet worden sein.
3. Das EKG kann bei einem Patienten mit sicheren Todeszeichen abgeleitet worden sein.
4. Es kann ein sehr feines Kammerflimmern vorliegen.
5. Das EKG kann durch eine falsche EKG-Einstellung verursacht sein.

☐ A 1 + 2
☐ B 1 + 2 + 3
☐ C 1 + 2 + 5
☐ D 1 + 2 + 3 + 5
☐ E Alle Antworten sind richtig.

4.7 Ein durch Sie betreuter Patient wird plötzlich bewusstlos. Sie können keinen sicheren Puls tasten. Das EKG zeigt das folgende Bild:

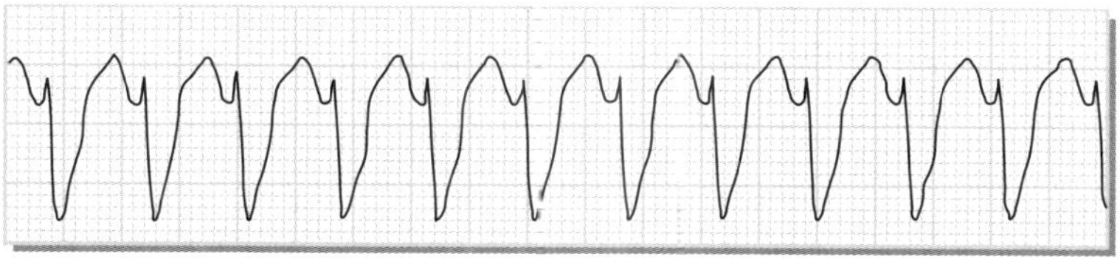

Abb. 4.2 EKG-Streifen [L157]

Welche Aussagen sind richtig?
1. Das EKG zeigt ein Kammerflimmern.
2. Ein präkordialer Faustschlag ist indiziert.
3. Es ist davon auszugehen, dass ein Kreislaufstillstand vorliegt.
4. Es muss mit einer Herzdruckmassage begonnen werden.
5. Eine elektrische Defibrillation/Kardioversion sollte schnellstmöglich versucht werden.

☐ A 5
☐ B 2 + 5
☐ C 3 + 4 + 5
☐ D 2 + 3 + 4 + 5
☐ E Alle Antworten sind richtig.

4.8 Welche Aussagen zur Wahrscheinlichkeit einer erfolgreichen Reanimation sind richtig?

1. Kammerflimmern mit einer hohen Amplitude („grobes“ Kammerflimmern) ist besser defibrillierbar als feines Kammerflimmern.
2. Bei einer primären Asystolie ist die Wahrscheinlichkeit einer erfolgreichen Wiederbelebung höher als bei einem primären Kammerflimmern.
3. Unterkühlte Patienten haben bei einem Kreislaufstillstand eine höhere Überlebenschance als normotherme Patienten.
4. Patienten mit traumatisch bedingtem Herz-Kreislauf-Stillstand haben eine höhere Wahrscheinlichkeit einer erfolgreichen Reanimation als Patienten mit einem Herz-Kreislauf-Stillstand aufgrund einer akuten Erkrankung.
5. Patienten mit einem im EKG beobachteten Beginn des Kammerflimmerns haben eine höhere Wahrscheinlichkeit einer erfolgreichen Defibrillation, wenn vor dem Defibrillationsversuch zunächst für ca. zwei Minuten eine Herzdruckmassage und Beatmung mit Sauerstoff durchgeführt wird.

☐ A 3
☐ B 1 + 3
☐ C 1 + 3 + 5
☐ D 1 + 3 + 4 + 5
☐ E Alle Antworten sind richtig.

4.9 Welche der folgenden Zustände gehören zu den reversiblen Ursachen eines Herz-Kreislauf-Stillstands?

1. Hypokaliämie
2. Hypothermie
3. Herzinfarkt
4. Spannungspneumothorax
5. Herzbeuteltamponade

☐ A 4 + 5
☐ B 2 + 4 + 5
☐ C 1 + 2 + 4 + 5
☐ D 1 + 3 + 4 + 5
☐ E Alle Antworten sind richtig.

4.10 Welche Aussagen zur Applikation von Medikamenten während einer Reanimation sind richtig?

1. Applikationsform der ersten Wahl ist die intravenöse Injektion.
2. Eine intraossäre Applikation soll der endobronchialen Medikamentengabe vorgezogen werden.
3. Eine intraossäre Medikamentengabe ist für Erwachsene nicht geeignet.
4. Nach intravenöser Medikamenteninjektion über eine Armvene sollten mindestens 20 ml Infusionslösung gegeben werden.
5. Nach intravenöser Medikamenteninjektion über eine Armvene sollte der Arm für 10–20 Sek. angehoben werden.

☐ A 1 + 5
☐ B 1 + 4 + 5
☐ C 1 + 2 + 4 + 5
☐ D 1 + 3 + 4 + 5
☐ E Alle Antworten sind richtig.

4.11 Welche der folgenden Medikamente dürfen intraossär verabreicht werden?

1. Atropin
2. Adrenalin (z. B. Suprarenin®)
3. Amiodaron (z. B. Cordarex®)
4. Natriumbikarbonat
5. Naloxon (z. B. Narcanti®)

☐ A 2
☐ B 1 + 2 + 3
☐ C 1 + 2 + 3 + 4
☐ D 1 + 2 + 3 + 5
☐ E Alle Antworten sind richtig.

4.12 Welche Aussagen zur Defibrillation sind richtig?

1. Bei der Defibrillation von Kindern sollte möglichst kein Kontaktgel benutzt werden.
2. Die Schockabgabe sollte am Ende einer Exspiration erfolgen.
3. Die Paddles sollten nicht über implantierte Herzschrittmacher oder AICD-Geräte angelegt werden.
4. Bei Verwendung von biphasischen Geräten wird im Vergleich zu Geräten mit monophasischem Stromfluss eine geringere Energiemenge abgegeben.
5. Bei Frauen sollte das im Bereich der Herzspitze anzulegende Paddle auf die Brust aufgesetzt werden.

☐ A 3
☐ B 3 + 4
☐ C 2 + 3 + 4
☐ D 3 + 4 + 5
☐ E Alle Antworten sind richtig.

4.13 Welche Energiemenge sollte bei der Defibrillation von Kindern mit einem biphasischen bzw. monophasischen Defibrillator angewendet werden?

☐ A Biphasisch 4 J/kg, monophasisch 4 J/kg
☐ B Biphasisch 2 J/kg, monophasisch 2 J/kg
☐ C Biphasisch 4 J/kg, monophasisch 2 J/kg
☐ D Biphasisch 2 J/kg, monophasisch 4 J/kg
☐ E Biphasisch 4 J/kg, monophasisch 8 J/kg

4.14 Worin unterscheiden sich die für den Rettungsdienst geltenden aktuellen Reanimationsalgorithmen für Kinder und Erwachsene?

1. Es werden für Kinder und Erwachsene unterschiedliche Medikamente empfohlen.
2. Das Verhältnis von Herzdruckmassagen zu Beatmungen ist unterschiedlich.
3. Der Algorithmus für Kinder beginnt im Gegensatz zum Algorithmus für Erwachsene mit der Durchführung von initialen Beatmungen.
4. Die im Algorithmus benannten reversiblen Ursachen für einen Kreislaufstillstand sind unterschiedlich.
5. Bei der Reanimation von Kindern soll im Gegensatz zu Erwachsenen auch nach durchgeführter Intubation während der Beatmungshübe eine Pause der Herzdruckmassage erfolgen.

☐ A 1 + 2
☐ B 2 + 3
☐ C 1 + 2 + 3
☐ D 2 + 3 + 5
☐ E 2 + 3 + 4 + 5

4.15 Was ist bei der Reanimation eines ca. dreijährigen Kleinkindes zu beachten?

1. Das Verhältnis von Herzdruckmassagen zu Beatmungen beträgt 5 zu 1.
2. Ein automatischer externer Defibrillator (AED) darf in diesem Alter nicht anwendet werden.
3. Die Eltern sollten während der Reanimation nicht anwesend sein.
4. Bei einem leblosen Kind ohne normale Atmung sollte mit Reanimationsmaßnahmen begonnen werden, wenn nicht innerhalb von 10 Sek. ein eindeutiger Puls > 60/min festgestellt werden kann.
5. Die Drucktiefe bei der Herzdruckmassage sollte mindestens ein Drittel des Thoraxdurchmessers betragen.

☐ A 1 + 4
☐ B 4 + 5
☐ C 1 + 4 + 5
☐ D 1 + 3 + 4 + 5
☐ E Alle Aussagen sind richtig.

4.16 Welche Aussagen zur medikamentösen Therapie während einer Reanimation treffen zu?

1. Adrenalin (z. B. Suprarenin®) wird bei der Reanimation wegen seiner vasokonstriktorischen Eigenschaften im arteriellen und venösen Gefäßsystem eingesetzt.
2. Amiodaron ist nicht das Antiarrythmikum der ersten Wahl bei persistierendem Kammerflimmern.
3. Bei der Reanimation von Erwachsenen mit pulsloser elektrischer Aktivität sollte zunächst die Gabe von Atropin erfolgen.
4. Bei intraossärer Gabe von Adrenalin (z. B. Suprarenin®) sollte bei der Reanimation von Kindern die zwei- bis dreifache Menge im Vergleich zur intravenösen Gabe verabreicht werden.
5. Eine Nebenwirkung der hochdosierten Adrenalingabe ist die Erweiterung der Pupillen (Midriasis).

☐ A 1 + 5
☐ B 1 + 2 + 3
☐ C 1 + 3 + 4
☐ D 1 + 2 + 3 + 5
☐ E Alle Aussagen sind richtig.

4.17 Wann wird nach dem aktuellen Algorithmus bei einer Reanimation eines Patienten mit einem defibrillierbaren Rhythmus die erste Dosis Adrenalin (z. B. Suprarenin®) verabreicht?

☐ A Sofort, sobald ein intravenöser oder intraossärer Zugang vorhanden ist.
☐ B Nach dem ersten Defibrillationsversuch, sobald die Thoraxkompressionen wieder aufgenommen wurden.
☐ C Unmittelbar vor dem zweiten Defibrillationsversuch.
☐ D Nach dem zweiten Defibrillationsversuch, sobald die Thoraxkompressionen wieder aufgenommen wurden.
☐ E Nach dem dritten Defibrillationsversuch, sobald die Thoraxkompressionen wieder aufgenommen wurden.

4.18 Wann wird nach dem aktuellen Algorithmus bei einer Reanimation eines Patienten mit einem nicht defibrillierbaren Rhythmus die erste Dosis Adrenalin (z. B. Suprarenin®) verabreicht?

☐ A Sofort, sobald ein intravenöser oder intraossärer Zugang vorhanden ist.
☐ B Nach dem ersten Defibrillationsversuch, sobald die Thoraxkompressionen wieder aufgenommen wurden.
☐ C Unmittelbar vor dem zweiten Defibrillationsversuch
☐ D Nach dem zweiten Defibrillationsversuch, sobald die Thoraxkompressionen wieder aufgenommen wurden.
☐ E Nach dem dritten Defibrillationsversuch, sobald die Thoraxkompressionen wieder aufgenommen wurden.

4.19 Wie lange sollte ein Intubationsversuch unter den Bedingungen einer kardiopulmonalen Reanimation höchstens dauern?

- ☐ A 10 Sek.
- ☐ B 20 Sek.
- ☐ C 30 Sek.
- ☐ D 40 Sek.
- ☐ E 50 Sek.

4.20 Wie hoch sollten nach der Atemwegssicherung mit einem Endotrachealtubus oder einer alternativen Beatmungsmöglichkeit die Beatmungsfrequenz (AF) und das Tidalvolumen (TV) bei der Beatmung während der fortlaufenden Herzdruckmassage gemäß den geltenden Empfehlungen sein?

- ☐ A AF 10/min, TV 6–7 ml/kg
- ☐ B AF 10/min, TV 10 ml/kg
- ☐ C AF 10/min, TV 10–12 ml/kg
- ☐ D AF 12/min, TV 6–7 ml/kg
- ☐ E AF 12/min, TV 10 ml/kg

KAPITEL

5

Frank Scheinichen

Gynäkologie/Geburt

5.1 Welche Aufgaben hat die Fruchtblase?

1. Sie versorgt den Fötus mit Sauerstoff und Nährstoffen.
2. Sie schützt den Fötus vor Infektion.
3. Sie fungiert als eine Art Stoßdämpfer für den Fötus.
4. Sie verhindert wirkungsvoll das Auftreten des Vena-Cava-Kompressionssyndroms in Rückenlage der Schwangeren.
5. Sie wirkt als Flüssigkeitsspeicher gegen eine mögliche Exsikkose der Schwangeren.

☐ A 1 + 3
☐ B 2 + 3
☐ C 3 + 5
☐ D 2 + 3 + 5
☐ E 3 + 4 + 5

5.2 Benennen Sie die die Parameter, die bei dem Neugeborenen über den APGAR-Score erhoben werden:

A ______________________________

B ______________________________

C ______________________________

D ______________________________

E ______________________________

5.3 Der Begriff Mekonium bezeichnet

1. den Fruchtwasserabgang nach Beginn der Wehentätigkeit.
2. Erbrochenes der Schwangeren während der Geburt.
3. den Darminhalt des Feten.
4. die Abnabelung des Neugeborenen.
5. eine zyanotische Haut des Neugeborenen.

☐ A 3
☐ B 1 + 2
☐ C 1 + 3
☐ D 1 + 2 + 3
☐ E 1 + 2 + 4 + 5

5.4 Was ist unter dem Begriff „Tokolyse“ zu verstehen?

- ☐ A Medikamentöse Wehenhemmung
- ☐ B Verstärkung der Uteruskontraktion zur Abstoßung der Plazenta
- ☐ C Lösung eines Bronchospasmus des noch ungeborenen Kindes
- ☐ D Eine für das Ungeborene unkritische Analgesie bei der Schwangeren
- ☐ E Eine spezielle Lyse bei einem Myokardinfarkt der Schwangeren

5.5 Welche Aussagen zur Plazenta sind richtig?

1. Die Plazenta gewährleistet den Nährstoff- und Sauerstoffaustausch zwischen dem mütterlichen und dem fetalen Kreislauf.
2. Die Plazenta ist für die Versorgung des Feten unerheblich, da die fetale Blutversorgung über die Nabelschnur erfolgt.
3. Bei einer vorzeitigen Plazentalösung entstehen häufig nur geringe oder keine vaginalen Blutungen.
4. Die Plazenta verkümmert nach der Geburt des Kindes in der Gebärmutter und wird dort resorbiert.

- ☐ A 1 + 2
- ☐ B 1 + 3
- ☐ C 2 + 3
- ☐ D 2 + 4
- ☐ E Alle Antworten sind richtig.

5.6 Welche Aussagen zur vorzeitigen Plazentaablösung sind richtig?

1. Eine vorzeitige Plazentaablösung kann zu erheblichen inneren Blutungen zwischen Uterus und Plazenta führen.
2. Leitsymptom einer vorzeitigen Plazentaablösung ist eine schmerzhafte Dauerkontraktion des Uterus.
3. Es kommt zu starken sichtbaren vaginalen Blutungen.
4. Es entwickelt sich eine tastbare abdominale Abwehrspannung.
5. Es entwickelt sich keine erkennbare Symptomatik.

- ☐ A 5
- ☐ B 1 + 3
- ☐ C 2 + 3
- ☐ D 3 + 5
- ☐ E 1 + 2 + 4

5.7 Welche Aussagen zur Placenta praevia sind richtig?

1. Bei der Placenta praevia ist eine medikamentöse Unterstützung der Wehentätigkeit notwendig.
2. Eine normale Geburt ist nicht möglich, da die Plazenta vor den Geburtskanal liegt.
3. Erhebliche vaginale Blutungen sind wahrscheinlich.
4. Die Placenta praevia stellt keine Gefahr für das Kind dar.
5. Eine Ablösung der Plazenta tritt in der Regel im ersten Schwangerschaftsdrittel auf.

☐ A 1 + 3
☐ B 2 + 3
☐ C 3 + 5
☐ D 2 + 3 + 5
☐ E 1 + 3 + 4

5.8 Die schwangerschaftsinduzierte Hypertonie (SIH)

1. wurde auch als EPH-Gestose bezeichnet.
2. stellt eine äußerst schwerwiegende Schwangerschaftskomplikation dar.
3. kann mit einer Ödembildung insbesondere an den Beinen einhergehen.
4. kann eine vorzeitige Plazentaablösung zur Folge haben.
5. kann Krampfanfälle auslösen (eklamptischer Anfall).

☐ A 1 + 2
☐ B 1 + 4
☐ C 1 + 2 + 3
☐ D 1 + 2 + 5
☐ E Alle Antworten sind richtig.

5.9 Welche Aussagen zum Fruchtblasensprung sind richtig?

1. Ein Blasensprung erfolgt regelgerecht ca. 1–2 Tage vor der eigentlichen Geburt.
2. Nach einem Blasensprung darf die Schwangere nicht mehr laufen.
3. Der Blasensprung erfolgt regelgerecht unter der Geburt (Eröffnungs- oder Austreibungsphase).
4. Nach einem Blasensprung besteht eine Infektionsgefahr für das noch ungeborene Kind.

☐ A 1 + 2
☐ B 3 + 4
☐ C 1 + 2 + 3
☐ D 2 + 3 + 4
☐ E Alle Antworten sind richtig.

5.10 Der fetale Blutkreislauf hat folgende Besonderheiten:

1. Im Vorhofseptum des Feten befindet sich ein Loch (Foramen ovale).
2. Der Ductus arteriosus Botalli verbindet den Truncus pulmonalis und die Aorta.
3. Die Nabelvene führt sauerstoffreiches Blut zum Fetus.
4. Die Nabelvene führt sauerstoffarmes Blut zur Plazenta.
5. Der Kreislauf des Feten wird durch das fetale Herz in Fluss gehalten.

☐ A 1 + 2
☐ B 1 + 4
☐ C 2 + 4
☐ D 2 + 3 + 4
☐ E 1 + 2 + 3 + 5

5.11 Wie lange dauert eine normale Schwangerschaft?

☐ A 9 Kalendermonate nach dem 1. Tag der ausbleibenden Menstruation.
☐ B 280 Tage ab dem 1. Tag der letzten Menstruation.
☐ C Hängt vom Stand des Mondes ab und dauert 8 Mondmonate.
☐ D 280 Tage ab dem 1. Tag der ausbleibenden Menstruation.
☐ E 8 Kalendermonate nach dem Tag der Befruchtung.

5.12 Reanimation von Neugeborenen (NG)

1. Die CPR wird bei einer Herzfrequenz < 60/min durchgeführt.
2. Das Verhältnis Beatmung/Herzdruckmassage ist 1:3.
3. Das Verhältnis Beatmung/Herzdruckmassage ist 1:5.
4. Die Reanimation erfolgt mit 5 initialen Beatmungen.
5. Der Puls des NG kann gut an der A. radialis getastet werden.

☐ A 2 + 3
☐ B 4 + 5
☐ C 1 + 2 + 4
☐ D 1 + 4 + 5
☐ E 1 + 2 + 3 + 4

KAPITEL

6 Pädiatrie

Frank Scheinichen

6.1 Welche anatomischen/physiologischen Besonderheiten sind richtig?

1. Neugeborene sind Nasenatmer.
2. Die Zunge ist bei Neugeborenen und Säuglingen überproportional groß.
3. Der Kehlkopf liegt bei Säuglingen höher als beim Erwachsenen.
4. Der Kehlkopf liegt bei Säuglingen tiefer als beim Erwachsenen.
5. Die Bifurkation zu den Hauptbronchien ist gleichwinkelig.

☐ A 1 + 2
☐ B 2 + 3
☐ C 1 + 3 + 5
☐ D 1 + 2 + 3 + 5
☐ E 1 + 2 + 4 + 5

6.2 Welche Aussagen sind richtig?

1. Säuglinge und Kleinkinder haben intrazellulär einen größeren Körperflüssigkeitsanteil als Erwachsene.
2. Säuglinge und Kleinkinder haben intrazellulär einen geringeren Körperflüssigkeitsanteil als Erwachsene.
3. Säuglinge und Kleinkinder haben extrazellulär einen größeren Körperflüssigkeitsanteil als Erwachsene.
4. Säuglinge und Kleinkinder haben extrazellulär einen kleineren Körperflüssigkeitsanteil als Erwachsene.
5. Säuglinge und Kleinkinder haben insgesamt einen größeren Körperflüssigkeitsanteil als Erwachsene.

☐ A 1 + 3
☐ B 2 + 3
☐ C 1 + 4
☐ D 2 + 3 + 5
☐ E 2 + 4 + 5

6.3 Zum Tasten des Pulses bei Neugeborenen und Säuglingen eignet sich unter Notfallbedingungen besonders die

1. A. brachialis.
2. A. radialis.
3. A. dorsalis pedis.
4. A. femoralis.
5. A. carotis.

☐ A 1 + 2
☐ B 1 + 4
☐ C 1 + 5
☐ D 1 + 3 + 5
☐ E 1 + 2 + 4 + 5

6.4 Welche Aussagen sind richtig?

1. Die engste Stelle im luftleitenden System ist bei Neugeborenen der Ringknorpel.
2. Die engste Stelle im luftleitenden System ist bei Neugeborenen die Stimmritze.
3. Die Atemfrequenz bei Neugeborenen beträgt ca. 40/min.
4. Die Atemfrequenz bei Neugeborenen beträgt ca. 20/min.
5. Die Herzfrequenz bei Neugeborenen beträgt ca. 140/min.

☐ A 1 + 3
☐ B 1 + 5
☐ C 2 + 5
☐ D 1 + 3 + 5
☐ E 2 + 3 + 5

6.5 Zeichen eines Bolusgeschehens mit hochgradiger Verlegung der Atemwege sind:

1. Inspiratorischer Stridor
2. Exspiratorischer Stridor
3. Inverse Atmung
4. Paradoxe Atmung
5. Giemende Atmung

☐ A 1
☐ B 1 + 3
☐ C 1 + 4
☐ D 2 + 4
☐ E 2 + 4 + 5

6.6 Unter der Laryngotracheobronchitis (LTB) ist zu verstehen:

1. Ein Anschwellen der unteren Atemwege aufgrund eines Virusinfektes
2. Ein „echtes“ Kruppsyndrom aufgrund einer bakteriellen Infektion
3. Ein Asthmaanfall
4. Ein Pseudokruppanfall
5. Ein Fremdkörper in den unteren Atemwegen

☐ A 1 + 2
☐ B 1 + 4
☐ C 2 + 4
☐ D 2 + 3 + 4
☐ E 2 + 3 + 4 + 5

6.7 Typische Zeichen einer Laryngotracheobronchitis sind:

1. Bellender Husten
2. Hohes Fieber (> 38,5 °C)
3. Starker Speichelfluss
4. Ausgeprägte Heiserkeit
5. Gehäuftes Auftreten im Herbst und abends oder nachts

☐ A 1 + 2
☐ B 1 + 3
☐ C 1 + 3 + 4
☐ D 1 + 4 + 5
☐ E 1 + 2 + 4 + 5

6.8 Welche Maßnahmen müssen bei einer schweren Laryngotracheobronchitis durchgeführt werden?

1. Kühle/feuchte Luft inhalieren lassen
2. Sauerstoffgabe 2–4 l/min
3. Adrenalin vernebeln
4. Rektale Kortisongabe (z. B. Rectodelt® Supp.)
5. Intraossären Zugang zur Volumengabe legen

☐ A 1 + 4
☐ B 1 + 2 + 3
☐ C 1 + 2 + 5
☐ D 1 + 2 + 3 + 4
☐ E Alle Antworten sind richtig.

6.9 Welche Maßnahmen müssen bei einer Epiglottitis durchgeführt werden?

1. Das Kind mit erhöhtem Oberkörper lagern
2. Sauerstoffgabe ca. 4 l/min
3. Eine tiefe Racheninspektion zur Diagnosesicherung
4. Das Kind zur Kreislaufstabilisierung flach lagern
5. Bei Dyspnoe sollte das Kind intubiert und beatmet werden.

☐ A 2
☐ B 1 + 2
☐ C 1 + 2 + 3
☐ D 2 + 4 + 5
☐ E Alle Antworten sind richtig.

6.10 Welche Maßnahmen sind geeignet, einen Fremdkörper aus den Atemwegen zu entfernen?

1. Schläge zwischen die Schulterblätter
2. Thoraxkompressionen
3. Das Kind auffordern zu husten
4. Das Kind an den Beinen hochhalten und schütteln
5. Kompression des oberen Abdomens (Heimlich-Manöver)

☐ A 1 + 3
☐ B 1 + 4
☐ C 2 + 3 + 4
☐ D 1 + 2 + 5
☐ E 1 + 2 + 3 + 5

6.11 Welche Maßnahmen sind bei einem generalisierten kindlichen Krampfanfall richtig?

1. Das Kind während des Krampfanfalls vor Verletzungen schützen
2. Diazepam als Rektiole verabreichen
3. Midazolam über eine transnasale Applikationshilfe (MAD) verabreichen
4. Bei einem Fieberkrampf Fieber senkende Maßnahmen durchführen
5. Adrenalin ist zur Krampfdurchbrechung geeignet.

☐ A 1 + 2
☐ B 1 + 3
☐ C 1 + 3 + 4
☐ D 1 + 2 + 3 + 4
☐ E Alle Antworten sind richtig.

6.12 Welche Aussagen zur infektiösen Meningitis sind richtig?

1. Hauteinblutungen (Petechien) weisen auf eine besonders schwere Form der Meningitis hin.
2. Leitsymptom einer Meningitis ist die Nackensteifigkeit.
3. Meningitis wird über Tröpfcheninfektion übertragen.
4. Meningitis ist durch hohes Fieber begleitet.
5. Meningitis ist als Infektionskrankheit meldepflichtig.

☐ A 2
☐ B 2 + 3
☐ C 2 + 3 + 4
☐ D 2 + 3 + 4 + 5
☐ E Alle Antworten sind richtig.

6.13 Welche Aussagen zur Reanimation von Neugeborenen sind richtig?

1. Die Reanimation beginnt mit 5 initialen Beatmungen.
2. Die Reanimation beginnt mit der Herzdruckmassage.
3. Die Frequenz der Herzdruckmassage (HDM) beträgt 120/min.
4. Das Verhältnis HDM:Ventilation ist 3:1 (Zwei-Helfer-Methode).
5. Das Verhältnis HDM:Ventilation ist 5:1 (Zwei-Helfer-Methode).

☐ A 1 + 4
☐ B 1 + 3 + 4
☐ C 1 + 3 + 5
☐ D 2 + 3 + 4
☐ E 2 + 3 + 5

6.14 Welche Aussagen zur Reanimation von Kindern sind richtig?

1. Die Reanimation beginnt mit 5 initialen Beatmungen.
2. Häufige Ursachen für eine Reanimation sind respiratorische Störungen.
3. Das Verhältnis von Kompression:Ventilation ist 15:2 (Zwei-Helfer-Methode).
4. Das Verhältnis von Kompression:Ventilation ist 5:1 (Zwei-Helfer-Methode).
5. Kinder dürfen während der Reanimation wegen der Gefahr von Folgeschäden (z. B. Netzhautschäden) nicht mit 100 % Sauerstoff beatmet werden.

A 1 + 3
B 1 + 4
C 1 + 2 + 3
D 1 + 2 + 4
E 1 + 2 + 3 + 5

6.15 Welche Aussagen zur Defibrillation sind korrekt?

1. Die Defibrillation erfolgt immer mit maximaler Geräteenergie.
2. Die Defibrillation erfolgt monophasisch mit 4 Joule/kg KG.
3. Die Defibrillation erfolgt biphasisch mit 2 Joule/kg KG.
4. Die Defibrillation erfolgt biphasisch mit 4 Joule/kg KG.
5. Kinder dürfen gar nicht defibrilliert werden.

☐ A 1
☐ B 5
☐ C 2 + 3
☐ D 2 + 4
☐ E 2 + 4 + 5

6.16 Welche Aussagen zur Dosierung/Applikation von Adrenalin im Rahmen der Reanimation von Kindern sind korrekt?

1. Die Dosierung beträgt intravenös 0,01 mg/kg KG.
2. Die Dosierung beträgt intraossär 0,01 mg/kg KG.
3. Die Dosierung beträgt endotracheal 0,03 mg/kg KG.
4. Die Dosierung beträgt endotracheal 0,1 mg/kg KG.
5. Adrenalin darf nicht endotracheal appliziert werden.

☐ A 1 + 3
☐ B 1 + 5
☐ C 1 + 2 + 3
☐ D 1 + 2 + 4
☐ E 1 + 2 + 5

6.17 Welche Tubusgröße ist korrekt?

1. Neugeborene 3,0 mm ID (Innendurchmesser)
2. 2-jähriges Kind 4,0–4,5 mm ID
3. 5-jähriges Kind 5,0–5,5 mm ID
4. Kleinfingerdicke des Patienten ist ein guter Orientierungswert.
5. Neugeborene 14 Charrière Außendurchmesser

☐ A 1 + 2 + 4
☐ B 1 + 2 + 5
☐ C 1 + 2 + 3 + 4
☐ D 2 + 3 + 5
☐ E Alle Antworten sind richtig.

6.18 Wie lautet die Umrechnungsformel der Tubusgröße von mm Innendurchmesser (ID) in Charrière (CH) Außendurchmesser?

____

6.19 Welche Aussagen zum Laryngoskop-Spatel sind richtig?

1. Ein Foregger-Spatel ist gerade und zur Intubation von Neugeborenen geeignet.
2. Die korrekte Spatelgröße bei einem 5-jährigen Kind ist Größe 2 gebogen (Macintosh-Spatel).
3. Mit einem gebogenen Spatel können Neugeborene besser als mit einem geraden Spatel intubiert werden.
4. Gebogene Spatel sind nur zur Intubation Erwachsener geeignet.

☐ A 1 + 2
☐ B 2 + 3
☐ C 1 + 2 + 3
☐ D 1 + 2 + 4
☐ E Alle Antworten sind richtig.

6.20 In welchen Situationen darf bei Vergiftungen bei Kindern keinesfalls Erbrechen herbeigeführt werden?

1. Bei der Vergiftung mit Schaumbildnern (z. B. Spülmittel)
2. Bei somnolenten Kindern
3. Bei der oralen Aufnahme von Säuren/Laugen
4. Grundsätzlich bei allen oral aufgenommenen Substanzen

☐ A 2
☐ B 1 + 2
☐ C 1 + 2 + 3
☐ D 2 + 3 + 4
☐ E Alle Antworten sind richtig.

6.21 Was ist bei der Beutel-Masken-Beatmung bei Neugeborenen und Säuglingen zu beachten?

1. Das Freimachen der Atemwege erfolgt durch starkes Überstrecken des Kopfes.
2. Das Freimachen der Atemwege erfolgt durch das Anheben des Unterkiefers.
3. Beatmungsmaske und Verbindungsstücke sollten so ausgewählt werden, dass das resultierende Totraumvolumen möglichst groß wird.
4. Zu große Masken können durch Druck auf das Auge einen parasympathischen Reiz auslösen.

☐ A 1 + 2
☐ B 2 + 3
☐ C 2 + 4
☐ D 2 + 3 + 4
☐ E Alle Antworten sind richtig.

KAPITEL

7

Georg Rohe, Frank Scheinichen und Stefan Thate

Traumatologie

Wunden und Wundversorgung

7.1 Nennen Sie den Schichtaufbau der Haut von oben nach unten:

1. ______________________________

2. ______________________________

3. ______________________________

7.2 Welche Aussagen zur Haut und ihren Anhangsgebilden sind richtig?

1. Die Epidermis erneuert sich ca. alle 4 Wochen.
2. In der Innenseite der Ellenbeuge ist die Oberhaut am dicksten.
3. Die Unterhaut ist für die Nährstoffversorgung der Oberhaut zuständig.
4. Das Fettgewebe ist in der Lederhaut eingelagert.
5. Die Talgdrüsen liegen in der Lederhaut.

☐ A 1 + 5
☐ B 1 + 2 + 4
☐ C 2 + 3 + 5
☐ D 1 + 3 + 4 + 5
☐ E Alle Antworten sind richtig.

7.3 Welche Begriffe beschreiben die Wundheilung?

1. Proliferationsphase
2. Exsudationsphase
3. Epithelisierungsphase
4. Explosionsphase
5. Extensionsphase

☐ A 1 + 5
☐ B 1 + 2 + 3
☐ C 3 + 4 + 5
☐ D 1 + 2 + 4 + 5
☐ E Alle Antworten sind richtig.

7.4 Welche Aussagen zu den genannten Wundarten sind richtig?

1. Bei Bisswunden ist die Infektionsgefahr sehr hoch.
2. Platzwunden entstehen durch Gewalteinwirkung aus mehreren Richtungen.
3. Schürfwunden entstehen durch Abrieb der Haut.
4. Prellungen können auch als „geschlossene Wunden“ bezeichnet werden.
5. Schnittwunden bluten meist stark.

☐ A 1 + 3
☐ B 1 + 2 + 4
☐ C 1 + 2 + 5
☐ D 1 + 3 + 4 + 5
☐ E Alle Antworten sind richtig.

7.5 Welche Mindestbestandteile gehören zu einem Wundverband?

1. Fixierung
2. Desinfektion
3. Polsterung
4. Sterile Auflage
5. Adaptation der Wundränder

☐ A 1 + 4
☐ B 1 + 2 + 3
☐ C 1 + 3 + 4
☐ D 1 + 3 + 4 + 5
☐ E Alle Antworten sind richtig.

7.6 Welche Verbände können mit einem Dreiecktuch durchgeführt werden?

1. Druckverband
2. Handverband
3. Knieverband
4. Kopfverband
5. Armtragetuch

☐ A 1 + 2
☐ B 1 + 2 + 3
☐ C 2 + 4 + 5
☐ D 1 + 2 + 4 + 5
☐ E Alle Antworten sind richtig.

7.7 In welchem Zeitintervall sollte eine Wunde chirurgisch versorgt werden?

☐ A Innerhalb von 2 Stunden nach dem Ereignis
☐ B Innerhalb von 6 Stunden nach dem Ereignis
☐ C Innerhalb von 12 Stunden nach dem Ereignis
☐ D Innerhalb von 24 Stunden nach dem Ereignis
☐ E Innerhalb von 48 Stunden nach dem Ereignis

7.8 Welche Maßnahme sollte bei einer bedrohlichen Blutung am Unterarm als Erstes durchgeführt werden?

☐ A Abbinden
☐ B Abdrücken
☐ C Druckverband
☐ D Steriles Abdecken
☐ E Hochhalten

7.9 Die Abbindung ist nur im absoluten Ausnahmefall zur Blutstillung indiziert. Welche Indikationen sind denkbar?

1. Großflächige, zerfetzte Wunden
2. Amputationsverletzung, bei der eine lokale Blutstillung misslingt.
3. Blutungen aus der Halsschlagader
4. Fremdkörper in der Wunde, der die Anlage eines Druckverbandes verhindert.
5. Eine Abbindung ist generell untersagt und somit in keinem Fall anzuwenden.

☐ A 1 + 2
☐ B 1 + 2 + 3
☐ C 1 + 2 + 4
☐ D 1 + 2 + 3 + 4
☐ E Keine der Antworten ist richtig.

7.10 Welche Arten der Blutstillung können im Rettungsdienst bei einer Amputationsverletzung am Unterarm indiziert sein?

1. Abbindung mittels Blutdruckmanschette am Oberarm
2. Abklemmen der Gefäße mit sterilen Klemmen
3. Anlegen eines Druckverbandes
4. Aufpressen von sterilen Kompressen
5. Direkte Kompression von Gefäßenden mit den Fingern und Verbandmaterial

☐ A 1 + 3
☐ B 1 + 2 + 4
☐ C 3 + 4 + 5
☐ D 1 + 3 + 4 + 5
☐ E Alle Antworten sind richtig.

7.11 Wie wird ein Amputat sachgerecht versorgt?

1. Reinigen mit Kochsalzlösung
2. Desinfektion der Wunde
3. Steriles Verbinden des Amputats
4. Einlegen des Amputats in den inneren Beutel eines Replantatsets
5. Füllung des äußeren Beutels eines Replantatsets mit Wasser und einigen Eiswürfeln

☐ A 1 + 2
☐ B 1 + 2 + 4
☐ C 3 + 4 + 5
☐ D 1 + 2 + 3 + 5
☐ E Alle Antworten sind richtig.

7.12 Welche Aussagen in Bezug auf Stichverletzungen sind richtig?

1. Stichverletzungen sind aufgrund des schmalen Stichkanals nicht bedrohlich.
2. Bei der Einsatzmeldung „Stichverletzung“ steht zunächst der Eigenschutz im Vordergrund.
3. Stichverletzungen sind generell als lebensbedrohlich anzusehen.
4. Blutungen bei Stichverletzungen lassen sich durch Druck von außen leicht stillen.
5. Der tatsächliche Blutverlust ist kaum abzuschätzen.

☐ A 2 + 3
☐ B 1 + 2 + 4
☐ C 2 + 4 + 5
☐ D 2 + 3 + 5
☐ E Alle Antworten sind richtig.

7.13 Welche Aussagen zu Fremdkörpern in Wunden sind richtig?

1. Fremdkörper sind grundsätzlich in der Wunde zu belassen.
2. Stark verschmutzte Fremdkörper sollten wegen der Infektionsgefahr entfernt werden.
3. „Unhandliche" Fremdkörper sind vor Ort auf ein transportfähiges Maß zu reduzieren.
4. Die Wunde wird steril abgedeckt.
5. Fremdkörper können eine tamponierende Wirkung haben.

☐ A 1 + 3 + 4
☐ B 2 + 3 + 4
☐ C 1 + 4 + 5
☐ D 1 + 3 + 4 + 5
☐ E 2 + 3 + 4 + 5

7.14 Welche Aussage zu Schussverletzungen ist richtig?

1. Bei „low velocity"-Verletzungen wird nur Gewebe, das in direkten Kontakt mit dem Geschoss kommt, geschädigt.
2. Bei „high velocity"-Verletzungen wird nur Gewebe, das in direkten Kontakt mit dem Geschoss kommt, geschädigt.
3. Bei „low velocity"-Verletzungen ist die Gewebeschädigung auf den Schusskanal beschränkt.
4. Die Druckwelle bei „high velocity"-Verletzungen führt zu entfernten Gewebeverletzungen außerhalb des Schusskanals.
5. Eine Einschätzung der Verletzungsschwere ist anhand des Durchmessers der Eintrittsstelle des Projektils in jedem Falle möglich.

☐ A 1 + 3 + 4
☐ B 2 + 3 + 5
☐ C 2 + 3 + 4
☐ D 1 + 3 + 4 + 5
☐ E Alle Antworten sind richtig.

Verletzungen des Bewegungssystems

7.15 Welche Aussagen zum Knochenaufbau sind richtig?

1. Die Wachstumsfuge bezeichnet man als Diaphyse.
2. Der Knochen ist von der Knochenhaut umgeben.
3. In den Röhrenknochen wird lebenslang Blut gebildet.
4. Das gelbe Fettmark befindet sich in den platten Knochen.
5. Frakturen im Bereich der Wachstumsfuge können im Kindesalter Wachstumsstörungen zur Folge haben.

☐ A 1 + 3
☐ B 2 + 5
☐ C 2 + 3 + 5
☐ D 1 + 2 + 4 + 5
☐ E Alle Antworten sind richtig.

7.16 Welche der genannten knöchernen Strukturen zählen zur oberen Extremität?

1. Humerus
2. Tibia
3. Radius
4. Femur
5. Ulna

☐ A 1 + 5
☐ B 1 + 2 + 3
☐ C 1 + 3 + 5
☐ D 1 + 2 + 5
☐ E Alle Antworten sind richtig.

7.17 Welche Bestandteile zählen zu einem Gelenk?

1. Gelenkkopf
2. Gelenknacken
3. Gelenkkapsel
4. Gelenktopf
5. Gelenkbänder

☐ A 1 + 5
☐ B 1 + 2 + 4
☐ C 1 + 3 + 5
☐ D 2 + 3 + 5
☐ E Alle Antworten sind richtig.

7.18 Was gehört zum Therapiekonzept bei Sportverletzungen?

P = ______________________________

E = ______________________________

C = ______________________________

H = ______________________________

7.19 Wofür steht im Rettungsdienst die Abkürzung DMS?

☐ A Desoxymyoglobulinsäure
☐ B Dolor, Morbus, Synovia
☐ C Durchblutung, Motorik, Sensibilität
☐ D Dokument-Managementsystem
☐ E Keine der genannten Antworten ist richtig.

7.20 Beschreiben Sie in kurzen Worten den Unterschied zwischen den folgenden Begriffen:

Distorsion:

____

____

____

Luxation:

____

____

____

7.21 Welche der Symptome können bei einer Luxation beobachtet werden?

1. Abnorme Gelenkform
2. Leere Gelenkpfanne
3. Federnde Fixation
4. Sichtbare Knochenenden
5. Schwellung im Gelenkbereich

☐ A 1 + 3
☐ B 2 + 3 + 5
☐ C 1 + 4 + 5
☐ D 1 + 2 + 3 + 5
☐ E Alle Antworten sind richtig.

7.22 Welches der folgenden Merkmale zählt zu den sicheren Frakturzeichen?

- ☐ A Hämatom
- ☐ B Bewegungseinschränkung
- ☐ C Starker Schmerz
- ☐ D Schwellung
- ☐ E Krepitation

7.23 Welche der folgenden Aussagen zur Ruhigstellung von Extremitätenfrakturen sind richtig?

1. Es sollen immer auch die benachbarten Gelenke ruhiggestellt werden.
2. Eine achsengerechte Position ist anzustreben.
3. Offene Frakturen dürfen nicht reponiert werden.
4. Oberschenkelfrakturen können mit einer Luftkammerschiene ruhiggestellt werden.
5. Die Verwendung von Dreiecktüchern ist im Rettungsdienst nicht sinnvoll.

- ☐ A 1 + 2
- ☐ B 1 + 2 + 5
- ☐ C 2 + 4 + 5
- ☐ D 1+ 2 + 3 + 5
- ☐ E Alle Antworten sind richtig.

7.24 Warum ist eine schonende Ruhigstellung von Frakturen wichtig?

1. Vermeidung von zusätzlichen Schmerzen
2. Vermeidung einer Fettembolie
3. Vermeidung von schmerzhaften Gichtanfällen
4. Verbesserung der späteren Wund- und Frakturheilung
5. Vermeidung einer zusätzlichen Schädigung von Gefäßen, Nerven und Weichteilgewebe

- ☐ A 1 + 2 + 3
- ☐ B 1 + 2 + 5
- ☐ C 1 + 4 + 5
- ☐ D 1 + 2 + 4 + 5
- ☐ E Alle Antworten sind richtig.

7.25 Was versteht man unter einer Grünholzfraktur?

- ☐ A Eine typische Verletzung von Forstarbeitern
- ☐ B Eine besondere Frakturart im Kindesalter
- ☐ C Eine typische Handgelenksfraktur nach Sturz nach vorne
- ☐ D Eine Fraktur des Dens axis des zweiten Halswirbels
- ☐ E Keine der Antworten ist richtig.

7.26 Ergänzen Sie die folgende Übersicht zum möglichen Blutverlust infolge innerer Blutungen bei Frakturen:

Unterarm: ____________ ml

Oberarm: ____________ ml

Becken: ____________ ml

Oberschenkel: ____________ ml

Unterschenkel: ____________ ml

7.27 Welche Gradeinteilung hat eine offene Fraktur mit einer großen Hautwunde, jedoch ohne wesentliche Schädigung des Weichteilgewebes?

☐ A Offene Fraktur Grad I
☐ B Offene Fraktur Grad II
☐ C Offene Fraktur Grad III
☐ D Offene Fraktur Grad IV

7.28 Welche Aussagen zur Schenkelhalsfraktur sind zutreffend?

1. Sie betrifft zumeist ältere Patienten.
2. Typisch ist eine Beinlängenverkürzung.
3. Sie verursacht keinerlei Schmerzen.
4. Das Bein ist häufig nach außen rotiert.
5. Die Ruhigstellung erfolgt ausschließlich durch Anlage einer Luftkammerschiene.

☐ A 2 + 4
☐ B 1 + 2 + 4
☐ C 1 + 3 + 4
☐ D 1 + 3 + 4 + 5
☐ E Alle Antworten sind richtig.

7.29 Welche der genannten Bestandteile zählen zum Becken?

1. Schambein
2. Kreuzbein
3. Sitzbein
4. Scheitelbein
5. Kahnbein

- ☐ A 1 + 2 + 3
- ☐ B 1 + 2 + 5
- ☐ C 1 + 3 + 4 + 5
- ☐ D 1 + 2 + 3 + 5
- ☐ E Alle Antworten sind richtig.

7.30 Welche Aussagen zu Beckenverletzungen sind richtig?

1. Bei einer „Open-book-Fraktur“ kommt es zu einer Sprengung der Symphyse.
2. Bei Beckenringfrakturen kann eine zirkuläre Kompression von außen sinnvoll sein.
3. Bei Verletzungen im Becken kann es zu Blutverlusten nach innen von bis zu 5.000 ml kommen.
4. Beckenfrakturen weisen auf eine sehr starke Gewalteinwirkung hin.
5. Bei Beckenfrakturen sind die in Becken und Bauch liegenden Organe durch die festen Knochen gut geschützt und werden nur selten verletzt.

- ☐ A 1 + 2 + 4
- ☐ B 1 + 3 + 4
- ☐ C 1 + 3 + 4 + 5
- ☐ D 1 + 2 + 3 + 4
- ☐ E Alle Antworten sind richtig.

7.31 Welche Aussagen zur Wirbelsäule sind richtig?

1. Die Wirbelsäule besteht aus 33–34 Wirbelkörpern.
2. Zwischen allen Wirbelkörpern befinden sich Bandscheiben.
3. Die Wirbelsäule wird in fünf Abschnitte unterteilt.
4. Die Wirbelsäule ist Bestandteil des Rumpfes.

- ☐ A 1
- ☐ B 1 + 4
- ☐ C 1 + 2 + 4
- ☐ D 1 + 3 + 4
- ☐ E Alle Antworten sind richtig.

7.32 Welche Bestandteile zählen zum Wirbelknochen?

1. Dornfortsatz
2. Wirbelbogen
3. Wirbelloch
4. Längsfortsatz
5. Wirbelkörper

- ☐ A 1 + 5
- ☐ B 1 + 3 + 4
- ☐ C 1 + 2 + 4 + 5
- ☐ D 1 + 2 + 3 + 5
- ☐ E Alle Antworten sind richtig.

7.33 Welche der folgenden Hinweise passen zu der Diagnose eines spinalen Schocks?

1. Tachykardie
2. Kalte Haut
3. Sturz aus großer Höhe
4. Blutdruckabfall
5. Motorradunfall

- ☐ A 1 + 2 + 3
- ☐ B 3 + 4 + 5
- ☐ C 1 + 2 + 3 + 4
- ☐ D 1 + 3 + 4 + 5
- ☐ E Alle Antworten sind richtig.

7.34 Welche Maßnahmen sind bei Verdacht auf eine Wirbelverletzung richtig?

1. Ruhigstellung mit Schaufeltrage und Vakuummatratze.
2. Stabilisierung der Halswirbelsäule mittels Stützkragen.
3. Überstrecken des Halses zur Atemwegsicherung bei Bewusstlosigkeit.
4. Neutralposition der Halswirbelsäule unter kräftigem Zug bei der Abnahme von Motorradhelmen.

- ☐ A 1 + 2
- ☐ B 1 + 3
- ☐ C 1 + 4
- ☐ D 1 + 2 + 3
- ☐ E Alle Antworten sind richtig.

7.35 Ein Patient hat nach einem Badeunfall kein Gefühl mehr in den Händen und kann die Finger nicht bewegen. In welchem Rückenmarkssegment vermuten Sie die Verletzung?

- ☐ A C5
- ☐ B Th4
- ☐ C Th8
- ☐ D L1
- ☐ E Eine Eingrenzung ist präklinisch nicht möglich.

Schädel-Hirn-Trauma

7.36 Welche Aussagen zur Anatomie des Schädels und des Gehirns treffen zu?

1. Das Schläfenbein (Os temporale) gehört zum Gesichtsschädel.
2. Die Dächer der Augenhöhlen gehören zur Schädelbasis.
3. Die Hirnnerven verlassen den Hirnschädel durch das Hinterhauptsloch (Foramen magnum).
4. Der Liquor wird in den inneren Kammern des Gehirns (Ventrikel) gebildet.
5. Liquor ist normalerweise nur innerhalb des Hirnschädels zu finden.

- ☐ A 1 + 3
- ☐ B 2 + 4
- ☐ C 2 + 4 + 5
- ☐ D 2 + 3 + 4 + 5
- ☐ E Alle Antworten sind richtig.

7.37 Welche Aussagen zu Rückenmark und Gehirn treffen zu?

1. Die Hüllen des zentralen Nervensystems ziehen bis in den Wirbelkanal hinunter und umgeben das Rückenmark.
2. Die Blutversorgung des Gehirns erfolgt ausschließlich durch die beidseitige innere Halsschlagader (A. carotis interna) mit ihren Aufzweigungen.
3. Bei Unterbrechung der Blutversorgung durch die rechte Halsschlagader infolge einer Verletzung kommt es immer zu einem Hirninfarkt der rechten Hirnhälfte.
4. Die Blut-Hirn-Schranke ist zum Schutz des Gehirns nur für Sauerstoff und Kohlendioxid durchgängig.
5. Im Subarachnoidalraum befindet sich Liquor.

- ☐ A 1 + 2
- ☐ B 1 + 5
- ☐ C 1 + 2 + 4 + 5
- ☐ D 1 + 3 + 4 + 5
- ☐ E Alle Antworten sind richtig.

7.38 Typische Hinweise auf eine Commotio cerebri sind

1. Kopfschmerz/Schwindel
2. Übelkeit/Erbrechen
3. Retrograde Amnesie
4. Pupillendifferenz
5. Bewusstlosigkeit länger als 15 Minuten

☐ A 1 + 2
☐ B 4 + 5
☐ C 1 + 2 + 3
☐ D 3 + 4 + 5
☐ E Alle Antworten sind richtig.

7.39 Welche Aussagen zur Schädelbasisfraktur treffen zu?

1. Ein Glasgow-Koma-Scale-Wert von größer als 8 schließt eine Schädelbasisfraktur aus.
2. Diagnostisch wegweisend ist ein wässrig-blutiger Ausfluss aus Nase oder Ohr.
3. Diagnosesichernd für eine Schädelbasisfraktur ist das Eintreten eines so genannten „freien Intervalls".
4. Die harte Hirnhaut (Dura mater) kann verletzt sein.
5. Es besteht die Gefahr einer gefährlichen Infektion.

☐ A 1 + 2
☐ B 2 + 3 + 4
☐ C 2 + 4 + 5
☐ D 2 + 3 + 4 + 5
☐ E Alle Antworten sind richtig.

7.40 Welche Befunde sprechen bei einem Patienten mit Schädel-Hirn-Trauma für einen erhöhten intrakraniellen Druck?

1. Auftreten eines so genannten „freien Intervalls"
2. Einseitige Pupillenerweiterung
3. Biot-Atmung
4. Auffällige Bradykardie
5. Nackensteifigkeit

☐ A 1 + 2
☐ B 1 + 2 + 3
☐ C 1 + 2 + 3 + 4
☐ D 1 + 2 + 3 + 5
☐ E Alle Antworten sind richtig.

7.41 Eine epidurale Blutung

1. ist äußerlich an der Ausbildung eines Monokel- oder Brillenhämatoms zu erkennen.
2. entsteht durch Verletzung venöser Gefäße (Brückenvenen).
3. führt zu einem Hämatom zwischen Dura mater und der Hirngewebsoberfläche.
4. kann zu einer Pupillenerweiterung auf der betroffenen Seite führen.
5. kann durch die innere Blutung in die Schädelhöhle zu einem Volumenmangelschock führen.

☐ A 1
☐ B 4
☐ C 2 + 3
☐ D 3 + 4
☐ E 4 + 5

7.42 Sie werden zu einem älteren Patienten gerufen, der durch eine zunehmende Somnolenz und eine neu aufgetretene Halbseitensymptomatik auffällig geworden ist. Fremdanamnestisch können Sie eine Dauermedikation mit Marcumar® und ein Sturzereignis vor drei Tagen in Erfahrung bringen. Welches der folgenden Krankheitsbilder kommt typischerweise in Betracht?

☐ A Epilepsie
☐ B Epidurales Hämatom
☐ C Subdurales Hämatom
☐ D Commotio cerebri
☐ E Contusio cerebri

7.43 Welche Aussagen zur Glasgow-Coma-Scale treffen zu?

1. Zu den Bewertungskategorien gehört das Auftreten einer Pupillenerweiterung.
2. Zu den Bewertungskategorien gehört die beste motorische Reaktion auf Reize.
3. Zu den Bewertungskategorien gehört die beste verbale Antwort.
4. Die maximal erreichbare Punktzahl beträgt 15 Punkte.
5. Die minimal erreichbare Punktzahl beträgt 1 Punkt.

☐ A 1 + 2 + 3
☐ B 2 + 3 + 4
☐ C 1 + 2 + 4 + 5
☐ D 2 + 3 + 4 + 5
☐ E Alle Antworten sind richtig.

7.44 Welche Folge hat eine starke Hyperventilation bei einem beatmeten Patienten mit schwerem Schädel-Hirn-Trauma?

1. Die Hirndurchblutung wird gesteigert.
2. Die Hirndurchblutung nimmt ab.
3. Der Hirndruck steigt.
4. Der Hirndruck sinkt.
5. Die ausreichende Sauerstoffversorgung des Gehirns kann gefährdet werden.

☐ A 1 + 3
☐ B 2 + 3
☐ C 1 + 4
☐ D 2 + 4
☐ E 2 + 4 + 5

7.45 Welche Therapieprinzipien sind bei der Versorgung eines schweren Schädel-Hirn-Traumas richtig?

1. Medikamentöse Senkung eines hohen Blutdrucks.
2. Bei stabilen Kreislaufverhältnissen Oberkörperhochlagerung.
3. Verzicht auf die Anwendung einer HWS-Stützmanschette.
4. Intubation und kontrollierte Beatmung unter ausreichend tiefer Narkose bzw. Sedierung.
5. Hyperventilation anstreben.

☐ A 2
☐ B 2 + 4
☐ C 1 + 2 + 4
☐ D 1 + 2 + 4 + 5
☐ E Alle Antworten sind richtig.

Thoraxtrauma

7.46 Welche Organe können bei einer Stichverletzung im 4. ICR links verletzt sein?

1. Leber
2. Milz
3. Perikard
4. Herzkammer
5. Aorta

☐ A 1 + 2
☐ B 3 + 4
☐ C 1 + 2 + 3
☐ D 2 + 3 + 4 + 5
☐ E Alle Antworten sind richtig.

7.47 Welche Aussagen zum Begriff „paradoxe Atmung" sind richtig?

1. Die „paradoxe Atmung" bezeichnet die charakteristischen Atembewegungen bei einer Verlegung der oberen Atemwege.
2. Die „paradoxe Atmung" bezeichnet die charakteristischen Atembewegungen bei einer Rippenserienfraktur.
3. Bei der paradoxen Atmung ist eine Einziehung des betroffenen Thoraxbereichs bei der Einatmung zu beobachten.
4. Bei der paradoxen Atmung ist eine Einziehung des betroffenen Thoraxbereichs bei der Ausatmung zu beobachten.
5. Die paradoxe Atmung ist ein sicherer diagnostischer Hinweis auf einen Pneumothorax.

- ☐ A 1 + 2
- ☐ B 2 + 3
- ☐ C 2 + 4
- ☐ D 3 + 5
- ☐ E 2 + 4 + 5

7.48 Welche Aussagen zum Pleuraspalt sind richtig?

1. In Atemruhelage herrscht im Pleuraspalt ein Unterdruck.
2. Während eines Hustenstoßes wird der Druck im Pleuraspalt kurzzeitig positiv.
3. Wird der Unterdruck im Pleuraspalt dauerhaft aufgehoben, kollabiert die Lunge.
4. Die seröse Flüssigkeit im Pleuraspalt hat die Aufgabe, die Reibung zwischen den beiden Pleurablättern (Pleura visceralis und Pleura parietalis) zu vermindern.
5. Die seröse Flüssigkeit im Pleuraspalt versorgt die Pleura mit Nährstoffen (nutritive Funktion).

- ☐ A 1 + 2
- ☐ B 1 + 4
- ☐ C 2 + 4
- ☐ D 1 + 2 + 3 + 4
- ☐ E 1 + 2 + 3 + 5

7.49 Welche Aussage zum Pneumothorax ist richtig?

- ☐ A Ein Pneumothorax ist für den betroffenen Patienten akut lebensbedrohlich.
- ☐ B Bei einem Pneumothorax ist eine sofortige Entlastungspunktion erforderlich.
- ☐ C Bei einem Pneumothorax sind die Halsvenen des Patienten gestaut.
- ☐ D Bei einem Pneumothorax ist die Adhäsion im Pleuraspalt aufgehoben.
- ☐ E Ursache für einen Pneumothorax ist immer ein Trauma.

7.50 Welche Aussagen zum Hämatothorax sind richtig?

1. Ein Hämatothorax bezeichnet einen offenen Pneumothorax, der nach außen blutet.
2. Ein Hämatothorax bezeichnet eine Blutansammlung in der Thoraxhöhle.
3. Es gilt Transportpriorität, da die Blutung präklinisch nicht zu beherrschen ist.
4. Der Klopfschall der betroffenen Seite ist ungedämpft und laut (hypersonorer Klopfschall).
5. Der Klopfschall der betroffenen Seite ist gedämpft und leise.

☐ A 1 + 2
☐ B 1 + 2 + 3
☐ C 1 + 2 + 5
☐ D 2 + 3 + 5
☐ E Alle Antworten sind richtig.

7.51 Typische Zeichen eines Spannungspneumothorax sind:

1. Fehlendes oder abgeschwächtes Atemgeräusch auf der betroffenen Seite
2. Paradoxe Atmung auf der betroffenen Seite
3. Gestaute Halsvenen
4. Eine offene Brustkorbverletzung, aus der Blut mit Luftbläschen sickert
5. Ausbildung eines Hautemphysems

☐ A 1 + 5
☐ B 1 +3 + 5
☐ C 1 + 2 + 3 + 5
☐ D 1 + 3 + 4 + 5
☐ E Alle Antworten sind richtig.

7.52 Welche Maßnahmen müssen bei einem Patienten mit einem Spannungspneumothorax und Schocksituation sofort durchgeführt werden?

1. Sauerstoffgabe
2. Schocklage
3. Volumengabe
4. Thoraxdrainage oder Entlastungspunktion
5. Sofortige Intubation und Beatmung

☐ A 1 + 4
☐ B 1 + 2 + 4
☐ C 1 + 4 + 5
☐ D 1 + 2 + 3 + 4
☐ E Alle Antworten sind richtig.

7.53 Welche Aussagen zur Entlastung eines Spannungspneumothorax sind richtig?

1. Die Entlastungspunktion nach Bülau wird im 2. Interkostalraum (ICR) in der Medioklavikularlinie durchgeführt.
2. Die Entlastungspunktion nach Monaldi wird im 2. ICR in der Medioklavikularlinie durchgeführt.
3. Die Entlastungspunktion wird am oberen Rippenrand durchgeführt.
4. Die Entlastungspunktion wird am unteren Rippenrand durchgeführt.

☐ A 1 + 2
☐ B 1 + 3
☐ C 2 + 3
☐ D 2 + 4
☐ E Alle Antworten sind richtig.

Verletzungen und Erkrankungen des Abdomens

7.54 Nennen Sie bitte die in der Zeichnung dargestellten Organe:

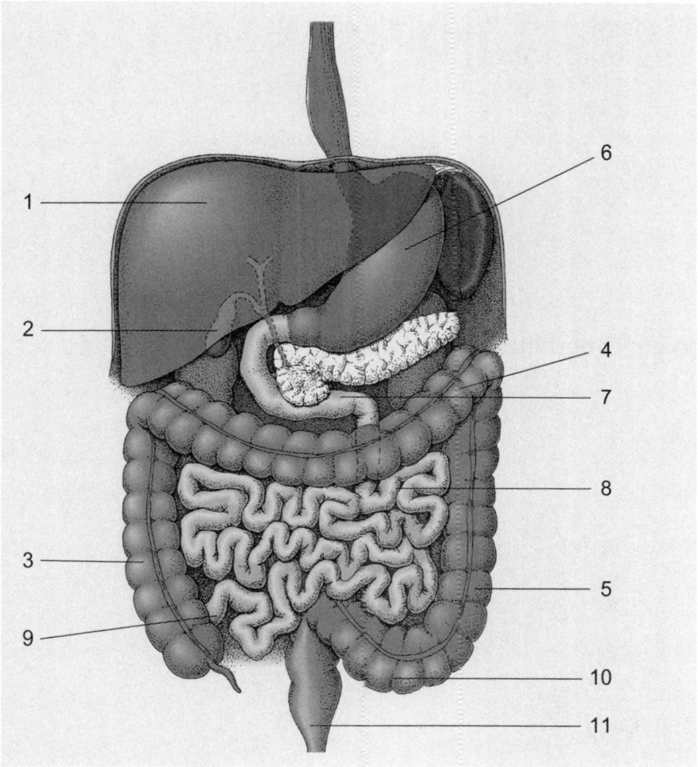

Abb. 7.1 Anatomie des Abdomens [L190]

1. ______________________
2. ______________________
3. ______________________
4. ______________________
5. ______________________
6. ______________________
7. ______________________
8. ______________________
9. ______________________
10. ______________________
11. ______________________

7.55 Welche Aussagen zur Anatomie der Abdominalorgane sind richtig?

1. Alle Organe im Abdomen werden vom Peritoneum eingehüllt.
2. Die Nieren liegen hinter dem Peritoneum.
3. Die Milz ist eine exokrine Drüse, die an der Verdauung beteiligt ist.
4. Der Magen besteht aus quergestreifter Muskulatur.

☐ A 1
☐ B 2
☐ C 1 + 4
☐ D 1 + 3 + 4
☐ E 2 + 3 + 4

7.56 Welche Strukturen treten am Leberhilus ein und aus?

1. Pfortader
2. Nerven
3. A. renalis
4. A. hepatica
5. Aorta

☐ A 1 + 2
☐ B 3 + 4 + 5
☐ C 1 + 2 + 4
☐ D 2 + 3 + 4
☐ E Alle Antworten sind richtig.

7.57 Welche Aussagen zur Bauchspeicheldrüse sind richtig?

1. Die Bauchspeicheldrüse ist ein rein endokrines Organ.
2. In der Bauchspeicheldrüse wird die Gallenflüssigkeit gebildet.
3. In den A-Zellen der Bauchspeicheldrüse wird das Insulin gebildet.
4. In den A-Zellen der Bauchspeicheldrüse wird das Glukagon gebildet.
5. In der Bauchspeicheldrüse wird Bikarbonat produziert und in den Zwölffingerdarm abgegeben.

☐ A 1 + 4
☐ B 2 + 3
☐ C 2 + 4
☐ D 4 + 5
☐ E 2 + 3 + 5

7.58 Welche Aussagen zur Anatomie und Physiologie des Verdauungstrakts sind richtig?

1. Der Zwölffingerdarm (Duodenum) wird vom übrigen Dünndarm durch die Ileozäkalklappe getrennt.
2. Der Magenpförtner liegt zwischen Ösophagus und Mageneingang.
3. Der Magenpförtner liegt zwischen Magen und Duodenum.
4. Im Dickdarm wird der Nahrung der größte Teil der Flüssigkeit entzogen.

☐ A 1
☐ B 2
☐ C 3
☐ D 4
☐ E 3 + 4

7.59 Welche Aussagen zur Physiologie der Verdauung sind richtig?

1. Die Verdauung beginnt bereits im Mund mit der Spaltung von Stärke.
2. Im Magen werden Fette gespalten.
3. Der Ösophagus besteht sowohl aus quergestreifter als auch aus glatter Muskulatur.
4. Die Salzsäure im Magen aktiviert Pepsinogen zu Pepsin.
5. Der Gallensaft bewirkt eine Emulgierung der Fette.

☐ A 2 + 3
☐ B 4 + 5
☐ C 1 + 2 + 4
☐ D 1 + 3 + 4 + 5
☐ E 1 + 2 + 3 + 4

7.60 Welche Aussagen zum Abdominaltrauma sind richtig?

1. Ein spitzes Bauchtrauma bedeutet immer eine Eröffnung des Peritoneums.
2. Prellmarken sind ein Hinweis auf ein stumpfes Bauchtrauma.
3. Ein stumpfes Bauchtrauma kann nach zeitlicher Verzögerung zu einer ausgeprägten Symptomatik führen (zweizeitige Ruptur).
4. Bei einer nicht beherrschbaren Blutung in das Abdomen sollte das Konzept der permissiven Hypotension beachtet werden.
5. Ein Abdominaltrauma tritt immer als Polytrauma auf.

☐ A 1 + 3
☐ B 2 + 3
☐ C 2 + 3 + 5
☐ D 1 + 2 + 3 + 4
☐ E 2 + 3 + 4 + 5

7.61 Unter dem Begriff „zweizeitige Ruptur" ist zu verstehen:

☐ A Eine Eröffnung des Abdominalraums und des Thorax.
☐ B Eine Ruptur des Peritoneums an zwei verschiedenen Stellen.
☐ C Ein stumpfes Bauchtrauma auf beiden Seiten des Abdomens.
☐ D Eine Ruptur eines Kapselorgans (z. B. Leber oder Milz), bei der es zunächst in die Kapsel einblutet und anschließend die Kapsel selbst rupturiert.
☐ E Die zweizeitige Gewalteinwirkung auf ein Organ, wobei das schon vorgeschädigte Organ im Rahmen des Unfallmechanismus z. B. durch einen weiteren Stoß noch ein zweites Mal traumatisiert wird.

7.62 Welche Aussagen zur Volumentherapie bei einer abdominalen Blutung sind richtig?

1. Der Blutdruck muss auf Normalwerte angehoben werden.
2. Der Blutdruck kann niedrig gehalten werden, systolische Werte von ca. 70–100 mmHg sind tolerabel (permissive Hypotension).
3. Bei einer abdominalen Blutung sollte grundsätzliche eine Volumentherapie mit hyperosmolaren Volumenersatzmitteln (z. B. Hyperhaes®) durchgeführt werden.
4. Kristalloide Lösungen dürfen nur in Kombination mit kolloidalen Lösungen eingesetzt werden.

☐ A 1
☐ B 2
☐ C 2 + 3
☐ D 2 + 3 + 4
☐ E 1 + 3 + 4

7.63 Eine Magenperforation

1. ist häufig durch ein Magengeschwür verursacht.
2. führt immer zu starken Blutverlusten.
3. ist die häufigste innere Verletzung bei einem stumpfen Abdominaltrauma.
4. ist eine mögliche Komplikation beim Absaugen des Magens.
5. führt durch den Ausfluss von Magensekret in den Bauchraum zu einer schwerwiegenden Erkrankung.

☐ A 2 + 3
☐ B 1 + 5
☐ C 1 + 2 + 4
☐ D 1 + 4 + 5
☐ E 1 + 2 + 3 + 4

7.64 Welche Aussagen zur Ösophagusvarizenblutung sind richtig?

1. Eine Ösophagusvarizenblutung ist immer durch einen Alkoholabusus verursacht.
2. Eine Ösophagusvarizenblutung ist verursacht durch einen Bluthochdruck im Pfortaderkreislauf.
3. Bei einer Ösophagusvarizenblutung erbricht der Patient möglicherweise große Mengen Blut, es kann zum Volumenmangelschock kommen.
4. Bei einer Ösophagusvarizenblutung kann der Patient kaffeesatzartiges Sekret erbrechen.
5. Kaffeesatzartiges Erbrechen kann bei einer Ösophagusvarizenblutung nicht auftreten.

☐ A 1 + 2 + 4
☐ B 1 + 2 + 3
☐ C 2 + 3 + 5
☐ D 2 + 3 + 4
☐ E 1 + 2 + 3 + 5

7.65 Welche Aussagen zum Ileus sind richtig?

1. Ein Ileus ist eine Entzündung des Dünndarms.
2. Ursache für einen Ileus kann ein Mesenterialinfarkt sein.
3. Bei einem paralytischen Ileus ist der Weitertransport des Darminhaltes durch eine mangelnde Darmperistaltik gestört.
4. Bei einem paralytischen Ileus ist die Darmperistaltik vorhanden, aber der Weitertransport des Darminhaltes durch ein Passagehindernis des Darmlumens gestört.
5. Ein Ileus kann zu einem Volumenmangelzustand führen.

☐ A 2 + 3
☐ B 4 + 5
☐ C 1 + 2 + 4
☐ D 2 + 3 + 5
☐ E 1 + 2 + 3 + 4

Verbrennungstrauma

7.66 Zwischen welchen Hautschichten bilden sich bei einer Verbrennung die Brandblasen?

☐ A Zwischen Epidermis (Oberhaut) und Corium (Lederhaut)
☐ B Zwischen Epidermis (Oberhaut) und Subkutis (Unterhaut)
☐ C Zwischen Corium (Lederhaut) und Subkutis (Unterhaut)
☐ D Zwischen Subkutis (Unterhaut) und dem Fettgewebe
☐ E Bei leichten Verbrennungen zwischen Epidermis (Oberhaut) und Corium (Lederhaut), bei schweren Verbrennungen zwischen Corium (Lederhaut) und Subkutis (Unterhaut).

7.67 Durch welche klinischen Zeichen ist eine Verbrennung 2. Grades erkennbar?

1. Hautrötung
2. Blasenbildung mit gerötetem Wundgrund
3. Blasenbildung mit weißlichem Wundgrund
4. Lederartige, schmerzlose Brandwunde
5. Verkohlung

☐ A 1
☐ B 4
☐ C 1 + 2
☐ D 2 + 3
☐ E 4 + 5

7.68 Wie viel Prozent der Körperoberfläche eines Erwachsenen sind nach der Neuner-Regel n. Wallace betroffen, wenn eine Verbrennung auf das Gesicht und beide Arme bis zu den Schultern ausgedehnt ist?

☐ A ca. 12 %
☐ B ca. 18 %
☐ C ca. 22 %
☐ D ca. 27 %
☐ E ca. 36 %

7.69 Welche Aussagen zur Pathophysiologie der Verbrennung sind richtig?

1. Auch nach Ende der äußeren Hitzeeinwirkung auf die Haut werden noch Zellen durch die aufgenommene thermische Energie geschädigt.
2. Es entstehen toxische Eiweißzerfallsprodukte.
3. Durch die Schädigung der Kapillaren gelangen große Mengen von Flüssigkeit in das Gewebe.
4. Durch die Eiweißdenaturierung werden die Fließeigenschaften des Blutes verbessert.
5. Der so genannte Verbrennungsschock entsteht durch eine Fehlregulierung der Gefäßweite infolge der Nervenschädigung durch die Hitzeeinwirkung.

☐ A 1 + 2 + 3
☐ B 1 + 2 + 4
☐ C 1 + 2 + 5
☐ D 1 + 2 + 3 + 5
☐ E Alle Antworten sind richtig.

7.70 Welche Aussagen zur Therapie einer Verbrennung sind richtig?

1. Eine Verbrennung sollte mindestens 30 Min. mit möglichst kaltem Wasser großflächig gekühlt werden.
2. Bei einem Verbrennungsschock sollten großzügig Plasmaexpander (z. B. Hydroxyäthylstärkelösungen – HAES) und Katecholamine (z. B. Dopamin) gegeben werden.
3. Ein keimfreier Verband der Wundfläche ist wichtig.
4. Bei Verbrennungen im Gesichtsbereich und bei Inhalationstraumen sollte präklinisch auf eine Intubation verzichtet werden, um die betroffenen Schleimhäute nicht noch mehr zu schädigen.
5. Auch Patienten mit schweren Verbrennungen sind häufig zunächst kreislaufstabil und klagen nicht über starke Schmerzen.

☐ A 1
☐ B 3 + 5
☐ C 1 + 3 + 5
☐ D 1 + 3 + 4 + 5
☐ E Alle Antworten sind richtig.

Polytrauma

7.71 Bei polytraumatisierten Patienten

1. sollte präklinisch eine detaillierte Diagnostik und Versorgung der Verletzungen erfolgen.
2. sollte ein sofortiger Abtransport in das nächstgelegene Krankenhaus erfolgen.
3. ist der Unfallmechanismus zweitrangig.
4. steht die Sicherung und Aufrechterhaltung der Vitalfunktionen im Vordergrund.
5. ist ein Transporttrauma zugunsten eines noch schnelleren Transportes in Kauf zu nehmen.

☐ A 1
☐ B 2
☐ C 4
☐ D 2 + 5
☐ E 2 + 3 + 5

7.72 Wie ist der Begriff „Polytrauma" definiert?

☐ A Mehrere gleichzeitig vorliegende Verletzungen verschiedener Körperregionen.
☐ B Kombination einer schweren Verletzung des Rumpfes mit einer schweren Verletzung einer Extremität.
☐ C Lebensbedrohliche Verletzung eines Organsystems oder schwere Verletzung von mindestens zwei Organsystemen ohne Beteiligung des Schädels.
☐ D Verletzung mehrerer Körperregionen oder Organsysteme, wobei eine oder die Kombination mehrerer Verletzungen lebensbedrohlich ist.
☐ E Kombination von lebensgefährlichen Verletzungen, die durch ein Dezelerationstrauma (z. B. Verkehrsunfall oder Sturz aus großer Höhe) entstanden sind.

7.73 Sie werden zu einem Patienten gerufen, der als Fußgänger beim Überqueren der Straße von einem von links kommenden PKW erfasst und dabei über das Auto geschleudert worden ist. Der Patient ist nicht ansprechbar, der systolische Blutdruck 100 mmHg bei einem Puls von 110/min. Womit müssen Sie rechnen?

1. Instabile Wirbelsäulenfraktur
2. Epidurales Hämatom mit Hirndruck
3. Beidseitige Rippenserienfraktur
4. Leberruptur
5. Beidseitige Beckenringfraktur

☐ A 1 + 2
☐ B 1 + 2 + 3 + 5
☐ C 1 + 3 + 4 + 5
☐ D 2 + 3 + 4 + 5
☐ E Alle Antworten sind richtig.

KAPITEL

8

Stefan Thate

Sonstige Notfälle

8.1 Welche Aussagen zur Vergiftung mit Opiaten sind zutreffend?

1. Als Antidot kommt Naloxon in Betracht.
2. Heroin wirkt atemdepressiv.
3. Die Pupillen sind geweitet.
4. Nach Antidotgabe kann der Patient gefahrlos in seiner Umgebung belassen werden.
5. Ein Atemgeruch nach Bittermandel ist typisch.

☐ A 1 + 2
☐ B 2 + 3 + 4
☐ C 2 + 4 + 5
☐ D 1 + 2 + 3 + 5
☐ E Alle Aussagen sind richtig.

8.2 Welche Aussage gilt generell bei Vergiftungen?

☐ A Das Auslösen von Erbrechen hat zu unterbleiben.
☐ B Magenspülung vor Ort ist gänzlich abgeschafft.
☐ C Eine Giftasservierung ist unnötig, da eine Blutanalyse im Krankenhaus möglich ist.
☐ D Vergiftungszentralen beraten nur Laien.
☐ E Eigensicherung spielt nur eine untergeordnete Rolle.

8.3 Mit welchen Komplikationen müssen Sie bei einem Patienten mit Rauchgasinhalation nach Wohnungsbrand rechnen?

1. Intoxikation mit Kohlenmonoxid
2. Intoxikation mit Zyanid (HCN, Blausäure)
3. Intoxikation mit Alkylphosphaten
4. Intoxikation mit Stickoxiden (Nitrose Gase, NO_x)
5. Atemwegsverätzung durch Salzsäure (HCL)

☐ A 1
☐ B 1 + 2 + 4
☐ C 1 + 2 + 3 + 4
☐ D 1 + 2 + 4 + 5
☐ E Alle Aussagen sind richtig.

8.4 Eine hohe Zahl von Einsätzen hat direkt oder indirekt mit dem Missbrauch von Alkohol zu tun. Welche Aussagen zu einer Alkoholvergiftung sind richtig?

1. Im ersten Stadium fallen Unruhe, verwaschene Sprache und Enthemmung auf.
2. Blutalkoholkonzentrationen von mehr als 4 Promille sind generell tödlich.
3. Bei einem Promillewert von 3,0 ist mit dem Stadium der Narkose zu rechnen.
4. Das Exzitationsstadium bezeichnet das letzte Stadium und kann im Tod enden.
5. Zum Stadium der Narkose zählen aggressive Verstimmung und Hypothermie.

☐ A 1 + 3
☐ B 1 + 2 + 4
☐ C 1 + 2 + 3 + 4
☐ D 1 + 2 + 3 + 5
☐ E Alle Aussagen sind richtig.

8.5 Ein besonderes Notfallbild stellt die Vergiftung mit Methanol dar. Bitte überprüfen Sie die folgenden Aussagen auf ihre Richtigkeit.

1. Einem bewusstseinsklaren Patienten mit Methanolintoxikation sollte schnellstmöglich hochprozentiger Alkohol verabreicht werden.
2. Eine irreparable Schädigung des Sehnervs kann Folge der Methanolvergiftung sein.
3. Ethanol darf nicht intravenös appliziert werden.
4. Methanol kommt im Haushalt als Lösungsmittel oder Frostschutzmittel vor.
5. Die Verstoffwechslung von Methanol zu Ameisensäure führt zur metabolischen Alkalose.

☐ A 1 + 2 + 4
☐ B 1 + 3 + 4
☐ C 1 + 2 + 4 + 5
☐ D 1 + 3 + 4 + 5
☐ E Alle Aussagen sind richtig.

8.6 Vergiftungen durch Tabletten als Einsatzmeldung sind im Rettungsdienst keine Seltenheit. Welche der folgenden Aussagen sind zutreffend?

1. Bei Intoxikationen mit trizyklischen Antidepressiva ist Wärmezufuhr die wichtigste Maßnahme.
2. Anexate® (Flumazenil) ist Antidot der Wahl bei Vergiftungen mit Benzodiazepinen.
3. Die Einnahme von 20 Tabletten (je 500 mg) Paracetamol ist noch nicht als bedrohlich einzustufen und ein beschwerdefreier Patient kann in der Wohnung verbleiben.
4. Die Verabreichung von Kohlepulver (z. B. Ultracarbon®) an der Einsatzstelle ist nicht mehr zeitgemäß.
5. Bei Vergiftungen mit Barbituraten kann eine Magenspülung noch am Einsatzort angebracht sein.

☐ A 2 + 5
☐ B 2 + 3 + 5
☐ C 1 + 2 + 3
☐ D 1 + 4 + 5
☐ E Alle Aussagen sind richtig.

8.7 Welche Aussage zum akuten Abdomen trifft zu?

1. Ein über einen längeren Zeitraum zunehmender Schmerz kann für eine Entzündung sprechen.
2. Ein Darmverschluss kann lebensbedrohlich sein.
3. Koliken werden von an- und abschwellenden Schmerzen begleitet.
4. Die Ursache eines akuten Abdomens ist präklinisch nicht eindeutig einzugrenzen.
5. Um die Symptomatik nicht zu verschleiern, wird auf Analgetika generell verzichtet.

☐ A 1 + 5
☐ B 1 + 3 + 5
☐ C 1 + 2 + 3 + 4
☐ D 1 + 2 + 4 + 5
☐ E Alle Aussagen sind richtig.

8.8 Welche Maßnahmen kommen bei einem anaphylaktischen Schock in Betracht?

1. Sauerstoffgabe
2. Schocklage
3. Intravenöse Volumengabe
4. Notarztruf
5. Gabe von Adrenalin, nötigenfalls durch RA

☐ A 1 + 2
☐ B 1 + 3 + 4
☐ C 1 + 3 + 5
☐ D 1 + 2 + 4 + 5
☐ E Alle Aussagen sind richtig.

8.9 Welche Symptome deuten auf eine Hypoglykämie?

1. Heißhunger
2. Trockene Haut
3. Starkes Schwitzen
4. Nervosität, Wesensveränderung
5. Bewusstseinsstörungen

☐ A 1 + 5
☐ B 1 + 2 + 3
☐ C 1 + 2 + 4
☐ D 1 + 3 + 4 + 5
☐ E Alle Aussagen sind richtig.

8.10 Welche Aussagen zum Diabetischen Koma sind richtig?

1. Ein diabetisches Koma ist bei Blutzuckerwerten unter 50 mg/dl zu erwarten.
2. Ein diabetisches Koma ist bei Blutzuckerwerten über 300 mg/dl zu erwarten.
3. Der Patient ist durch eine Dehydratation und Elektrolytverschiebung gefährdet.
4. Die Gefährdung des Patienten liegt in einem Glukosemangel.
5. Die Ausatemluft des Patienten kann nach Azeton riechen.

☐ A 1 + 3
☐ B 2 + 3
☐ C 3 + 5
☐ D 2 + 3 + 5
☐ E 1 + 4 + 5

8.11 Welche Aussagen zum Diabetischen Koma sind richtig?

1. Eine Ketoazidose tritt typischerweise beim Diabetes Typ I auf.
2. Eine Ketoazidose tritt typischerweise beim Diabetes Typ II auf.
3. Beim diabetischen Koma werden erhebliche Mengen Flüssigkeit ausgeschieden, die zu einer Exsikkose und in der Folge zu Bewusstseinsstörungen führen.
4. Eine präklinische Insulingabe zur Blutzuckersenkung ist sinnvoll.
5. Beim diabetischen Koma kommt es zu einer geringeren Harnausscheidung.

☐ A 1 + 3
☐ B 2 + 3
☐ C 3 + 5
☐ D 2 + 3 + 5
☐ E 1 + 3 + 4

8.12 Was zählt zu den lebensrettenden Sofortmaßnahmen?

1. Stillung arterieller Blutungen
2. Sicherung der Atemwege
3. Ruhigstellung von Frakturen
4. Schmerzbekämpfung
5. Kardiopulmonale Reanimation

- ☐ A 1 + 4
- ☐ B 1 + 2 + 3
- ☐ C 1 + 2 + 5
- ☐ D 1 + 2 + 3 + 5
- ☐ E Alle Aussagen sind richtig.

8.13 Was versteht man unter dem Begriff Priapismus?

- ☐ A Ein häufiges Wasserlassen
- ☐ B Das erstmalige Auftreten eines Krampfanfalles
- ☐ C Eine schmerzhafte Dauererektion von mehr als 2 Stunden
- ☐ D Das Einreißen des Vorhautbändchens
- ☐ E Eine Dauererektion von mehr als 24 Stunden

8.14 Welche Aussagen zur Hodentorsion sind richtig?

1. Die Hodentorsion soll innerhalb von 4–6 Stunden behoben werden.
2. Die Diagnosesicherung erfolgt in der Klinik.
3. Es handelt sich um eine Drehung von Hoden und Samenstrang.
4. Symptome sind akute starke Schmerzen und Hodenrötung.
5. Die Hodentorsion tritt häufig bei Kleinkindern und in der Pubertät auf.

- ☐ A 2 + 3
- ☐ B 1 + 2 + 3
- ☐ C 2 + 3 + 5
- ☐ D 1 + 2 + 3 + 5
- ☐ E Alle Aussagen sind richtig.

8.15 Stromunfälle sind seltene, aber anspruchsvolle Einsätze für das Rettungsteam. Welche der folgenden Aussagen sind zutreffend?

1. Man unterscheidet zwischen Niederspannung und Starkstrom.
2. Der Körperwiderstand eines Menschen wird mit ca. 1.000 Ohm berechnet.
3. Bei Elektrounfällen ist das Berühren des Patienten vor Abschalten des Stroms lebensgefährlich.
4. In Oberleitungen auf Bahnanlagen liegt Hochspannung von ca. 15.000 Volt vor.
5. Nach Blitzunfällen geht vom Patienten keine direkte Gefahr für das Rettungsteam aus.

☐ A 1 + 2 + 3
☐ B 1 + 2 + 3 + 4
☐ C 1 + 3 + 4 + 5
☐ D 2 + 3 + 4 + 5
☐ E Alle Aussagen sind richtig.

8.16 Die Auswirkungen von elektrischem Strom auf den menschlichen Körper hat verschiedene Auswirkungen. Welche der folgenden Aussagen sind richtig?

1. Je länger die Wirkdauer des elektrischen Stroms, desto höher die Wahrscheinlichkeit für Herzrhythmusstörungen.
2. Bänderrisse und Muskelverletzungen sind typische Begleitverletzungen eines Stromunfalls.
3. Das sterile Abdecken vorhandener Strommarken hat vorrangig zu erfolgen.
4. Ein EKG-Monitoring ist nur bei Unfällen in Hochspannungsbereichen Pflicht.
5. Neben den sichtbaren äußeren Verletzungen können auch innere Organe in Mitleidenschaft gezogen worden sein.

☐ A 1 + 2 + 5
☐ B 2 + 3 + 4
☐ C 1 + 2 + 3 + 4
☐ D 2 + 3 + 4 + 5
☐ E Alle Aussagen sind richtig.

8.17 Welche der folgenden Aussagen zu Tauchunfällen ist richtig?

1. Ein Barotrauma entsteht erst bei Tauchtiefen von mehr als 20 m.
2. Bei der Caissonkrankheit kommt es zu einem Lungenriss durch Druckdifferenzen.
3. Die so genannten „Taucherflöhe" sind typisch für ein Barotrauma.
4. Durch Druckdifferenzen kann es zu Verletzungen des Mittelohrs kommen.
5. Intubation und PEEP-Beatmung zählen zu den erweiterten Maßnahmen zur Behandlung der Dekompressionskrankheit.

☐ A 1 + 3
☐ B 3 + 4
☐ C 4 + 5
☐ D 1 + 2 + 3 + 5
☐ E Alle Aussagen sind richtig.

8.18 Unter Ertrinken versteht man einen Erstickungstod durch Untertauchen in einer Flüssigkeit. Bitte definieren Sie die folgenden Begriffe.

Beinaheertrinken

____

____

Trockenes Ertrinken

____

____

Nasses Ertrinken

____

____

Primäres Ertrinken

____

____

Sekundäres Ertrinken

____

____

8.19 Welche Aussagen zur Hypothermie sind richtig?

1. Bewusstlosigkeit tritt bei einer Körperkerntemperatur unter 30 °C auf.
2. Neurologische Störungen treten bereits bei 33 °C auf.
3. Das Stadium 1 ist gekennzeichnet durch Muskelzittern.
4. Bei einer Körperkerntemperatur unter 30 °C erlöschen die Reflexe.
5. Muskelzittern erhöht den Sauerstoffbedarf.

- ☐ A 1 + 2
- ☐ B 1 + 2 + 3
- ☐ C 2 + 3 + 4 + 5
- ☐ D 1 + 2 + 4 + 5
- ☐ E Alle Aussagen sind richtig.

8.20 Welche aufgeführten Anhaltspunkte gelten als sichere Todeszeichen?

1. Wachsweiße Haut
2. Leichenstarre
3. Körperkerntemperatur unter 31 °C
4. Leichenflecken
5. Fäulnis

- ☐ A 1 + 2 + 3
- ☐ B 1 + 2 + 4
- ☐ C 2 + 3 + 5
- ☐ D 2 + 4 + 5
- ☐ E Alle Aussagen sind richtig.

KAPITEL

9 Notfallmedizinische Arbeitstechniken

Stefan Thate

9.1 Eine Sauerstoffflasche hat ein Fassungsvermögen von 11 Litern. Das Manometer zeigt einen Restdruck von 120 bar an. Wie viel Liter befinden sich noch in der Flasche?

☐ A 120 Liter
☐ B 12.000 Liter
☐ C 1.320 Liter
☐ D 1.100 Liter
☐ E 13,2 Liter

9.2 Welche grundsätzlichen Regeln gelten bei der elektrischen Defibrillation?

1. Gesamte Kontaktfläche der Paddles mit Gel benetzen.
2. Ein Paddle parasternal rechts, das andere im Bereich der Herzspitze (Apex) positionieren.
3. Paddles kräftig aufdrücken.
4. Energiewahl bei monophasischen Geräten unterscheidet sich nicht von Geräten mit biphasischem Impuls.
5. Alle Beteiligten sind unmittelbar vor jeder Schockabgabe zu warnen.

☐ A 1 + 5
☐ B 2 + 3
☐ C 1 + 3 + 4
☐ D 1 + 2 + 3 + 5
☐ E Alle Aussagen sind richtig.

9.3 Zur Immobilisation und Rettung von Patienten kann das Rettungskorsett (Kendrick-Extrication-Device®) eingesetzt werden. Welche der folgenden Aussagen sind richtig?

1. Eine Reihenfolge beim Schließen der Gurte ist unerheblich.
2. Der obere Brustgurt bleibt zunächst locker und wird erst unmittelbar vor dem Umlagern zugezogen.
3. Ein Einsatz zur Schachtrettung ist nicht zulässig.
4. Die Hüftgurte sind im Regelfall zu kreuzen.
5. Die Verwendung einer Halskrause ist zwingend erforderlich.

☐ A 1 + 3
☐ B 2 + 5
☐ C 2 + 4 + 5
☐ D 1 + 2 + 3 + 5
☐ E Alle Aussagen sind richtig.

9.4 Welche Aussage zur Blutdruckmessung ist richtig?

☐ A Die palpatorische Messung ist im Rettungsdienst immer ausreichend.
☐ B Es wird erst einmal bis 180 mmHg aufgepumpt. Wenn man dann noch ein Strömungsgeräusch hört, wird weitergepumpt.
☐ C Der Blutdruck ist an beiden Armen stets gleich.
☐ D Die Höhe der Blutdruckmanschette muss Herzniveau haben.
☐ E Die Größe der Manschette ist bei Erwachsenen unerheblich.

9.5 Welche der folgenden Aussagen zur Bestimmung des Blutzuckers sind richtig?

1. Die Untersuchung soll mit Kapillarblut erfolgen.
2. Die Messgeräte unterliegen nicht dem Medizinproduktegesetz.
3. Blutzuckermessgeräte müssen regelmäßigen Funktionskontrollen unterzogen werden.
4. Die Blutentnahme aus dem Stahlmandrin einer Venenverweilkanüle ist zu bevorzugen.
5. Der normale Blutzucker eines Erwachsenen liegt bei 40 mg%.

☐ A 1 + 3
☐ B 1 + 2 + 3
☐ C 1 + 3 + 4
☐ D 3 + 4 + 5
☐ E Alle Antworten sind richtig.

9.6 Welche der folgenden Angaben zum Rautek-Griff sind richtig?

1. Der Rautek-Griff ist zur routinemäßigen Umlagerung von Patienten geeignet.
2. Das Körpergewicht des Patienten „hängt" an seinem Unterarm.
3. Ein Unterarm des Patienten wird vor der Brust verschränkt.
4. Die Hände des Helfers greifen in die Achseln.
5. Die Daumen greifen parallel zu den Fingern nach vorn.

☐ A 1 + 2
☐ B 1 + 2 + 4
☐ C 2 + 3 + 5
☐ D 3 + 4 + 5
☐ E Alle Antworten sind richtig.

9.7 Was ist bei der Beatmung von Neugeborenen im Verhältnis zu der Beatmung von Erwachsenen zu beachten?

1. Geringeres Atemzugvolumen
2. Höhere Atemfrequenz
3. Kopf in Neutralposition
4. Atemspende Mund zu Mund/Nase
5. Verhältnis Kompression zu Beatmung 3:1

☐ A 1 + 3
☐ B 1 + 3 + 4
☐ C 2 + 3 + 4
☐ D 2 + 3 + 4 + 5
☐ E Alle Antworten sind richtig.

9.8 Bitte ergänzen Sie folgendes Schema zur psychischen Ersten Hilfe bei verletzten und akut erkrankten Kindern:

K = ____________________

A = ____________________

S = ____________________

P = ____________________

E = ____________________

R = ____________________

L = ____________________

E = ____________________

9.9 Nennen Sie vier aktuell im Rettungsdienst gebräuchliche parenterale Applikationsarten von Medikamenten:

1. ______________________________
2. ______________________________
3. ______________________________
4. ______________________________

9.10 Welche Aussage zur Beutel-Masken-Beatmung ist richtig?

- ☐ A Jede Maskenbeatmung birgt das Risiko der Magenüberblähung.
- ☐ B Bei Erwachsenen ist der Kopf in Neutralposition zu lagern.
- ☐ C Im Rettungsdienst ist eine Beatmung mit Raumluft meist ausreichend.
- ☐ D Das Einlegen eines Guedeltubus ist unnötig.
- ☐ E Der C-Griff beschreibt das Ausdrücken des Beutelvolumens mit der Hand.

9.11 Nennen Sie fünf Materialien, die zur Durchführung der venösen Punktion im Rettungsdienst benötigt werden:

1. ______________________________
2. ______________________________
3. ______________________________
4. ______________________________
5. ______________________________

9.12 Welche Venen liegen am Arm und eignen sich zur peripheren Venenpunktion?

1. V. cephalica
2. V. basilica
3. V. jugularis externa
4. V. portae
5. V. mediana antebrachii

- ☐ A 1 + 2
- ☐ B 1 + 2 + 5
- ☐ C 3 + 4 + 5
- ☐ D 1 + 2 + 4 + 5
- ☐ E Alle Antworten sind richtig.

9.13 Welche Besonderheiten sind bei der Venenpunktion von Kindern zu beachten?

1. Durch eine zu starke Stauung kann die Darstellung der Venen verschlechtert werden.
2. Kinder zum Schreien anregen, damit die Venen sich besser stauen.
3. Lässt sich auch durch den Notarzt kein venöser Zugang erreichen, ist dieser aber zwingend geboten, sollte auf den intraossären Zugang zurückgegriffen werden.
4. Venen lassen sich besser ertasten als optisch darstellen.
5. Oft sind am Fußrücken Venen darstellbar.

☐ A 1 + 4
☐ B 1 + 3 + 5
☐ C 2 + 4 + 5
☐ D 1 + 3 + 4 + 5
☐ E Alle Antworten sind richtig.

9.14 Nennen Sie fünf Materialien, die zur Anlage einer Thoraxdrainage im Rettungsdienst vorzubereiten sind:

1. ______________________
2. ______________________
3. ______________________
4. ______________________
5. ______________________

9.15 Zur Kontrolle der sachgerechten Durchführung einer Medikamentenapplikation gibt es die so genannte 5-R-Regel. Wie lautet diese?

1. ______________________
2. ______________________
3. ______________________
4. ______________________
5. ______________________

9.16 Welche Aussage zu Transportmitteln und Transporttechniken ist richtig?

☐ A Die Vakuummatratze ist durch das Spineboard ersetzbar.
☐ B Auf einer Fahrtrage sind Patienten nur im Fahrzeug anzugurten.
☐ C Beim Umlagern des Patienten sollte der am Kopfende positionierte Helfer das Kommando haben.
☐ D Die Schaufeltrage ist ein ideales Transportmittel zum Abseilen.
☐ E Das Tragetuch ist nur zum Umbetten einsetzbar.

9.17 Welche Aussage zur Linksseitenlage ist richtig?

☐ A Sie dient der Prophylaxe eines Vena-cava-Kompressionssyndroms.
☐ B Sie wird bei Schwangeren mit Blutungen aus der Scheide angewandt.
☐ C Sie beschreibt den Neigungseffekt bei Einsatzfahrten in Rechtskurven.
☐ D Es handelt sich um eine komplizierte Kindeslage in der Austreibungsphase.
☐ E Es handelt sich um eine naturheilkundliche Maßnahme zur Einleitung der Wehentätigkeit.

9.18 Bei welchem Krankheitsbild kommt die Stufenbettlagerung zum Einsatz?

☐ A Status asthmaticus
☐ B Bandscheibenvorfall
☐ C Lungenödem
☐ D Oberschenkelhalsfraktur
☐ E Wirbelsäulentrauma

9.19 Welche Aussagen zum Freimachen der Atemwege sind zutreffend?

1. Der Mund wird mit dem Esmarch-Handgriff geöffnet.
2. Die Einführtiefe des Katheters beim oralen Absaugen wird anhand der Distanz vom Mundwinkel bis zum Ohrläppchen bemessen.
3. Druckstöße in den Bereich zwischen Nabel und Rippenbogen können indiziert sein.
4. Beim nasalen Absaugen wird die Einführtiefe des Katheters anhand der Distanz von der Nasenspitze bis zum Ohrläppchen abgeschätzt.
5. Zum Freihalten der Atemwege können Nasopharyngealtuben eingesetzt werden.

☐ A 1 + 4
☐ B 1 + 2
☐ C 2 + 3 + 5
☐ D 1 + 3 + 5
☐ E Alle Antworten sind richtig.

9.20 Zur Einschätzung des Bewusstseins gibt es die Glasgow-Coma-Scale. Welche neurologischen Merkmale werden dabei untersucht?

1. Sensibilität
2. Motorik
3. Augen öffnen
4. Pupillenreaktion
5. Verbale Reaktion (Antworten)

- ☐ A 1 + 3
- ☐ B 1 + 4
- ☐ C 2 + 3 + 5
- ☐ D 1 + 4 + 5
- ☐ E Alle Antworten sind richtig.

KAPITEL

10 Organisation und Einsatztaktik

Stefan Thate

10.1 Welcher Bereich hat die Notfallmedizin immer wieder entscheidend geprägt und weiterentwickelt?

☐ A Krieg
☐ B Politik
☐ C Standesdenken
☐ D Wirtschaftskrisen
☐ E Handel

10.2 Wie organisierten die Alliierten nach dem Zweiten Weltkrieg den Rettungsdienst in Deutschland?

1. Die Amerikaner beauftragten das Rote Kreuz.
2. In der sowjetischen Zone wurde der Rettungsdienst staatliche Aufgabe.
3. Die Franzosen beauftragten die Rotkreuzverbände.
4. Die Feuerwehren wurden durch die Briten damit betraut.
5. Die Organisation wurde den Deutschen selbst überlassen.

☐ A 1 + 3 + 4
☐ B 1 + 2 + 3 + 4
☐ C 1 + 2
☐ D 2 + 3 + 5
☐ E Alle Aussagen sind richtig.

10.3 Was versteht man unter dem Begriff Notfallrettung?

1. Durchführung lebenserhaltender Maßnahmen
2. Ärztlicher Notdienst
3. Herstellung der Transportfähigkeit
4. Qualifizierter Krankentransport hilfsbedürftiger Personen
5. Beförderung von Notfallpatienten unter fachgerechter Betreuung

☐ A 1 + 4
☐ B 1 + 2 + 4
☐ C 1 + 2 + 3 + 5
☐ D 1 + 3 + 5
☐ E Alle Aussagen sind richtig.

10.4 Welche der folgenden Aussagen zum Rettungsdienst in der BRD sind richtig?

1. Rettungsdienst hat immer hoheitlichen Status.
2. Rettungsdienst ist eine öffentliche Aufgabe.
3. Rettungsdienst dient der Gefahrenabwehr.
4. Rettungsdienst gehört zur Daseinsfürsorge für die Bevölkerung.
5. Rettungsdienst ist eine Aufgabe des Bundes.

☐ A 2 + 3
☐ B 1 + 2 + 4
☐ C 2 + 3 + 4
☐ D 1 + 3 + 4
☐ E Alle Aussagen sind richtig.

10.5 Was ist bei der Versorgung eines Notfallpatienten vorrangig?

☐ A Die Feststellung der Personalien
☐ B Die Sicherung der Vitalfunktionen
☐ C Die endgültige Behandlung einer Störung
☐ D Die medikamentöse Therapie
☐ E Das Erkennen der Ursache einer Störung

10.6 Was zählt zu den Aufgaben der Rettungsleitstelle?

1. Lenkungsaufgaben
2. Einsatzabrechnung
3. Bearbeitung von Hilfeersuchen
4. Zusammenarbeit mit Polizei, Feuerwehr und Katastrophenschutz
5. Koordination des Rettungsdienstes

☐ A 2 + 3
☐ B 2 + 4
☐ C 1 + 2 + 3 + 4
☐ D 1 + 3 + 4 + 5
☐ E Alle Aussagen sind richtig.

10.7 Was ist unter einer integrierten Leitstelle zu verstehen?

☐ A Gemeinsame Leitstelle für Rettungsdienst, Feuerwehr und Katastrophenschutz.
☐ B Leitstelle ist in einer Rettungswache untergebracht.
☐ C Mitarbeiter sprechen mehrere Sprachen.
☐ D Analoge und digitale Technik werden gleichzeitig genutzt.
☐ E Keine der Aussagen ist richtig.

10.8 Welche Grundformen von Notarztsystemen gibt es?

1. Rendezvous-System
2. Stationssystem
3. Luftrettungssystem
4. Ärztlicher Notfalldienst
5. Bereitschaftssystem

☐ A 1 + 2
☐ B 1 + 2 + 3 + 4
☐ C 2 + 3
☐ D 1 + 3
☐ E Alle Aussagen sind richtig.

10.9 Was bedeutet die Abkürzung BOS?

☐ A Behörden und Organisationen mit Sicherheitsaufgaben
☐ B Bundesorganisation Sanitätswesen
☐ C Betriebsart: Oberband Sprechbetrieb
☐ D Bidirektionales Onduliertes Senden
☐ E Bielefelder Operationssystem

10.10 Ordnen Sie die Funkrufnamen den entsprechenden Einheiten zu.

Organisation	*Funkrufname*
A) Deutsches Rotes Kreuz	1. Sama
B) Feuerwehr	2. Rotkreuz
C) Malteser Hilfsdienst	3. Heros
D) Johanniter-Unfall-Hilfe	4. Malta
E) Technisches Hilfswerk	5. Florian
F) Arbeiter-Samariter-Bund	6. Akkon

☐ A A1 B2 C3 D4 E5 F6
☐ B A2 B5 C4 D6 E3 F1
☐ C A3 B5 C4 D6 E1 F2
☐ D A2 B5 C4 D3 E6 F1
☐ E A4 B3 C1 D6 E2 F5

10.11 Welche Vorteile verspricht die Einführung des Digitalfunks?

1. Verbesserter Schutz gegen Abhören
2. Datenversand
3. Umschalten von Funkkreis zu Funkkreis entfällt
4. Übermittlung von Lageplänen an die Einsatzkräfte
5. Direktes Einwählen in ziviles Telekommunikationsnetz

☐ A 1 + 2
☐ B 1 + 3 + 4
☐ C 1 + 3 + 5
☐ D 1 + 3 + 4 + 5
☐ E Alle Aussagen sind richtig.

10.12 Ordnen Sie den folgenden Meldeinhalten die richtige Statusziffer im Funkmeldesystem (FMS) zu:

Meldeinhalt	*Statusziffer*
A) Notruf	0
B) Einsatzauftrag übernommen	1
C) Einsatzbereit über Funk	2
D) Einsatzbezogener Sprechwunsch	3
E) Nicht Einsatzbereit	4
	5
	6
	7
	8
	9

☐ A A0 B3 C1 D5 E6
☐ B A9 B2 C7 D5 E8
☐ C A1 B5 C0 D4 E9
☐ D A8 B6 C7 D9 E0
☐ E A2 B4 C9 D0 E1

10.13 Was versteht man unter Relaisbetrieb?

☐ A Auf beiden Seiten kann entweder gesendet oder empfangen werden.
☐ B Ein Funkgerät im Relaisbetrieb schaltet den Empfängereingang direkt auf den Senderausgang durch.
☐ C Es wird immer im Wechselsprechen gearbeitet. Ein gegensprechfähiges Gerät ist somit nicht erforderlich.
☐ D Relaisbetrieb beschreibt die Notstromversorgung einer Funkstelle.
☐ E Relaisbetrieb ist eine veraltete Verkehrsart, die in der heutigen Zeit nicht mehr angewandt wird.

10.14 Welche der genannten Fahrzeuge sind nach DIN EN 1789 genormt?

1. Emergency Ambulance (Notfallkrankenwagen Typ B)
2. Mobile Critical Care Unit (Intensivmobil Typ D)
3. Mobile Intensive Care Unit (Rettungswagen Typ C)
4. First Response Unit (Nachbarschaftshelfer Typ A)
5. Patient Transport Unit (Krankenwagen Typ A)

☐ A 1 + 4
☐ B 1 + 3
☐ C 2 + 3
☐ D 1 + 3 + 5
☐ E Alle Aussagen sind richtig.

10.15 Welche Grundregeln gelten bei Gefahrgutunfällen?

1. Die Windrichtung ist unerheblich.
2. Bei unklarer Lage 50 m Abstand halten.
3. Der Leitstelle sind Gefahrenkennzahl und Stoffnummer durchzugeben.
4. Rettung aus Gefahrenbereich durch die Feuerwehr oder das THW.
5. Schriftliche Hinweise zum Gefahrstoff befinden sich immer hinter den Warntafeln.

☐ A 1 + 5
☐ B 1 + 2 + 3
☐ C 2 + 3 + 4
☐ D 2 + 3 + 5
☐ E Alle Aussagen sind richtig.

10.16 Welche Aufgaben sollte die Besatzung des ersteintreffenden Rettungsmittels bei einer Großschadenslage übernehmen?

1. Rückmeldung der ersten Lage auf Sicht
2. Unverzügliche Behandlung von Schwerverletzten
3. Absicherung der Einsatzstelle
4. Festlegung einer Verletztensammelstelle
5. Verschaffen eines Lagebildes

☐ A 1 + 2 + 5
☐ B 2 + 3 + 4
☐ C 1 + 2 + 3 + 4
☐ D 1 + 3 + 4 + 5
☐ E Alle Aussagen sind richtig.

10.17 Was versteht man unter dem Begriff MANV?

- ☐ A Katastrophenalarm
- ☐ B Mittleres arterielles Normalverhältnis
- ☐ C Massenanfall von Verletzten/Erkrankten
- ☐ D Materielle Nachschubversorgung
- ☐ E Mitarbeiter zur nachrangigen Versorgung

10.18 Wie setzt sich die Einsatzleitung bei einer Großschadenslage unterhalb der Katastrophenschwelle zusammen?

1. Hauptverwaltungsbeamter
2. Gesamteinsatzleiter
3. Leitender Notarzt
4. Gruppenführer SEG
5. Organisatorischer Leiter Rettungsdienst

- ☐ A 1 + 4 + 5
- ☐ B 2 + 3 + 4
- ☐ C 2 + 3 + 5
- ☐ D 1 + 2 + 3 + 4
- ☐ E Alle Aussagen sind richtig.

10.19 Welche Aufgaben zählen zu denen des Organisatorischen Leiters Rettungsdienst bei einer Großschadenslage?

1. Feststellung und Beurteilung der Schadenslage aus taktisch-organisatorischer Sicht
2. Raumordnung der medizinischen Gefahrenabwehr
3. Leitung des Einsatzes der unterstellten Kräfte
4. Sichtung
5. Organisation des Verletztentransports

- ☐ A 1 + 2
- ☐ B 1 + 3 + 4
- ☐ C 1 + 2 + 3 + 4
- ☐ D 1 + 2 + 3 + 5
- ☐ E Alle Aussagen sind richtig.

10.20 Ordnen Sie die Beschreibung der Verletzungsschwere der richtigen Sichtungskategorie zu:

Verletzungsschwere	*Sichtungskategorie*
A) Tote	1. Sichtungskategorie I
B) Schwer verletzt/erkrankt	2. Sichtungskategorie II
C) Leicht verletzt/erkrankt	3. Sichtungskategorie III
D) Akute, vitale Bedrohung	4. Sichtungskategorie IV
E) Ohne Überlebenschance	5. Ohne Kategorie

☐ A A1 B2 C3 D4 E5
☐ B A5 B2 C3 D1 E4
☐ C A4 B3 C2 D5 E1
☐ D A3 B1 C4 D2 E5
☐ E A5 B2 C1 D3 E4

10.21 Welche Aussagen in Bezug auf den Rettungshubschrauber sind richtig?

1. Schnellstmöglicher Transport eines Notarztes zum Einsatzort
2. Aufgrund der Abhängigkeit vom Wetter kein Ersatz des bodengebundenen Rettungsdienstes
3. Transport mit Hubschrauber ist grundsätzlich überlegen
4. Arbeitet in der Regel autark
5. Schneller Transport über weite Entfernung

☐ A 1 + 5
☐ B 3 + 5
☐ C 1 + 2 + 5
☐ D 1 + 3 + 4 + 5
☐ E Alle Aussagen sind richtig.

10.22 Was ist bei der Annäherung an einen Rettungshubschrauber zu beachten?

1. Annäherung nur bei deutlicher Aufforderung durch den Piloten
2. In gebückter Haltung vorgehen
3. Gefahr birgt besonders der Heckrotor
4. Landeplätze nicht mit Tüchern auslegen
5. Nicht mit Einsatzfahrzeugen bis an den Hubschrauber heranfahren

☐ A 1 + 5
☐ B 2 + 5
☐ C 1 + 2 + 3
☐ D 2 + 3 + 5
☐ E Alle Aussagen sind richtig.

10.23 Was bedeutet der Begriff „Schrägparkposition"?

☐ A Aufstellordnung in Krankenhauszufahrten
☐ B Stellung des Wahlhebels bei Automatikfahrzeugen
☐ C Aufstellordnung von Rettungsmitteln bei Großschadenslagen
☐ D Vorbereitende Maßnahme für das Anfahren am Hang
☐ E Einladestellung bei RTW mit pneumatischer Federung

10.24 Welche Aufgaben sollte die RTW-Besatzung bereits vor dem Eintreffen der Feuerwehr bei einem Gefahrguteinsatz einleiten?

1. Absperrgrenzen einrichten
2. Rettung kontaminierter Personen aus dem Schadensgebiet
3. Notdekontamination von Betroffen außerhalb der Schadenstelle
4. Auffangen von Gefahrgut mit provisorischen Behältern
5. Anlegen eigener Schutzkleidung

☐ A 1 + 5
☐ B 1 + 3 + 5
☐ C 2 + 3 + 5
☐ D 1 + 3 + 4 + 5
☐ E Alle Aussagen sind richtig.

10.25 Welche Bestandteile können zu einer Notfallanamnese zählen?

1. Symptome
2. Fremdanamnese
3. Ereignis
4. Aktuelle Medikation
5. Allergien

☐ A 1 + 2
☐ B 1 + 2 + 3
☐ C 1 + 3 + 5
☐ D 1 + 3 + 4 + 5
☐ E Alle Aussagen sind richtig.

10.26 Eine Person ist ins Eis eingebrochen. Wie gehen Sie vor?

1. Geeignete Kräfte nachfordern (Wasserrettung, Feuerwehr …)
2. Eigenschutz durch Sicherungsseil und Abstand
3. Anreichen von langen Gegenständen, Leinen
4. Vakuummatratze eignet sich als Behelfs-Schwimmkörper
5. Eingebrochenem die Hand reichen

☐ A 3 + 5
☐ B 4 + 5
☐ C 1 + 2 + 3 + 4
☐ D 2 + 3 + 4 + 5
☐ E Alle Aussagen sind richtig.

10.27 In einem landwirtschaftlichen Betrieb wird ein Mitarbeiter leblos in einer Jauchegrube aufgefunden. Bei Eintreffen des RTW ist der Mitarbeiter noch in der Grube. Er ist über eine Leiter leicht erreichbar. Welche Maßnahmen ergreifen Sie?

1. Feuerwehr nachfordern
2. Sicherung mit Leine durchführen, dann hinabsteigen
3. Nicht selbst hinabsteigen
4. Gefahrenbereich absperren
5. Reanimationsbereitschaft herstellen

☐ A 1 + 3 + 5
☐ B 2 + 4 + 5
☐ C 1 + 2 + 3 + 4
☐ D 1 + 3 + 4 + 5
☐ E Alle Aussagen sind richtig.

10.28 Auf Rettungsfahrzeugen werden meist tragbare Feuerlöscher Typ PG mitgeführt. Welche Aussagen sind richtig?

1. Sie sind für die Feststoffbrände geeignet.
2. Sie sind einsatztaktisch wertlos und haben keinen Nutzen.
3. Bei Feuer im Bereich elektrischer Anlagen bis 1.000 V soll ein Mindestabstand von 1 m eingehalten werden.
4. Das Löschmittel ist giftig.
5. Sie sind für alle Brandklassen geeignet.

☐ A 1 + 2
☐ B 1 + 3
☐ C 1 + 3 + 4
☐ D 2 + 3 + 4 + 5
☐ E Alle Aussagen sind richtig.

10.29 Wie ist bei einem Einsatz eines Feuerlöschers Typ PG vorzugehen?

1. Feuerlöscher erst am Brandort betätigen.
2. Mit dem Wind vorgehen.
3. Wenn mehrere Feuerlöscher zur Verfügung stehen, diese gleichzeitig einsetzen.
4. Löschmittel stoßweise abgeben.
5. Reservelöschmittel bereitstellen.

- ☐ A 1 + 3
- ☐ B 1 + 2 + 3
- ☐ C 1 + 3 + 4
- ☐ D 1 + 3 + 4 + 5
- ☐ E Alle Aussagen sind richtig.

10.30 Welche der aufgezählten Begriffe sind nach DV 100 Bestandteil des Führungskreises?

1. Befehlsgebung
2. Absicherung
3. Befragung
4. Lagefeststellung
5. Planung

- ☐ A 1 + 2
- ☐ B 1 + 4
- ☐ C 1 + 4 + 5
- ☐ D 2 + 3 + 4 + 5
- ☐ E Alle Aussagen sind richtig.

10.31 Was zählt zu den operativ-taktischen Maßnahmen einer Einsatzleitung?

1. Bildung von Reserven
2. Verwaltungsrechtliche Bewertung
3. Betrieb der Kommunikationssysteme
4. Übernahme der politischen Gesamtverantwortung
5. Festlegung des Einsatzschwerpunktes

- ☐ A 1 + 2
- ☐ B 1 + 5
- ☐ C 1 + 3 + 5
- ☐ D 1 + 3 + 4 + 5
- ☐ E Alle Aussagen sind richtig.

10.32 Welche Maßnahmen sind geeignet, um bei einem Strahlenunfall die eigene Gefährdung als Einsatzkraft möglichst niedrig zu halten?

1. Aufenthaltsdauer im Gefahrenbereich so kurz wie möglich
2. Anlegen einer Bleischürze
3. Deckung hinter einer starken Betonwand suchen
4. Einnahme von Vitaminpräparaten an der Einsatzstelle
5. Abstand von der Strahlenquelle vergrößern

☐ A 1 + 3
☐ B 1 + 2 + 5
☐ C 1 + 3 + 5
☐ D 1 + 2 + 3 + 5
☐ E Alle Aussagen sind richtig.

10.33 Gefahrguttransporte im Straßenverkehr müssen mit einer orangefarbenen Warntafel gekennzeichnet sein. Dieser sind aus der Entfernung bereits wichtige Informationen zu entnehmen. Im oberen Teil der Tafel befindet sich die „Nummer zur Kennzeichnung der Gefahr". Ordnen Sie den folgenden Nummern die entsprechende Bedeutung zu:

Bedeutung	*Nummer*
A) Stoff reagiert in gefährlicher Weise mit Wasser	3
B) Giftigkeit	4
C) Ätzwirkung	6
D) Entzündbarkeit fester Stoffe	8
E) Entzündbarkeit von flüssigen Stoffen (Dämpfen) und Gasen	X

☐ A AX B6 C8 D4 E3
☐ B A3 BX C4 D8 E6
☐ C AX B8 C6 D3 E4
☐ D A6 B8 C3 DX E3
☐ E A4 B6 C8 D3 EX

KAPITEL

11

Stefan Thate

Berufs- und Rechtskunde

11.1 Wer erlässt die Rettungsdienstgesetze?

☐ A Der Bund
☐ B Die Länder
☐ C Die Landkreise und kreisfreien Städte
☐ D Die Kommunen
☐ E Das Deutsche Rote Kreuz

11.2 Welche Voraussetzungen muss eine Handlung erfüllen, um als Straftat bewertet zu werden?

1. Unrecht
2. Sünde
3. Wissen um den Straftatbestand
4. Schuld
5. Vorsatz

☐ A 1 + 4
☐ B 2 + 5
☐ C 1 + 3 + 5
☐ D 1 + 4 + 5
☐ E Alle Aussagen sind richtig.

11.3 Welche Verbindlichkeit hat eine Patientenverfügung im Notfalleinsatz?

☐ A Aufgrund der nur zeitlich unzureichenden Überprüfungsmöglichkeit wird sie keine Beachtung finden.
☐ B Die mündliche Übermittlung eines Angehörigen ist unzulässig.
☐ C Sie ist in Schriftform grundsätzlich zu befolgen.
☐ D Nur wenn sie bei einem Notar hinterlegt ist, ist sie auch rechtskräftig.
☐ E Keine der Antworten ist richtig.

11.4 Strafrechtlich relevante Delikte können auch durch Unterlassen von Handlungen entstehen. Beim Unterlassen welcher der aufgeführten Handlungen begeht das Fachrettungspersonal ein solches strafbares Delikt?

☐ A Ankündigung von Handlungen
☐ B Jede beliebige Handlung, gleich ob in der Situation möglich
☐ C Erforderliche und zumutbare Handlung zur Abwendung von Schaden vom Patienten
☐ D Einholen der ärztlichen Erlaubnis

11.5 Auf welche Staatsorgane teilt sich die Staatsgewalt in einer Demokratie auf?

1. Exekutive
2. Repräsentative
3. Judikative
4. Legislative
5. Konjunktive

☐ A 1 + 5
☐ B 1 + 2 + 5
☐ C 1 + 3 + 4
☐ D 1 + 2 + 3 + 4
☐ E Alle Aussagen sind richtig.

11.6 Nennen Sie die Bestandteile des Sozialversicherungssystems („die fünf Säulen des Sozialversicherungssystems"):

1. ______________________________
2. ______________________________
3. ______________________________
4. ______________________________
5. ______________________________

11.7 In welcher Rechtsvorschrift werden „Sonderrechte" für den Rettungsdienst behandelt?

☐ A § 35 Grundgesetz
☐ B § 203 StGB
☐ C § 35 StVO
☐ D § 38 StVO
☐ E § 1 StVO

11.8 Was wird in § 38 der Straßenverkehrsordnung näher beschrieben?

1. Die Verwendung von gelbem Blinklicht
2. Die Verwendung von Blaulicht bei Einsatzfahrten
3. Das Wegerecht bei Gefahr für Leib und Leben
4. Die Kennzeichnung von Schwertransporten
5. Die Absicherung von Unfallstellen

☐ A 1 + 2
☐ B 2 + 3
☐ C 1 + 4 + 5
☐ D 1 + 2 + 3 + 5
☐ E Alle Aussagen sind richtig.

11.9 Ordnen Sie die folgenden Begriffe richtig zu:

Fachbegriff	*Bedeutung*
A) Asepsis	1. Keimfreiheit
B) Sterilität	2. Vernichtung von Krankheitserregern
C) Hygiene	3. Im Krankenhaus erworbene Schäden
D) Hospitalismus	4. Maßnahmen zur Vorbeugung von Infektionskrankheiten

☐ A A1 B2 C3 D4
☐ B A2 B1 C4 D3
☐ C A2 B1 C3 D4
☐ D A3 B4 C1 D2
☐ E A4 B3 C2 D1

11.10 Welche Aussagen über das Tragen von Einmalhandschuhen sind richtig?

1. Wer Handschuhe trägt, muss seine Hände nicht desinfizieren.
2. Das feuchte Milieu innerhalb des Handschuhs ist ein guter Nährboden für Bakterien.
3. Einmalhandschuhe können zerreißen.
4. Gepuderte Latexhandschuhe bergen ein erhöhtes Allergiepotenzial.
5. Einmalhandschuhe sind generell vom Unternehmer zu stellen.

☐ A 1 + 4
☐ B 3 + 4
☐ C 2 + 3 + 4 + 5
☐ D 1 + 2 + 3 + 5
☐ E Alle Aussagen sind richtig.

11.11 Welcher der genannten Übertragungswege beschreibt eine Tröpfcheninfektion?

1. Absaugen ohne Handschuhe
2. Anhusten durch infektiösen Patienten
3. Ungeschützter Geschlechtsverkehr
4. Nadelstichverletzung
5. Händeschütteln

☐ A 2
☐ B 5
☐ C 2 + 5
☐ D 1 + 2 + 3 + 5
☐ E Alle Aussagen sind richtig.

11.12 Welche der aufgeführten Aussagen zu Hygienemaßnahmen im Rettungsdienst sind zutreffend?

1. Die Schutzkleidung muss täglich gewechselt werden.
2. Bei Patientenkontakt müssen grundsätzlich Einmalhandschuhe getragen werden.
3. Die Schutzkleidung muss einer geeigneten Wäscherei zugeführt werden.
4. Der Innenraum des Rettungsmittels ist nach jedem Transport einer Wischdesinfektion zu unterziehen.
5. Die Trage muss nach jedem Patiententransport mit neuer Wäsche bezogen werden.

☐ A 1 + 3
☐ B 1 + 3 + 5
☐ C 1 + 2 + 3 + 5
☐ D 1 + 3 + 4 + 5
☐ E Alle Aussagen sind richtig.

11.13 Welche Wirkung hat eine Desinfektion?

☐ A Alle Bakterien und Viren werden abgetötet.
☐ B Verringerung der Erregerzahl, um eine Infektion zu verhindern.
☐ C Tierische Schädlinge werden bekämpft.
☐ D Die Keimzahl wird durch verstärkte Reinigung reduziert.
☐ E Alle Antworten sind richtig.

11.14 In welchem Gesetz wird die Bekämpfung und Verhütung von übertragbaren Krankheiten geregelt?

- ☐ A Bundesseuchengesetz
- ☐ B Infektionsschutzgesetz
- ☐ C Bundeshygienegesetz
- ☐ D Empfehlungen der ständigen Impfkommission
- ☐ E Unfallverhütungsvorschrift

11.15 Was versteht man im Sinne des Infektionsschutzgesetzes unter den folgenden Begriffen?

Kranker

____

____

____

Krankheitsverdächtiger

____

____

____

Ausscheider

____

____

____

Ansteckungsverdächtiger

____

____

____

11.16 Welche Erkrankungen sind gemäß § 6 des Infektionsschutzgesetzes bei Krankheitsverdacht, Erkrankung sowie Tod unter Angabe des Patientennamens an das Gesundheitsamt zu melden?

1. Botulismus
2. Akute Virushepatitis
3. Masern
4. Meningokokken-Meningitis
5. Tollwut

☐ A 1 + 2
☐ B 1 + 2 + 5
☐ C 1 + 2 + 3 + 4
☐ D 1 + 3 + 4 + 5
☐ E Alle Aussagen sind richtig.

11.17 Wer ist laut § 8 Infektionsschutzgesetz zur Meldung oder Mitteilung von übertragbaren Krankheiten verpflichtet?

1. Der feststellende Arzt
2. Das Pflegepersonal
3. Heilpraktiker
4. Altenpfleger
5. Rettungsassistenten

☐ A 1 + 3
☐ B 1 + 2 + 3
☐ C 1 + 2 + 3 + 4
☐ D 1 + 2 + 4 + 5
☐ E Alle Aussagen sind richtig.

11.18 Welche Aussagen zum Transport eines Patienten mit einer nach dem Infektionsschutzgesetz meldepflichtigen Erkrankung sind richtig?

1. Der Transport darf nur von gegen die entsprechende Erkrankung geimpften Personen durchgeführt werden.
2. Die von den entsprechenden Behörden herausgegebenen Hygienevorschriften müssen dem Transportpersonal vor dem Transport bekannt sein.
3. Die Mitglieder des Transportteams müssen während des Transportes stets einen Mundschutz tragen.
4. Vor und nach dem Transport muss vom Transportteam eine Händedesinfektion durchgeführt werden.
5. Nach dem Transport ist stets eine Wischdesinfektion durchzuführen.

☐ A 1 + 2
☐ B 2 + 3
☐ C 2 + 4
☐ D 2 + 3 + 4
☐ E 2 + 3 + 4 + 5

11.19 Welche Aussagen zu Nadelstichverletzungen sind richtig?

1. Das so genannte „Recapping" ist ein guter Schutz vor Nadelstichverletzungen.
2. Nach einer Nadelstichverletzung sollte die Wunde umgehend desinfiziert werden.
3. Eine Blutentnahme beim Nadelstichverletzten ist wichtig.
4. Eine Blutentnahme bei dem Patienten, mit dessen Blut der Nadelstichverletzte Kontakt hatte, ist wichtig.
5. Eine umgehende Vorstellung in einer Notfallambulanz mit sofortiger Laboruntersuchung der abgenommenen Blutproben ist unerlässlich.

☐ A 1 + 3
☐ B 1 + 2 + 4
☐ C 1 + 2 + 3 + 4
☐ D 2 + 3 + 4 + 5
☐ E Alle Aussagen sind richtig.

11.20 Welche Regelungen und Vorschriften müssen im Zusammenhang mit medizinischen Geräten beachtet werden?

1. Das Medizinproduktegesetz
2. Die Medizin-Geräteverordnung
3. Das Heilmittelvertriebsgesetz
4. Das Heilpraktikergesetz
5. Die Medizinprodukte-Betreiberverordnung

☐ A 1 + 3
☐ B 1 + 5
☐ C 1 + 2 + 5
☐ D 1 + 2 + 4 + 5
☐ E Alle Aussagen sind richtig.

11.21 Welche Voraussetzungen muss der Betreiber vor der Anwendung eines Medizinprodukts erfüllen?

1. Es muss eine Funktionsprüfung durchgeführt worden sein.
2. Er muss auf das Medizinprodukt eingewiesen worden sein.
3. Es muss eine ärztliche Anweisung zur Anwendung des Medizinprodukts gegeben worden sein.
4. Der Betreiber des Medizinprodukts muss staatlich examiniert sein.
5. Der Betreiber des Medizinprodukts muss über eine mindestens 2-jährige Berufserfahrung verfügen.

☐ A 1 + 2
☐ B 1 + 2 + 3
☐ C 1 + 2 + 4
☐ D 1 + 2 + 3 + 5
☐ E Alle Aussagen sind richtig.

11.22 Welche Aussagen zur Schweigepflicht (§ 203 StGB) treffen zu?

1. Die Schweigepflicht betrifft nur den Arzt, nicht das Rettungsfachpersonal.
2. Vorgesetzte können von der Schweigepflicht entbinden.
3. Die Verschwiegenheitspflicht endet mit dem Tod eines Patienten.
4. Rettungshelfer unterliegen nicht der Schweigepflicht.
5. Bei Verstoß gegen die Schweigepflicht kann eine Freiheitsstrafe von einem Jahr verhängt werden.

☐ A 1
☐ B 5
☐ C 1 + 5
☐ D 1 + 2 + 5
☐ E Alle Aussagen sind richtig.

11.23 Aufgrund welcher gesetzlichen Grundlage sind Handlungen in der so genannten „Notkompetenz" straffrei?

☐ A § 34 StGB
☐ B § 203 StGB
☐ C § 223 StGB ff
☐ D § 323c StGB
☐ E § 35 StVO

11.24 Welche ärztlichen Maßnahmen zieht die Bundesärztekammer zur Notkompetenz von Rettungsassistenten in ihrer Stellungnahme in Betracht?

1. Die Intubation ohne Relaxantien
2. Die Venenpunktion
3. Die Applikation kristalloider Infusionen
4. Die Applikation ausgewählter Medikamente
5. Die Frühdefibrillation

☐ A 1 + 5
☐ B 3 + 4
☐ C 1 + 3 + 4
☐ D 2 + 3 + 5
☐ E Alle Aussagen sind richtig.

11.25 Welche Präparate zählen zu den „ausgewählten Medikamenten ", die im Rahmen der Notkompetenz laut Bundesärztekammer von Rettungsassistenten verabreicht werden dürfen?

1. Atropin
2. Amiodaron
3. Adrenalin
4. Nitrat-Spray
5. Elektrolytlösung

☐ A 3 + 4
☐ B 1 + 3 + 4
☐ C 3 + 4 + 5
☐ D 1 + 3 + 4 + 5
☐ E Alle Aussagen sind richtig.

11.26 Welche gesetzlichen Voraussetzungen sind zu erfüllen, um die Berufsausbildung als Rettungsassistent aufnehmen zu können?

1. Vollendung des 16. Lebensjahres
2. Mindestens Hauptschulabschluss
3. Vollendung des 18. Lebensjahres
4. Führerschein Klasse C
5. Tadelloses Führungszeugnis

- ☐ A 1 + 2
- ☐ B 2 + 3
- ☐ C 3 + 4 + 5
- ☐ D 2 + 3 + 4 + 5
- ☐ E Alle Aussagen sind richtig.

11.27 Welche Aussagen zur Anrechnung auf die 1.200 Stunden umfassende theoretische Ausbildung zum Rettungsassistenten sind richtig?

1. Die Rettungssanitäterausbildung wird mit 520 Stunden angerechnet.
2. Krankenschwestern benötigen zur Prüfungszulassung lediglich einen Ergänzungslehrgang von 300 Stunden.
3. Sanitätssoldaten können den Lehrgang um 600 Stunden verkürzen.
4. Physiotherapeuten sind Krankenschwestern gleichgestellt.
5. Für Feuerwehren gibt es keine Verkürzungsregelung.

- ☐ A 1 + 2
- ☐ B 2 + 3
- ☐ C 1 + 2 + 3
- ☐ D 3 + 4 + 5
- ☐ E Alle Aussagen sind richtig.

11.28 Welche Aussagen zur Gliederung der Rettungsassistentenausbildung sind richtig?

1. Es handelt sich um ein duales System.
2. Die Ausbildung unterteilt sich in den Lehrgang und die praktische Tätigkeit.
3. Die Vollzeitausbildung umfasst mindestens 2.800 Stunden.
4. Der Erfolg der praktischen Tätigkeit wird in einem Abschlussgespräch nachgewiesen.
5. Die Ausbildung endet mit dem Staatsexamen.

- ☐ A 1 + 3
- ☐ B 2 + 5
- ☐ C 2 + 3 + 4
- ☐ D 1 + 3 + 4 + 5
- ☐ E Alle Aussagen sind richtig.

11.29 Welche Aussagen zur Rettungsassistentenprüfung sind richtig?

1. Die Prüfung besteht aus dem schriftlichen, dem mündlichen und dem praktischen Teil.
2. Jeder Prüfungsteil der Prüfung kann zweimal wiederholt werden.
3. Die mündliche Prüfung muss bei allen Prüflingen genau 20 Minuten dauern.
4. Eine Wiederholungsprüfung muss innerhalb von 12 Monaten durchgeführt werden.
5. Eine Einsichtnahme in die Prüfungsunterlagen ist nicht gestattet.

☐ A 1 + 4
☐ B 2 + 3 + 4
☐ C 2 + 3 + 5
☐ D 1 + 2 + 4 + 5
☐ E Alle Aussagen sind richtig.

11.30 Welche Feststellungen zur Patientenübergabe sind korrekt?

1. Die Übergabe ist das Bindeglied zwischen Rettungsdienst und Klinik.
2. Zur Übergabe gehört bei Notfallpatienten neben der mündlichen Übergabe immer auch die schriftliche Dokumentation durch das Einsatzprotokoll.
3. Häufig wird die Übergabe durch Zeitdruck des Personals und/oder Kommunikationsprobleme gestört.
4. Eine Übergabe sollte mit der namentlichen Vorstellung des Patienten beginnen.
5. Im Übergabegespräch sollen nur die relevanten Werte erwähnt werden.

☐ A 1 + 2
☐ B 1 + 3 + 4
☐ C 3 + 4 + 5
☐ D 1 + 3 + 4 + 5
☐ E Alle Aussagen sind richtig.

11.31 Was verbirgt sich hinter den folgenden Abkürzungen?

AHA

____

____

____

ERC

____

____

____

ILCOR

____

____

____

11.32 Welche Verletzungsmuster sind bei nicht angeschnallten Unfallopfern typisch?

1. Brustkorbverletzungen durch Aufschlagen auf das Lenkrad
2. Frakturen der oberen Extremitäten durch Abstützen
3. Schädel-Hirn-Trauma durch Anprallen mit dem Kopf an die Lenkradoberkante oder den A-Holm
4. Knieverletzungen durch Anprallen an das Armaturenbrett
5. Verletzungen der unteren Halswirbelsäule mit Beteiligung des Rückenmarks

- ☐ A 1 + 5
- ☐ B 3 + 4
- ☐ C 1 + 3 + 4
- ☐ D 2 + 3 + 5
- ☐ E Alle Aussagen sind richtig.

11.33 Die Anwendung physikalischer Grundsätze ist bei der Umlagerung von Patienten und dem Bewegen von Lasten generell geeignet, um rückenschonend zu arbeiten. Wie lautet das Hebelgesetz?

____

11.34 Welche Grundregeln zum Heben und Transportieren von Lasten sollten grundsätzlich angewandt werden?

1. Mit geradem Rücken und aufgerichtetem Oberkörper heben.
2. Ruckartiges Anheben verringert den Kraftaufwand und sollte bevorzugt werden.
3. Beim Tragen und Heben ist eine Verdrehung der Wirbelsäule zu vermeiden.
4. Last aus der Hocke heben und körpernah halten.
5. Last mit gestreckten Armen halten.

☐ A 1 + 3 + 4
☐ B 2 + 3 + 5
☐ C 1 + 2 + 3 + 5
☐ D 1 + 3 + 4 + 5
☐ E Alle Aussagen sind richtig.

11.35 Als bewährtes Hilfsmittel im praktischen Qualitätsmanagement gilt der Problemlösungszyklus. Aus welchen Bereichen setzt er sich zusammen?

1. Planen
2. Tun
3. Prüfen
4. Zertifizieren
5. Handeln

☐ A 2 + 3 + 4
☐ B 1 + 3 + 5
☐ C 1 + 2 + 3 + 5
☐ D 2 + 3 + 4 + 5
☐ E Alle Aussagen sind richtig.

11.36 Zum rettungsdienstlichen Alltag gehört Stress in verschiedenem Umfang dazu. Welche beschriebenen Zeiträume gehören zu den so genannten Stressphasen?

1. Widerstandsphase
2. Verflachungsphase
3. Stadium der Alarmreaktion
4. Biphase
5. Zustand der Erschöpfung

☐ A 1 + 5
☐ B 1 + 3 + 4
☐ C 1 + 3 + 5
☐ D 1 + 2 + 3 + 5
☐ E Alle Aussagen sind richtig.

Lösungen und Kommentare

KAPITEL

1

Georg Rohe

Respiratorisches System

1.1 Lösung: B

Der Respirationstrakt kann in das luftleitende System und das gasaustauschende System unterteilt werden. Zum luftleitenden System, den Atemwegen, gehören der Nasenraum, der Pharynx (Rachen), der Larynx (Kehlkopf), die Trachea (Luftröhre) und die Bronchien bis zu den kleinsten Verästelungen, den Bronchiolen. Die Alveolen (Lungenbläschen) bilden mit den sie umgebenden Lungenkapillaren das gasaustauschende System.

Die Nasennebenhöhlen stehen mit dem Nasenraum in Verbindung, gehören aber nicht zu den Atemwegen. Der Ösophagus (Speiseröhre), liegt hinter der Luftröhre. Dadurch kreuzen sich im Rachenraum Luft- und Nahrungsweg. Beim Schluckakt bewegt sich der Kehlkopf nach oben und wird durch den Kehldeckel (Epiglottis) verschlossen, sodass es unter normalen Umständen zu keiner Aspiration kommt.

1.2 Lösung: D

Von den Strukturen des Kehlkopfes sind Schildknorpel, Ringknorpel und das dazwischenliegende Lig. cricothyroideum (conicum) durch die Haut tastbar.

Genau diese Strukturen werden nach Überstrecken des Kopfes bei der Notfallkrikothyreotomie (Koniotomie) durch Tasten identifiziert (➤ Kommentar 1.30).

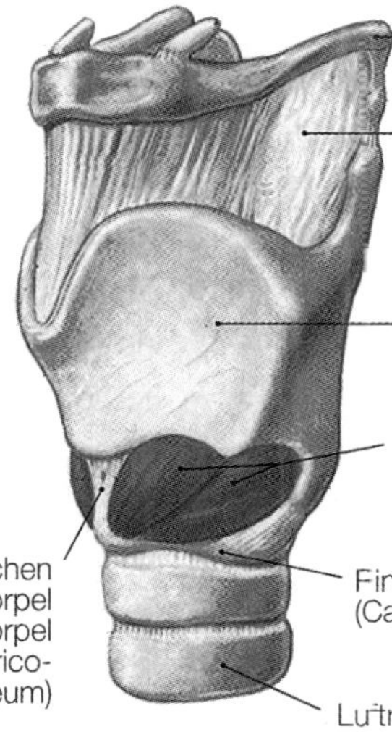

Abb. 1.2 Zeichnung Kehlkopf [S007-1-21]

1.3 Lösung:

1. Zungengrund
2. Epiglottis
3. Stimmlippen
4. Stimmritze
5. Von Schleimhaut überzogene Stellknorpel (Aryknorpel)

Das Bild zeigt den Blick auf den Larynxeingang. Beim Intubieren wird die Spitze des gebogenen Spatels (Macintosh-Spatel) in die Falte zwischen Zungengrund und Epiglottis vorgeschoben und die Epiglottis durch Zug in Richtung des Spatelgriffs aufgerichtet.

Im Idealfall wird nun die Stimmritze in voller Ausdehnung sichtbar. Häufig ist aber auch nur der hintere (dorsale) Anteil der Stimmritze und die beiden Erhebungen des Stellknorpels (Aryknorpel) zu sehen.

1.4 Lösung: E

Der knöcherne Thorax besteht aus 12 Rippenpaaren. Die Rippenpaare 1–7 sind über Gelenke, die Rippenpaare 8–10 über Knorpel mit dem Brustbein (Sternum) verbunden. Die 11. und 12. Rippe enden frei. Ein Anheben der Rippen führt zu einer Vergrößerung des Thoraxdurchmessers und damit zu einer Vergrößerung des Thoraxvolumens. Dieses erfolgt bei tiefer Inspiration unter Einsatz der Atemhilfsmuskulatur.

Die untere Begrenzung des Brustraums zum Bauchraum wird durch das Zwerchfell gebildet. Es ist der wichtigste Atemmuskel. Bei Anspannung flacht sich das in Atemruhelage zum Thorax hin gewölbte Zwerchfell ab und sorgt so für die Inspiration.

Bei Raumforderung im Bauchraum, z. B. durch erweiterte Darmschlingen beim Ileus oder durch einen bei Beutel-Masken-Beatmung überblähten Magen, wird das Zwerchfell nach oben in den Brustkorb gedrückt und die Atmung bzw. Beatmung behindert.

Die Trachea ist beim Erwachsenen ca. 10–12 cm lang und teilt sich in die beiden Hauptbronchien auf. Die weitere Verästelung der Bronchien ist nicht seitengleich, da der rechte Lungenflügel aus drei Lungenlappen, der linke Lungenflügel aus zwei Lungenlappen aufgebaut ist.

1.5 Lösung: B

An der Bifurkation zieht der rechte Hauptbronchus steiler nach unten als der linke. Daher ist bei einer Aspiration meist der rechte Lungenflügel betroffen. Die Wand der größeren Bronchien besteht aus Schleimhaut mit Flimmerepithel, Knorpelspangen und glatter Muskulatur. Die Wand der Bronchioli als kleinste Bronchien enthält keine Knorpelzellen, sie werden durch elastische Fasern offen gehalten.

Ein allergisches oder entzündliches Geschehen kann zum Anschwellen der Schleimhaut, zu übermäßiger Sekretion der Drüsenzellen und zur Kontraktion der glatten Muskulatur führen. Es resultiert eine Obstruktion der Bronchioli und kleinen Bronchien mit dem klinischen Bild des Asthmaanfalls.

Die Alveolen sind nicht mit Flimmerepithel ausgekleidet (dieses würde den Gasaustausch erschweren), sondern mit einem einschichtigen Epithel aus Alveolarzellen.

Die engste Stelle des kindlichen Kehlkopfes ist nicht die Stimmritze, sondern liegt unterhalb der Stimmritze („subglottisch“) im Bereich des Ringknorpels. Dieses ist für die Auswahl des richtigen Tubusdurchmessers zu berücksichtigen.

Beim Schluckakt veschließt der Kehldeckel (Epiglottis) den Eingang zur Trachea, sodass es unter normalen Umständen zu keiner Aspiration kommt (➤ Kommentar 1.1).

1.6 Lösung: C

Ein wichtiger Unterschied zwischen glatter und quergestreifter Muskulatur besteht darin, dass die Funktion der quergestreiften Muskulatur willkürlich gesteuert werden kann. Einzige Ausnahme sind die Muskelzellen des Herzmuskels.

Die Bewegungen des Zwerchfells als wichtigster Atemmuskel können willkürlich beeinflusst werden. Es besteht aus quergestreifter Muskulatur. Die Muskelzellen im Bronchialsystem gehören dagegen zur glatten Muskulatur. Wäre die Bronchialmuskulatur quergestreift, würde man einen Bronchospasmus willkürlich beeinflussen können.

Der Gasaustausch findet nur in den Alveolen statt, da nur hier die Diffusionsstrecke für O_2 und CO_2 aufgrund des einschichtigen Endothels mit Alveolarzellen ausreichend kurz ist.

Surfactant ist eine von den Alveolarzellen sezernierte Substanz, die die Oberflächenspannung auf der Innenseite der Alveole herabsetzt und ein Zusammenfallen der Alveolen (Alveolarkollaps) verhindert.

Die Wand der Bronchioli enthält keine Knorpelspangen (➤ Kommentar 1.5).

1.7 Lösung: D

Die Diffusionstrecke für den Gasaustausch ist sehr kurz und besteht aus einschichtigem Alveolarepithel (zur „Luftseite“), Basalmembran und dem Endothel der Lungenkapillaren (zur „Blutseite“). Bei entzündlichen Veränderungen (z. B. Lungenentzündung, Schocklunge) und anderen Lungenerkrankungen vergrößert sich diese Diffusionsstrecke durch Ödem und Schwellung und der Gasaustausch ist erschwert.

1.8 Lösung: C

Als Pleuraspalt bezeichnet man den mit einem Flüssigkeitsfilm gefüllten Spalt, der sich zwischen Rippen- und Lungenfell befindet. Auf diese Weise ist die Lunge gegenüber der Thoraxwand verschieblich, aber an ihr haftend im Brustkorb positioniert. Durch eine äußere Verletzung oder einen spontanen oder beatmungsbedingten Einriss im Lungengewebe kann Luft in den Pleuraspalt gelangen: Man spricht von einem Pneumothorax.

Der Haftungseffekt (Adhäsionskräfte) der Lungenoberfläche an der Thoraxwand kann dann nicht mehr wirken und die Lunge zieht sich elastisch zusammen. Sollte an der Eindringstelle für die Luft ein Ventilmechanismus entstehen, werden durch die zunehmende Luftmenge im Pleuraraum das zwischen den Lungenflügeln liegende Mediastinum (Mittelfell) und die in ihm liegenden großen Gefäße und das Herz verdrängt. Es entsteht ein lebensbedrohender Spannungspneumothorax.

Im Bauchraum befindet sich außerhalb der Darmschlingen normalerweise keine Luft. Sollte bei einem Patienten durch eine Röntgenaufnahme so genannte „freie Luft" im Bauchraum nachgewiesen werden, ist dies ein pathologischer Befund, der z. B. auf eine Perforation des Darms oder des Magens hinweist.

Der Interkostalraum ist der Bereich zwischen zwei benachbarten Rippen. In ihm finden sich die Interkostalmuskulatur (Zwischenrippenmuskulatur) und – jeweils an der Unterseite der Rippen – die Interkostalgefäße und -nerven.

Die Nasennebenhöhlen sind physiologischerweise mit Schleimhaut ausgekleidet und luftgefüllt.

Als anatomischen Totraum bezeichnet man den Teil der Atemwege, der nicht am Gasaustausch teilnimmt. Er enthält natürlich Luft.

1.9 Lösung: B

Bei einer Verletzung der Thoraxwand mit Eröffnung des Pleuraspalts nach außen kollabiert das Lungengewebe. Ein Spannungspneumothorax kann sich entwickeln, wenn ein Ventilmechanismus an der Verletzungsstelle entsteht (➤ Kommentar 1.8).

1.10 Lösung: B

Die Interkostalgefäße (Arterie u. Vene) und -nerven verlaufen in den Interkostalräumen an der Unterseite der jeweilig oberen Rippe. Um diese Strukturen nicht zu verletzen, orientiert man sich bei der Anlage einer Thoraxdrainage an der Oberkante der jeweils unteren Rippe.

Bei der Anlage darf das Lungenfell nicht verletzt werden. Deshalb erfolgt nach Hautschnitt und Aufspreizen des Gewebes die Eröffnung des Rippenfells unter Führung des voraustastenden Fingers (idealerweise wird das Rippenfell nur mit dem Finger eröffnet, was aber insbesondere bei jungen Patienten sehr schwierig bis unmöglich sein kann).

Eine Thoraxdrainage darf unter Notfallbedingungen niemals unterhalb der Intermamillarlinie gelegt werden, da hier die Gefahr der Verletzung von Bauchorganen (Leber, Milz) besteht.

1.11 Lösungsvorschläge:

Hautdesinfektionsmittel, Lokalanästhetikum (z. B. Xylonest® 1 % oder Xylocain® 2 %), sterile Handschuhe, Lochtuch, sterile Kompressen, chirurg. Besteck (mit Skalpell, Schere, Nadelhalter, Pinzette, Nahtmaterial) Thoraxdrainagekatheter (meist als Trokarkatheter), Wasserschloss-System (möglichst mit Sogsystem).

1.12 Lösung: C

Als Atemruhelage wird die Situation nach einer normalen Exspiration bezeichnet: Das Zwerchfell ist entspannt. Das Lungenvolumen in Atemruhelage entspricht der funktionellen Residualkapazität und setzt sich aus dem exspiratorischen Reservevolumen (Luftvolumen, welches nur bei tiefer Exspiration ausgeatmet wird) und dem Residualvolumen (Luftvolumen, welches auch bei maximaler Ausatmung in der Lunge verbleibt) zusammen.

Der Gasaustausch in den Alveolen findet kontinuierlich statt, da ja auch in der Ruhephase zwischen Exspiration und nächster Inspiration eine Sauerstoff- bzw. Kohlendioxidpartialdruckdifferenz zwischen Alveole und Lungenkapillare besteht.

1.13 Lösung: B

Ein Atemminutenvolumen von 6 l/min bei einer Atemfrequenz von 30/min entspricht einem Atemzugvolumen von 200 ml. Da der anatomische Totraum beim Erwachsenen ca. 150 ml beträgt, würde die alveoläre Ventilation bei der angegebenen Atmung nur 1,5 l/min betragen und damit nicht ausreichend sein (➢ Kommentar 1.14).

Die Exspiration erfolgt normalerweise passiv. Bei erschwerter Exspiration, z. B. durch Bronchialobstruktion beim Asthma bronchiale, kann die Bauchmuskulatur als Atemhilfsmuskel zur aktiven Unterstützung der Exspiration angespannt werden.

Die Volumendifferenz zwischen maximaler Exspiration und maximaler Inspiration heißt Vitalkapazität und wird bei Lungenfunktionsuntersuchungen (Spirometrie) gemessen. Das Atemzugvolumen ist die Volumendifferenz zwischen normaler Exspiration (Atemruhelage) und Inspiration.

Bei völligem Verschluss eines Hauptbronchus ist ein Lungenflügel nicht mehr ventiliert. Dies führt bei akutem Geschehen zu Dyspnoe, jedoch kann mit dem verbleibenden ventilierten Lungenflügel ein ausreichender Gasaustausch gesichert werden (wie man z. B. bei Patienten, denen operativ ein Lungenflügel entfernt werden musste, beobachten kann).

1.14 Lösung: D

Das Atemminutenvolumen berechnet sich aus dem Produkt von Atemfrequenz und Atemzugvolumen. Um die alveoläre Ventilation zu berechnen, muss vom Atemzugvolumen das anatomische Totraumvolumen abgezogen werden.

Das anatomische Totraumvolumen ist der Teil des Atemzugvolumens, der sich im gasleitenden System (Nase bis Bronchioli) befindet und damit nicht am Gasaustausch teilnimmt. Dieses sind beim Erwachsenen ca. 150 ml (ca. 2 ml/kg). Hierdurch ist zu erklären, warum eine schnelle, flache Atmung wenig effektiv ist: Ein Erwachsener, der ein (scheinbar ausreichendes) Atemminutenvolumen von 6 l/min mit einer Atemfrequenz von 30/min atmet, erreicht eine alveoläre Ventilation von nur 30 × (200 ml–150 ml), also 1,5 l/min. Diese Hypoventilation führt zu Hyperkapnie und damit zu Luftnot.

Zur richtig angegebenen Formel für die Berechnung der Resistance ➢ Kommentar 1.15.

1.15 Lösung: A

Die Compliance oder Volumendehnbarkeit beschreibt die Volumenänderung von Thorax und Lunge in Abhängigkeit von einer Änderung des Drucks in den Atemwegen und ist damit ein Maß für die Elastizität dieses Systems:

Compliance (l/mbar) = Volumenänderung/Druckänderung

Der Normalwert der Compliance beträgt etwa 0,1 l/mbar. Eine erniedrigte Compliance zeigt einen erhöhten elastischen Widerstand an. Eine erniedrigte Compliance ist z. B. bei einem interstitiellen Lungenödem zu beobachten: Es muss eine größere Druckänderung in den Atemwegen erzeugt werden, um das gleiche Atemzugvolumen zu erreichen: Die Atemarbeit nimmt zu.

Die Resistance ist ein Maß für den Strömungswiderstand in den Atemwegen:

Resistance (mbar/l/s) = Druckdifferenz/Strömungsstärke

Da der Strömungswiderstand in einer Röhre nach dem Hagen-Poiseuilleschen Gesetz vor allem vom Radius abhängt, ist es leicht vorstellbar, dass die Resistance und damit die Atemarbeit z. B. bei einem Asthmaanfall mit verengten und mit Schleim verlegten Bronchien extrem zunimmt. Klinische Zeichen sind die angestrengte Ein- und Ausatmung mit verlängertem Exspirium und die auskultierbaren giemenden und brummenden Atemnebengeräusche.

1.16 Lösung: D

Tab. 1.1 Zusammensetzung Inspirationsluft – Exspirationsluft

Einatemluft	Ausatemluft
21 % Sauerstoff	16 % Sauerstoff
0 % Kohlendioxid	4 % Kohlendioxid
78 % Stickstoff	73 % Stickstoff
1 % Edelgase	1 % Edelgase
0 % Wasserdampf	6 % Wasserdampf

Beachte:

Der Sauerstoffanteil in der Ausatemluft liegt noch bei 16 %. Dies erklärt, warum die in den Erste-Hilfe-Kursen gelehrte Beatmung mit der eigenen Ausatemluft effektiv ist.

Im Gegensatz zur trockenen Inspirationsluft ist die Exspirationsluft infolge der Anfeuchtung durch die Schleimhäute mit Wasserdampf gesättigt. Dies führt dazu, dass sich z. B. der prozentuale Anteil von Stickstoff in der Exspirationsluft vermindert, obwohl die Gesamtmenge an Stickstoff in der In- und Exspirationsluft gleich ist (Stickstoff wird im Körper nicht verstoffwechselt).

Auch der prozentuale Anteil der übrigen Gase in der Ausatemluft wird durch den gleichen Umstand etwas geringer, fällt aber aufgrund des geringeren Mengenanteils dieser Gase nicht ins Gewicht.

Sichtbar wird hier der bedeutsame Verlust von Wasser durch die Atmung: Bei einem Erwachsenen ca. 800 ml/Tag.

1.17 Lösung: A

Das Atemzentrum liegt im Hirnstamm in der Medulla oblongata (verlängertes Mark). Bei einer Hirndrucksteigerung infolge einer intrakraniellen Blutung oder eines Hirnödems kann dieser Hirnanteil zusammen mit Anteilen des Kleinhirns im Hinterhauptsloch des Schädels eingequetscht werden. Es kommt zur Störung der Atemregulation mit Tachypnoe, Cheyne-Stokes-Atmung, Bradypnoe und Apnoephasen bis hin zum Atemstillstand.

Chemorezeptoren in Aorta und Carotiden reagieren auf den pO_2 sowie den pCO_2 bzw. den pH-Wert des Blutes und geben über Nervenbahnen Impulse an das Atemzentrum. Hier werden diese Rückmeldungen mit weiteren neuronalen Informationen abgeglichen und die Atemtätigkeit gesteuert: Verstärkung der Atemtätigkeit bei Abfall des pO_2 und Anstieg des pCO_2 mit pH-Wert-Abfall, Minderung der Atemtätigkeit bei Anstieg des pO_2 und Abfall des pCO_2 mit pH-Wert-Anstieg.

Auf das Atemzentrum wirken neben Impulsen aus den Chemorezeptoren auch viele weitere neuronale Impulse ein. So ist zu erklären, dass es beispielsweise zum Notfall der psychogen bedingten Hyperventilationstetanie kommen kann, obwohl die Messwerte der peripheren Chemorezeptoren (pCO_2 erniedrigt, pO_2 normal) eine Minderung der Atemtätigkeit erfordern würden.

1.18 Lösung: D

Das normale Atemzugvolumen eines Erwachsenen in Ruhe liegt bei etwa 500 ml. Der Sauerstoffverbrauch eines Erwachsenen in Ruhe beträgt etwa 300 ml/min.

In den Lungenarterien wird venöses Blut vom rechten Herzen zur Lunge gepumpt. Der Sauerstoffpartialdruck im venösen Blut beträgt normalerweise ca. 40 mmHg, kann aber bei verstärkter Ausschöpfung noch tiefer liegen. Der Sauerstoffpartialdruck in den Alveolen beträgt bei Raumluftatmung etwa 100 mmHg. Diese Druckdifferenz ist die treibende Kraft für die Sauerstoffdiffusion von den Alveolen in die Lungenkapillaren.

Zu den Atemfrequenzen ➤ Tab. 1.2:

Tab. 1.2 Atemfrequenzen

Alter	Frequenz
Neugeborenes	40/Min.
Säugling	35/Min.
Kleinkind	30/Min.
Schulkind	20/Min.
Erwachsener	12/Min.

1.19 Lösung: B

Sauerstoff wird im Blut hauptsächlich in chemischer Bindung mit Hämoglobin transportiert. Die Menge des im Blut physikalisch gelösten Sauerstoffs ist sehr gering und fällt normalerweise für die Sauerstoffversorgung des Gewebes nicht ins Gewicht. Erst bei grenzwertiger Sauerstoffversorgung z. B. bei hohem Blutverlust oder Gefäßverschlüssen ist auch die geringe Menge physikalisch gelösten Sauerstoffs von Bedeutung.

Die treibende Kraft für die Sauerstoffdiffusion in der Lunge vom Alveolarraum in die Lungenkapillare und im Gewebe von den Kapillaren zu den Zellen ist die jeweilige Sauerstoffpartialdruckdifferenz.

Die Diffusionsstrecke als vom Sauerstoff zu überwindende Distanz zwischen Alveolarraum und Lungenkapillare hat Einfluss auf den Gasaustausch. Ist die Diffusionsstrecke z. B. bei einer Pneumonie (Lungenentzündung) durch entzündliche Schwellung und Ödem vergrößert, verschlechtert sich der Gasaustausch.

Kohlendioxid diffundiert ca. 20-fach besser als Sauerstoff. Dies führt bei respiratorischer Insuffizienz infolge einer akuten Lungenerkrankung dazu, dass zunächst der Sauerstoffpartialdruck im Blut sinkt (Hypoxämie), während der Kohlendioxidpartialdruck gleich bleibt oder aufgrund der verstärkten Atembemühungen mit

Hyperventilation ebenfalls absinkt. Man nennt dies respiratorische Partialinsuffizienz. Erst bei zunehmender Erschöpfung kommt es zusätzlich zur Hypoxämie zur verminderten Ventilation mit steigendem pCO_2 (Hyperkapnie). Man spricht von respiratorischer Globalinsuffizienz.

1.20 Lösung: B

Ein pulmonaler Rechts-Links-Shunt bedeutet, dass Blut durch nicht belüftete Alveolargebiete fließt und so ohne Oxygenierung zur linken Herzhälfte und in den Körperkreislauf gelangt. Das betroffene Alveolargebiet der Lunge wird also durchblutet, aber nicht belüftet. Durch diese Beimischung von nicht oxygeniertem Shuntblut zum oxygenierten Blut aus ventilierten Lungenanteilen ist die Sauerstoffsättigung erniedrigt.

Bei optimal aufeinander abgestimmter Ventilation und Perfusion in der Lunge ist kein bedeutsamer Shunt vorhanden.

In der zum Rechts-Links-Shunt entgegengesetzten Extremsituation würde ein Alveolargebiet zwar belüftet, aber nicht durchblutet. Auch diese Situation kann vorkommen. Man bezeichnet dies dann als funktionellen Totraum (nicht zu verwechseln mit dem anatomischen Totraum, bei dem die nicht am Gasaustausch teilnehmende Luft in den großen Atemwegen gemeint ist).

Die Verwendung von PEEP bedeutet, dass am Ende der Exspiration der Druck in den Atemwegen nicht auf 0 mbar sinkt, sondern ein positiver Restdruck erhalten bleibt. Dies kann Atelektasen (Kollabieren der Alveolen) vermindern und so durch Verminderung des Shunts die Oxygenierung verbessern.

Bei beatmeten Patienten wird meist ein PEEP von 5 mbar eingestellt. In bestimmten Notfallsituationen (z. B. Lungenödem) ist ein höherer PEEP häufig hilfreich. Die Anwendung eines höheren PEEP kann aber auch negative Folgen haben (z. B. eine Kreislaufdepression) und ist deshalb eine ärztliche Entscheidung.

1.21 Lösung: E

Sauerstoff wird im Blut hauptsächlich in chemischer Bindung mit Hämoglobin transportiert (➤ Kommentar 1.19). Die Menge des im Blut physikalisch gelösten Sauerstoffs ist sehr gering und fällt normalerweise für die Sauerstoffversorgung des Gewebes nicht ins Gewicht. Erst bei grenzwertiger Sauerstoffversorgung z. B. bei hohem Blutverlust oder Gefäßverschlüssen wird auch die Menge physikalisch gelösten Sauerstoffs wichtig. Deshalb ist bei Notfallpatienten auch bei einer normalen pulsoxymetrischen Sättigung die zusätzliche Insufflation von Sauerstoff nicht unsinnig. Eine Ausnahme von dieser Regel bilden nach aktuellen Erkenntnissen Patienten mit einem akuten Myokardinfarkt und stabiler Hämodynamik, also ohne kardiogenen Schock. Hier soll eine pulsoxymetrische Sauerstoffsättigung im Bereich von 94–98 % angestrebt werden. Eine Hyperoxie mit einer SpO_2 von 100 % und supranormalen Sauerstoffpartialdrücken kann bei diesen Patienten – möglicherweise über die vermehrte Bildung von Sauerstoffradikalen – zu einer Vergrößerung des Infarktareals führen.

Bikarbonat ist als Salz der Kohlensäure eine wichtige Transportform für das Kohlendioxid im Blut, nicht für den Sauerstoff.

Eine Sauerstoffsättigung von 100 % bedeutet zwar, dass 100 % des Hämoglobins Sauerstoff chemisch gebunden hat. Da das Pulsoxymeter jedoch keine Aussage darüber zulässt, wie viel Hämoglobin vorhanden und damit, welche Gesamtmenge an Sauerstoff im Blut gebunden ist, kann es möglich sein, dass trotz guter pulsoxymetrischer Sättigungswerte das Sauerstoffangebot im Gewebe vermindert ist. Man spricht von anämischer Hypoxie (Anämie: Mangel an roten Blutkörperchen).

Auch kann infolge einer lokalen Durchblutungsstörung (z. B. beim apoplektischen Insult) das lokale Sauerstoffangebot trotz normaler Sättigung unzureichend sein. Man spricht von ischämischer Hypoxie (Ischämie = fehlende Durchblutung). Eine Anreicherung der Atemluft mit Sauerstoff kann in diesen Fällen durch weitere Erhöhung des Anteils chemisch gebundenen Sauerstoffs bis zu einer Sättigung von annähernd 100 % sowie durch Erhöhung der physikalisch gelösten Sauerstoffmenge die kritische Versorgung des Gewebes verbessern.

Des Weiteren müssen mögliche Messfehler bedacht werden. So kann z. B. nach Rauchgasinhalation ein Teil des Hämoglobins durch toxische Gase (z. B. Kohlenmonoxid [CO]) gebunden sein, was je nach Gerät vom Pulsoxymeter nicht erkannt und als Sauerstoff fehlgedeutet würde. Auf diese Weise werden falsche, zu hohe Messwerte angezeigt.

Die Sauerstoffbindungskurve des Hämoglobins zeigt einen S-förmigen Verlauf. Bei einer Sättigung von 90 % beginnt der steile Teil der Kurve, d. h. unterhalb dieses Wertes führen geringe Änderungen des Sauerstoffpartialdrucks zu starken Änderungen der Sättigung, was man in der Praxis an sehr schnell abfallenden (oder ansteigenden) Werten sieht. Eine Sauerstoffsättigung von 90 % entspricht unter normalen Bedingungen einem pO_2 von ca. 60 mmHg, und liegt damit unterhalb des Normbereichs.

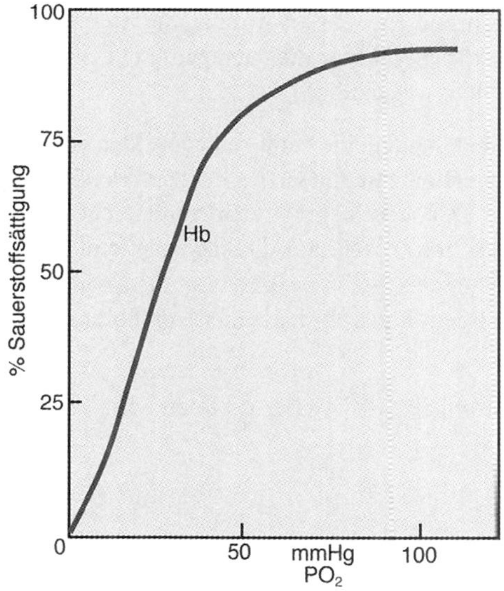

Abb. 1.3 Zeichnung: Sauerstoffbindungskurve des Hämoglobins [L108]

1.22 Lösung: E

Tachypnoe nennt man eine abnorm schnelle Atmung, die bei Atemnot zu beobachten ist. Das Gegenteil, eine abnorm langsame Atmung, nennt man Bradypnoe.

Als Orthopnoe bezeichnet man eine sehr angestrengte Atmung unter Einsatz der Atemhilfsmuskulatur, die bei schwerer Atemnot zu beobachten ist.

Dyspnoe ist das Fachwort für eine subjektive Atemnot des Patienten, die mit verstärkter Atemtätigkeit einhergeht.

Apnoe ist das Fachwort für einen Atemstillstand.

Eine Zyanose ist eine bläuliche Verfärbung von Haut und Schleimhäuten, die dann zu beobachten ist, wenn ein großer Teil des Hämoglobins (mehr als 5 g/dl) nicht mit Sauerstoff gesättigt ist. Bei der zentralen Zyanose liegt die Ursache dieser Entsättigung des Hämoglobins „zentral", z. B. bei einem Herzfehler mit Rechts-Links-Shunt (ein Teil des venösen Blutes gelangt unter Umgehung des Lungenkreislaufs direkt wieder in die Aorta) oder bei einer Störung des Gasaustausches in der Lunge. Bei einer peripheren Zyanose liegt die Ursache „peripher", z. B. bei einer vermehrten Sauerstoffausschöpfung aus dem Blut aufgrund einer Durchblutungsstörung.

1.23 Lösung: A

Die Kußmaul-Atmung ist eine regelmäßige Atmung mit abnorm tiefen Atemzügen. Sie kommt bei Krankheitsbildern mit stoffwechselbedingter Übersäuerung (metabolische Azidose) des Blutes vor, z. B. beim diabetischen Koma und bei fortgeschrittener Niereninsuffizienz mit Urämie (Ansammlung harnpflichtiger Substanzen im Blut). Aus der Kußmaul-Atmung resultiert eine Hyperventilation mit vermehrter CO_2-Abatmung, was der Azidose entgegenwirkt.

Biot-Atmung und Cheyne-Stokes-Atmung gehören zu den periodischen Atmungstypen, bei denen die Atmung durch kurzzeitige Apnoephasen unterbrochen wird. Während bei der Biot-Atmung die Atemzüge regelmäßig sind, wird die Cheyne-Stokes-Atmung flacher und schneller, bevor die Atempause eintritt. Beide Atmungstypen sind typisch für eine Störung der zentralen Atmungsregulation.

Eine Zyanose ist eine bläuliche Verfärbung von Haut und Schleimhäuten, die dann zu beobachten ist, wenn ein großer Teil des Hämoglobins (mehr als 5 g/dl) nicht mit Sauerstoff gesättigt ist. Bei der zentralen Zyanose liegt die Ursache dieser Entsättigung des Hämoglobins „zentral", z. B. bei einem Herzfehler mit Rechts-Links-Shunt (ein Teil des venösen Blutes gelangt unter Umgehung des Lungenkreislaufs direkt wieder in die Aorta) oder bei einer Störung des Gasaustausches in der Lunge. Bei einer peripheren Zyanose liegt die Ursache „peripher", z. B. bei einer vermehrten Sauerstoffausschöpfung aus dem Blut aufgrund einer Durchblutungsstörung.

Grobblasige Rasselgeräusche („wie wenn Luft durch einen Strohhalm ins Wasser geblasen wird") sind typisch für ein Lungenödem.

Bezeichnung	Atemmuster
Normale Ruheatmung	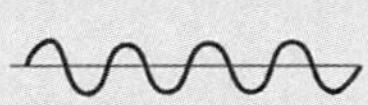
Kußmaul-Atmung	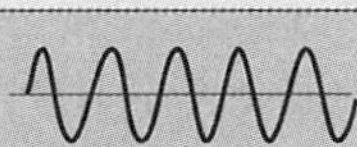
Cheyne-Stokes-Atmung	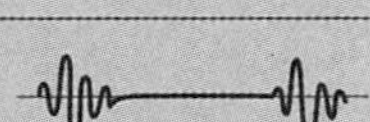
Biot-Atmung	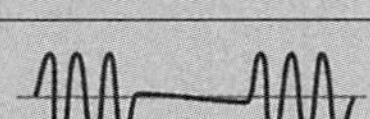

Abb. 1.4 Schema der verschiedenen Atemtypen [A400]

1.24 Lösung: B

Eine ausreichende pulsoxymetrisch gemessene Sauerstoffsättigung lässt nicht automatisch auf einen ausreichenden Sauerstoffgehalt im Blut schließen (➤ Kommentar 1.21). Deshalb ist auch bei einem Notfallpatienten mit einer Sättigung von 95 % eine Sauerstoffinsufflation sinnvoll.

Dyspnoe ist das Fachwort für eine subjektiv empfundene Atemnot des Patienten. Eine Sättigung von 95 % kann auch bei Atemnot vorhanden sein, z. B. wenn der Patient unter vermehrter Atemanstrengung eine ausreichende Oxygenierung erreicht. Deshalb ist auch bei (noch) normaler Sauerstoffsättigung eine genaue Untersuchung des respiratorischen Systems (Inspektion, Palpation, Perkussion, Auskultation) notwendig.

Die Sauerstoffsättigung ist kein Parameter für ein adäquates Atemminutenvolumen. Erst bei einem geringen Atemminutenvolumen und einem niedrigen Sauerstoffanteil in der Inspirationsluft sinkt auch die Sauerstoffsättigung. Eine Hyperventilation würde man anhand der Sättigung nicht erkennen können. Bei der Einstellung des Atemminutenvolumens orientiert man sich nicht an der vom Pulsoxymeter angezeigten Sättigung, sondern an den Normalwerten für Atemfrequenz und Atemzugvolumen. Eine genauere Abstimmung des Atemminutenvolumens auf den Bedarf des Patienten kann durch die Kapnometrie oder eine Blutgasanalyse erreicht werden.

1.25 Lösung: C

Der Normalwert des $p_{et}CO_2$ beträgt 35–45 mmHg. Bei höheren Werten spricht man von Hyperkapnie, bei tieferen von Hypokapnie. Ein $p_{et}CO_2$ von 65 mmHg ist sehr hoch und zeigt eine Hypoventilation an. Das Atemminutenvolumen muss gesteigert werden.

Ein $p_{et}CO_2$ von 20 mmHg spricht für ein zu hohes Atemminutenvolumen (Hyperventilation). Es wird also zu viel CO_2 „abgeatmet". Dies hat mit der eingestellten FIO_2 primär nichts zu tun.

Bei einer Hyperkapnie kommt es zur zerebralen Vasodilatation und damit zur Erhöhung des Hirndrucks. Ein $p_{et}CO_2$ von 65 mmHg ist also sicher nicht optimal, sondern vielmehr schädlich für einen Patienten mit Schädel-Hirn-Trauma (SHT). Umgekehrt kommt es bei Hyperventilation mit Hypokapnie zu einer zerebralen Vasokonstriktion und damit zu einer Abnahme des Hirndrucks. Gleichzeitig wird aber durch die Vasokonstriktion auch die zerebrale Durchblutung vermindert, sodass bei Hyperventilation positive und negative Effekte für den Patienten mit SHT entstehen können. Im Rettungsdienst sollten Patienten mit einem SHT normokapnisch beatmet werden.

Unter Reanimationsbedingungen ist ein $p_{et}CO_2$ von 10 mmHg kein sicheres Zeichen für eine Fehlintubation. Der erniedrigte Wert kann auch dadurch bedingt sein, dass aufgrund des fehlenden bzw. unter Herzdruckmassage geringen Blutflusses nur wenig CO_2 aus dem Gewebe in die Lungen transportiert wird.

Studien zeigen, dass ein $p_{et}CO_2$ von mehr als 15 mmHg unter Reanimationsbedingungen auf einen Minimalkreislauf hinweist, der eine gute Chance auf einen Reanimationserfolg ermöglicht. Bei einem $p_{et}CO_2$ von weniger als 10 mmHg ist die Wahrscheinlichkeit für einen Reanimationserfolg sehr gering.

1.26 Lösung: C

Bei Verwendung einer Sauerstoffbrille sollte der Flow höchstens 6 l/min betragen. Ein Sauerstofffluss von mehr als 6 l/min über eine Sauerstoffbrille ergibt keine wesentliche Erhöhung der inspiratorischen O_2-Konzentration, führt zur raschen Austrocknung der Nasenschleimhaut und wird vom Patienten als sehr unangenehm empfunden.

Bei einem höheren inspiratorischen Sauerstoffbedarf sollten Sauerstoffmasken mit Reservoir verwendet werden. Hierbei sollte dann ein O_2-Flow von mindestens 6 l/min eingestellt sein, um einen Gasaustausch im Reservoir zu gewährleisten und eine übermäßige Rückatmung zu vermeiden. So werden inspiratorische O_2-Konzentrationen von bis zu 60 % erreicht.

Bei Nicht-Rückatem-Masken wird die Rückatmung durch ein Ventil vermieden. Diese Geräte benötigen einen Sauerstoffflow von mindestens 8 l/min und können eine inspiratorische O_2-Konzentration von bis zu 95 % erreichen.

Eine Anfeuchtung der Inhalationsluft ist bei längerfristiger Anwendung zur Vermeidung der Schleimhautaustrocknung wichtig. Die kurzfristige Anwendung im Rettungsdienst ist auch ohne Atemluftbefeuchtung gefahrlos möglich.

Bei Notfallpatienten ist auch bei (noch) normaler Sauerstoffsättigung eine Sauerstoffinsufflation sinnvoll (➤ Kommentar 1.21). Eine Ausnahme von dieser Regel bilden nach aktuellen Erkenntnissen Patienten mit einem akuten Myokardinfarkt und stabiler Hämodynamik, also ohne kardiogenen Schock. Hier soll eine pulsoxymetrische Sauerstoffsättigung im Bereich von 94–98 % angestrebt werden. Eine Hyperoxie mit einer SpO_2 von 100 % und supranormalen Sauerstoffpartialdrücken kann bei diesen Patienten – möglicherweise über die vermehrte Bildung von Sauerstoffradikalen – zu einer Vergrößerung des Infarktareals führen.

Bei Patienten mit chronisch-obstruktiver Lungenerkrankung (COPD: chronic obstructive pulmonary disease) reagiert das Atemzentrum aufgrund des chronisch erhöhten CO_2-Partialdrucks nicht mehr auf Veränderungen des pCO_2, sondern des pO_2. Hierdurch kann bei hoher Sauerstoffzufuhr eine Verminderung der Atemfrequenz bis hin zu langen Apnoephasen hervorgerufen werden. Dennoch sollte bei COPD-Patienten mit Dyspnoe auf jeden Fall eine Sauerstoffinsufflation vorgenommen werden. Die Atmung des Patienten sollte dabei genau beobachtet werden.

1.27 Lösung: D

Die stabile Seitenlage kann eine Aspiration verhindern. Sie muss bei allen nicht intubierten bewusstseinsgetrübten und bewusstlosen Patienten durchgeführt werden, es sei denn, es besteht aus der Notfallsituation die Möglichkeit einer Rückenmarksschädigung.

Die endotracheale Intubation ist das Verfahren der Atemwegssicherung mit dem sichersten Aspirationsschutz.

Das Einlegen eines passenden Guedeltubus verhindert das Verlegen der Atemwege durch den zurückfallenden Zungengrund, bietet jedoch keinen Aspirationsschutz. Bei nicht ausreichend tiefer Bewusstlosigkeit und unvorsichtigem Vorgehen kann das Einlegen eines Guedeltubus zum Würgereiz mit Erbrechen und Aspiration führen.

Wichtig ist die Auswahl der richtigen Größe: Ein zu kleiner Tubus kann den Zungengrund, ein zu großer Tubus die Epiglottis herunterdrücken und so erst zu einer Atemwegsverlegung führen. Deshalb ist die Kontrolle der freien Luftströmung durch den Guedeltubus wichtig!

Ein Wendltubus schützt ebenfalls vor der Atemwegsverlegung durch den zurückfallenden Zungengrund. Auch er bietet keinen Aspirationsschutz. Er wird vom Patienten besser toleriert als ein Guedeltubus, kann aber beim Vorschieben Nasenbluten auslösen. Die richtige Länge ist wichtig: Ein zu kurz vorgeschobener

Wendltubus kann den Zungengrund nicht anheben, ein zu weit vorgeschobener kann einen Laryngospasmus auslösen oder liegt im Ösophaguseingang. Vorsichtiges Vorgehen und die Kontrolle der freien Luftströmung durch den Wendltubus sind wichtig!

Ein Absaugen des Magens ist nach der Intubation oder der Atemwegssicherung mit einer alternativen supraglottischen Beatmungshilfe mit Absaugmöglichkeit (z. B. Larynxtubus LTS® oder Larynxmaske mit Absaugkanal) indiziert. Beim nicht beatmeten bewusstlosen Patienten sollte es unterbleiben. Ist bei diesen Patienten eine Sekretentfernung nötig, sollte der Absaugkatheter nicht tiefer als die Distanz Nasenspitze bzw. Mundwinkel – Ohrläppchen vorgeschoben werden. Ein tieferes Absaugen kann einen Laryngospasmus auslösen oder zu Würgen und Erbrechen mit Aspiration führen.

1.28 Lösung: D

Bei der kontrollierten Beatmung erfolgt keine Anpassung der Beatmung an den Atemzyklus des Patienten. Die Eigenatmung des Patienten ist entweder nicht mehr vorhanden (z. B. infolge eines Herz-Kreislauf-Stillstandes) oder wird medikamentös durch tiefe Sedierung und ggf. auch Muskelrelaxierung unterdrückt.

Im Gegensatz hierzu erfolgt bei der assistierten Beatmung eine Anpassung der Beatmung an die Eigenatmung des Patienten, die hierdurch unterstützt und erleichtert wird. Mit Beatmungsbeutel und Maske kann sowohl kontrolliert (bei fehlender Eigenatmung des Patienten) als auch assistiert (eigene Atemzüge des Patienten werden vertieft und ggf. Beatmungshübe zwischen den eigenen Atemzügen verabreicht) beatmet werden.

IPPV (intermittent positiv pressure ventilation) ist eine kontrollierte maschinelle Beatmungsform, bei der Beatmungsfrequenz und Atemhubvolumen (Tidalvolumen V_T) bzw. Atemminutenvolumen (AMV) fest eingestellt werden. Bei einem unzureichend sedierten Patienten mit Eigenatmung kann es zu Atemzügen „gegen die Maschine" kommen, was für den Patienten quälend und z. B. bei Erreichen sehr hoher Beatmungsdrücke gefährlich sein kann. Wichtig ist deshalb eine adäquate Sedierung des Patienten und die Einstellung einer oberen Druckbegrenzung am Gerät.

Die Verwendung eines PEEP (positive endexspiratory pressure) erfolgt unabhängig von einem kontrollierten oder assistierten Beatmungsmodus. Die Verwendung von PEEP bedeutet, dass am Ende der Exspiration der Druck in den Atemwegen nicht auf 0 mbar sinkt, sondern ein positiver Restdruck erhalten bleibt. Dieses kann Atelektasen vermindern und so durch Verminderung des Shunts die Oxygenierung verbessern.

Bei beatmeten Patienten wird meist ein PEEP von 5 mbar eingestellt. In bestimmten Notfallsituationen (z. B. Lungenödem) ist ein höherer PEEP häufig hilfreich. Die Anwendung eines höheren PEEP kann aber auch negative Folgen haben (z. B. eine Kreislaufdepression) und ist deshalb eine ärztliche Entscheidung.

Ein Oxydemand-Ventil kann bei der manuellen Beatmung mit einem Beatmungsbeutel sowohl bei kontrollierter als auch bei assistierter Beatmung verwendet werden. Es wird an den Luftansaugstutzen des Beatmungsbeutels angebracht und direkt mit dem Druckminderer der Sauerstoffflasche verbunden. Durch den sehr hohen O_2-Flow kann eine inspiratorische O_2-Konzentration (FIO_2) von 97 % erreicht werden.

1.29 Lösung: B

Das Absaugen des Magens vor der Intubation oder der Einlage einer alternativen supraglottischen Beatmungshilfe beim bewusstlosen Patienten sollte unterbleiben (➤ Kommentar 1.27). Der Absaugkatheter sollte bei diesen Patienten nicht tiefer als die Distanz Nasenspitze bzw. Mundwinkel – Ohrläppchen vorgeschoben werden. Ein tieferes Absaugen kann einen Laryngospasmus auslösen oder zu Würgen und Erbrechen mit Aspiration führen.

Durch die Einlage eines Guedeltubus wird die Maskenbeatmung vereinfacht und die Gefahr verringert, dass der Magen gebläht wird. Allerdings sollte ein Guedeltubus nur bei erloschenen Schutzreflexen eingelegt werden, damit kein Würgen und Erbrechen provoziert wird (➤ Kommentar 1.27).

Die Beutel-Masken-Beatmung ist bei richtiger Durchführung sehr effektiv: Bei Verwendung eines Sauerstoffreservoirs kann eine inspiratorische Sauerstoffkonzentration von 80–95 % erreicht werden, mit Hilfe eines Oxydemand-Ventils sind sogar noch höhere Werte zu erzielen. Der Nachteil der Beutel-Masken-Beatmung im Vergleich zur Intubation liegt im fehlenden Aspirationsschutz und in der Tatsache, dass ein Helfer durch die Beutelbeatmung gebunden ist.

Die Druckbegrenzung bei der Beutel-Masken-Beatmung sollte bei 20 mbar liegen, da bei höheren Beatmungsdrücken mit einem Blähen des Magens zu rechnen ist.

Die angegebene Druckbegrenzung von 60 mbar entspricht den maximalen Beatmungsdrücken der meisten Beatmungsgeräte. Bei derartig hohen Beatmungsdrücken ist mit Zerreißung von Alveolargewebe zu rechnen, man spricht von einem Barotrauma. Bei vorgeschädigten Lungen und bei Säuglingen ist ein Barotrauma auch schon bei deutlich niedrigeren Beatmungsdrücken (etwa ab 30–35 mbar) möglich.

Es ist bekannt, dass Notfallpatienten infolge von Stress und Unerfahrenheit des Rettungspersonals bei der Masken-Beutel-Beatmung häufig mit zu hohen Beatmungsfrequenzen und Atemhubvolumina beatmet werden und hierdurch einerseits eine Hyperventilation, andererseits eine Überblähung des Magens entstehen kann. Die Beatmungsfrequenz sollte sich an den altersabhängigen physiologischen Atemfrequenzen orientieren, das Beatmungsvolumen an den Thoraxbewegungen (➤ Tab. 1.2 Atemfrequenzen, ➤ Kommentar 1.18).

1.30 Lösung: D

Wenn unter Notfallbedingungen eine Intubation misslingt, stehen die Möglichkeiten der Maskenbeatmung und der Beatmung mit einem anderen der genannten Hilfsmittel gleichberechtigt nebeneinander.

Larynxmaske, Larynxtubus und Combitubus haben dabei den Vorteil, dass man „die Hände frei“ bekommt und ein gewisser (kein sicherer!) Aspirationsschutz gegeben ist. Ob und welches der genannten Hilfsmittel man benutzt, hängt von der eigenen Übung und Erfahrung ab, es sollte aber zumindest eine Alternative zur endotrachealen Intubation in jedem Rettungswagen verfügbar sein.

Die Koniotomie wird entweder durch eine Punktion mit einem speziellen Punktionsset oder notfalls durch einen Skalpellschnitt durch das Lig. conicum zwischen dem Schildknorpel und dem Ringknorpel des Kehlkopfes (➤ Kommentar 1.2) durchgeführt. Hierbei treten in 10–40 % schwerwiegende Komplikationen auf (Blutungen, Kehlkopfverletzungen etc.), sodass diese Maßnahme nur dann durchgeführt werden soll, wenn eine Beatmung auf anderem Wege nicht möglich ist und der Patient hypoxisch zu werden droht (so genannte „can not ventilate, can not intubate“-Situation).

1.31 Lösungsvorschläge:

Zur Mindestausstattung für eine endotracheale Intubation unter Notfallbedingungen gehören:

- Sauerstoff zur Präoxygenierung
- Absaugeinheit, idealerweise mit „Suction booster“-Aufsatz

- Laryngoskop mit Spatel passender Größe
- Endotrachealtubus passender Größe mit Führungsstab (Mandrin)
- Magill-Zange
- Blockerspritze
- Beatmungsbeutel mit Sauerstoffzufuhr bzw. Oxydemand-Ventil
- Stethoskop zum Auskultieren der Tubuslage
- Pflaster, Tubusband oder Tubusfixateur zu Befestigung des Tubus

Sämtliche Materialien müssen auf ihre Funktion geprüft sein. Bei noch spontanatmenden Patienten verringert eine ausgiebige Präoxygenierung per Sauerstoffinsufflation oder assistierender Maskenbeatmung entscheidend das Risiko einer Hypoxie während des Intubationsversuchs. Eine automatische Absaugeinheit sollte bereits vor Beginn des Intubationsversuchs in Betrieb sein, damit bei eventueller Regurgitation von Mageninhalt unmittelbar mit dem Absaugen begonnen werden kann (auch die Verpackungshülle entfernen, den „Fingertipp" verschließen und den Katheter griffbereit halten). Der Tubus sollte immer mit eingelegtem Führungsstab angereicht werden. Der Führungsstab sollte mit der Tubusspitze abschließen und nicht daraus hervorragen. Zur problemlosen Entfernung des Führungsstabs sollte das Tubuslumen mit einem sterilen Medium gleitfähig gemacht worden sein.

1.32 Lösung: A

Mit der Formel A „(Alter/4) + 4 = ID in mm" kann bei Kindern und Jugendlichen zwischen 2 und 18 Jahren der Innendurchmesser des passenden Endotrachealtubus abgeschätzt werden. Es sollte aber bei der Intubation immer auch der nächst größere und nächst kleinere Tubus zusätzlich bereit liegen.

Die Formel C „(Alter/2) + 12 = Intubationsstiefe in cm" ist zur Abschätzung der Intubationsstiefe bei der oralen Intubation von Patienten zwischen 2 und 18 Jahren geeignet. Die Angabe bezieht sich auf die Länge zwischen Tubusspitze und Zahnreihe Alle übrigen genannten Formeln sind Phantasieformeln.

1.33 Lösung: B

Die Feststellung kapnometrisch gemessener gleich bleibend hoher endtidaler Kohlendioxidpartialdrücke über mehrere Atemhübe nach der Intubation ermöglicht einen sicheren Ausschluss einer ösophagealen Fehlintubation. Zwar könnte auch bei ösophagealer Fehlintubation kurzzeitig CO_2 in der Ausatemluft angezeigt werden (da CO_2 über die Magenschleimhaut in das Magenlumen diffundiert), jedoch würde schon nach den ersten Beatmungshüben das gemessene CO_2 stark absinken.

Unter Reanimationsbedingungen oder bei einer fulminanten Lungenembolie ist aufgrund des Minimalkreislaufs mit nur geringem Rücktransport von CO_2 über die Venen in die Lunge ein verminderter Kohlendioxidpartialdruck in der Ausatemluft zu erwarten (ein pCO_2 über 15 mmHg spricht für eine sehr suffiziente Herzdruckmassage, ➢ Kommentar 1.25). Hierdurch kann Unsicherheit entstehen, ob richtig intubiert wurde. Im Zweifel sollte die Tubuslage laryngoskopisch kontrolliert werden.

Die Anzeige einer ausreichenden Sauerstoffsättigung kann trügerisch sein, da nach ausgiebiger Präoxygenierung die pulsoxymetrisch gemessenen Werte u. U. erst nach mehreren Minuten (d. h. nach dem Verbrauch des im Residualvolumen und im Blut gespeicherten Sauerstoffs) abfallen. Grundsätzlich sollte eine abfallende Sauerstoffsättigung immer Anlass sein, die Tubuslage zu überprüfen. Zum Ausschluss einer ösophagealen Fehllage kurz nach der Intubation reagiert die Pulsoxymetrie jedoch zu träge.

Auskultierbare Atemgeräusche, Beschlagen des Tubuslumens und sichtbare Atemexkursionen sind wichtige Hinweise für die korrekte Tubuslage, die nach der Intubation unbedingt überprüft werden sollten. Einen sicheren Ausschluss einer ösophagealen Fehlintubation können sie jedoch nicht bieten.

1.34 Lösung: A

Mögliche Ursache eines unsicheren Auskultationsbefundes nach einer Intubation sind z. B. eine ösophageale Fehllage des Tubus (auch bei Ventilation in den Magen können an der Thoraxwand atemähnliche Geräusche auskultiert werden), eine zu tiefe Intubation mit Lage der Tubusspitze in einem Hauptbronchus (wegen des steileren Verlaufs meist der rechte Hauptbronchus), ein Pneumothorax, eine Verlegung großer Bronchien mit einem aspirierten Fremdkörper, Blut oder Sekret oder ein ausgeprägter Bronchospasmus.

Grundsätzlich sollte bei Zweifel an der korrekten Tubuslage die Beatmung über den Tubus unterbrochen werden, um nicht durch Überblähung des Magens und Regurgitation weitere Komplikationen hervorzurufen.

Bei einem unsicheren Auskultationsbefund sollte durch unmittelbare nochmalige Laryngoskopie versucht werden, die Situation zu klären und ggf. eine ösophageale Fehlintubation oder eine zu tiefe Tubuslage zu berichtigen. Eine voreilige sofortige Entfernung des Tubus ist also nicht indiziert.

Wenn sich auch durch erneute Laryngoskopie die korrekte Lage des Tubus im Kehlkopfeingang nicht eindeutig feststellen lässt, sollte der Tubus entfernt und auf die Maskenbeatmung oder ein alternatives Verfahren zur Atemwegssicherung (Larynxmaske, Combitubus oder Larynxtubus) zurückgegriffen werden.

Der Verlauf der Sauerstoffsättigung kann in dieser Situation keine sofortige Klärung bringen, da einerseits bei guter Präoxygenierung mehrere Minuten bis zum Sättigungsabfall vergehen können, andererseits aufgrund einer schlechten Kreislaufsituation mit vermehrter Sauerstoffausschöpfung trotz korrekter Tubuslage eine erniedrigte pulsoxymetrisch gemessene Sauerstoffsättigung vorliegen kann. Auch kann ein ösophageal fehlintubierter Patient bei flacher Narkose und unvollständiger Relaxierung „neben dem Tubus" atmen und dadurch einen bedrohlichen Sättigungsabfall verhindern, solange die Narkose nicht vertieft wird.

1.35 Lösung: C

Beim Asthmaanfall ist die Sauerstoffaufnahme in der Lunge gestört. Hierdurch entsteht eine Lippenzyanose. Die Patienten haben schwerste Atemnot und setzen die Atemhilfsmuskulatur ein (Orthopnoe). Die Bronchialobstruktion durch Spasmus der Bronchialmuskulatur, Schleimhautödem und übermäßige Schleimproduktion führt dazu, dass die Atemluft in den Alveolen nur noch erschwert und unter großer Atemanstrengung ausgeatmet werden kann. Es resultiert ein angestrengtes, verlängertes Exspirium.

Auskultatorisch sind giemende und brummende Atemnebengeräusche typisch. Im Extremfall ist kaum noch eine Luftbewegung in den kleinen Atemwegen und den überblähten Alveolen möglich: Man spricht von der „silent lung" (stille Lunge). Durch eine Ausatmung gegen die fast geschlossenen Lippen (Lippenbremse) versucht der Patient, den Druck in den kleinen Bronchien und Bronchioli zu erhöhen und so einen Kollaps dieser Atemwege bei dem angestrengten Ausatemmanöver zu verhindern.

Ein Krampf der Lippenmuskulatur ist ein typisches Zeichen bei einer Hyperventilationstetanie. Hohes Fieber tritt bei vielen Erkrankungen auf, in Zusammenhang mit Dyspnoe muss man u. a. an eine Pneumonie denken.

1.36 Lösung: C

Dem Asthma bronchiale liegt eine bronchiale Entzündungsreaktion durch Ausschüttung von Histamin und anderen Substanzen zugrunde, die allergisch oder nicht allergisch (z. B. durch Infekte, Anstrengung, psychische Faktoren) bedingt ist. Durch die Entzündung entsteht ein Schleimhautödem, eine vermehrte Schleimsekretion und ein Spasmus der Bronchialmuskulatur, welche zur Bronchialobstruktion, also zur Verengung und Verlegung des Bronchiallumens führen.

Insbesondere bei der angestrengten Exspiration werden die kleinen Bronchien zusätzlich komprimiert. Die Ausatemluft bleibt in den Alveolen zurück, die hierdurch überdehnt werden. Dies führt zur Behinderung des Blutflusses in den Lungenkapillaren und zu einem erhöhtem Widerstand in der Lungenstrombahn und damit letztlich zu einer akuten Belastung und Aufweitung des rechten Herzens, dem so genannten akuten Cor pulmonale.

Die tiefe Beinvenenthrombose ist typisch für die Pathogenese einer Lungenembolie.

1.37 Lösung: D

Fenoterol (z. B. Berotec®) und Theophyllin (z. B. Euphyllin®) gehören zur Gruppe der Bronchospasmolytika. Fenoterol ist ein β_2-Sympathomimetikum, Theophyllin wirkt durch intrazelluläre Enzymbeeinflussung (Phosphodiesterasehemmung). Beide Medikamente wirken relaxierend (entspannend) auf die glatte Bronchialmuskulatur und werden aufgrund dieser bronchodilatatorischen Wirkung beim Asthma bronchiale eingesetzt, Fenoterol als Dosier aerosol, Theophyllin als i. v.-Präparat.

In hohen Dosierungen wirkt Fenoterol auch wehenhemmend (tokolytisch) auf die glatte Muskulatur des Uterus. Bei der Gabe von Theophyllin muss beachtet werden, dass ein hoher Plasmaspiegel dieses Medikaments zu gefährlichen Herzrhythmusstörungen führen kann. Deshalb ist Theophyllin bei bereits bestehender Dauermedikation in der Akutsituation nur unter besonderer Vorsicht anzuwenden.

Kortison (z. B. Solu-Decortin H®) wirkt antiphlogistisch (entzündungshemmend) und vermindert dadurch die Entzündungsreaktion in den Bronchien, die dem Asthmaanfall zugrunde liegt. Kortisonpräparate werden inhalativ (z. B. Pulmicort®-Spray) oder als i. v.-Injektion verabreicht.

Ketamin (z. B. Ketanest-S®) ist ein Anästhetikum, das gleichzeitig relaxierend auf die glatte Bronchialmuskulatur wirkt. Es ist deshalb besonders geeignet, wenn bei einem andauernden schweren Asthmaanfall (Status asthmaticus) eine Narkose eingeleitet werden muss.

ASS (z. B. Aspisol®) ist bei Asthmapatienten kontraindiziert, da durch dieses Medikament ein Asthmaanfall ausgelöst werden kann.

Metoprolol (z. B. Beloc®) gehört zur Gruppe der β-Blocker. Durch Blockade der β_2-Rezeptoren wirkt die Substanz einer über diese Rezeptoren vermittelten Bronchodilatation entgegen und kann u. U. einen Bronchospasmus auslösen. β-Blocker sind beim akuten Asthmaanfall kontraindiziert.

1.38 Lösung: C

Beim akuten Asthmaanfall kommt es aufgrund der Orthopnoe mit zunehmender Überblähung der Lunge zu einer Erschöpfung der muskulären Atempumpe des Patienten. Es resultiert eine Hypoventilation mit zunehmender Hypoxie und Bewusstlosigkeit des Patienten.

Gleichzeitig besteht die Gefahr eines akuten Pumpversagens des rechten Herzens aufgrund des stark erhöhten Widerstands in der Lungenstrombahn (akutes Cor pulmonale). Siehe auch ➤ Kommentar 1.36.

1.39 Lösung: D

Die chronisch obstruktive Bronchitis ist durch eine chronische Infektion der Bronchien mit Husten, Auswurf und Belastungsdyspnoe gekennzeichnet. Bei den wiederkehrenden akuten Verschlechterungen („Infektazerbation") kommt es zur Dyspnoe und Atemnot. Meist ist eine Dauermedikation mit inhalativen β_2-Mimetika (z. B. Fenoterol) und Glukokortikosteroiden (z. B. Budesonid) vorhanden.

Auskultatorisch sind Giemen und Brummen als Hinweis auf vermehrte Schleimsekretion und Obstruktion der Bronchien typisch. Da bei einigen dieser Patienten der Atemreiz im Atemzentrum nicht mehr primär durch den Anstieg des CO_2-Partialdrucks, sondern durch einen Abfall des O_2-Partialdrucks im Blut generiert wird, kann eine unkontrollierte Sauerstoffinsufflation zu Apnoephasen führen. Dennoch hat die Behandlung der Hypoxämie Priorität! Die Atmung des Patienten sollte jedoch aufmerksam beobachtet werden.

1.40 Lösung: B

Bei einer Verlegung der oberen Luftwege durch einen größeren Fremdkörper sind eine akute Hustenattacke und ein inspiratorischer Stridor (pfeifendes oder rasselndes Geräusch bei der Einatmung) die Leitsymptome. Bei nahezu vollständiger Verlegung des Luftweges kann eine inverse Atmung beobachtet werden: Durch massive Zwerchfellkontraktion kommt es zur Einziehung des Thorax und Vorwölbung des Abdomens bei der versuchten Einatmung, jedoch ohne dass eine ausreichende Ventilation stattfindet.

Wenn der Patient bei Bewusstsein ist, sollte durch feste Schläge mit der flachen Hand zwischen die Schulterblätter bei heruntergebeugtem Oberkörper versucht werden, den Fremdkörper zutage zu fördern. Gelingt diese nicht, kann als Ultima Ratio ein Heimlich-Manöver durchgeführt werden. Diese Maßnahme hat jedoch nur Aussicht auf Erfolg, wenn das Tracheallumen vollständig oder nahezu vollständig durch den Fremdkörper verschlossen ist.

Durch den Fremdkörper kann es reflektorisch zu einem Herz-Kreislauf-Stillstand kommen (Bolustod, typische Notfallsituation beim Essen).

1.41 Lösung: B

Der Hyperventilationstetanie liegt eine Hyperventilation zugrunde, die meist auf eine psychische Anspannungssituation zurückzuführen ist. Typischerweise (aber nicht ausschließlich) sind junge Frauen betroffen. Die Hyperventilation führt zu einem Absinken des Kohlendioxidpartialdrucks im Blut (Hypokapnie). Da jetzt weniger Kohlensäure im Blut abgepuffert werden muss, verschiebt sich auch der Säure-Basen-Haushalt der Patientin: Es ist eine respiratorische Alkalose entstanden.

An den durch die geringere Protonenkonzentration frei gewordenen chemischen Bindungsstellen lagert sich jetzt vermehrt Kalzium an. Dies führt zu einem akuten Absinken des Kalziumspiegels im Blut (Hypokalzämie) welches die Ursache für die genannten klinischen Symptome ist: Kribbeln und Taubheitsgefühl in den Händen und um den Mund herum, verkrampfte „Pfötchenstellung" der Finger, Krampf der Lippenmuskulatur („Tetanie" ist das Fachwort für Muskelverkrampfung).

Diese Symptome verstärken die psychische Extremsituation. Angst und das subjektive Gefühl der Luftnot führen zu noch stärkerer Hyperventilation und die Symptomatik verschlimmert sich.

Um diesen Teufelskreis zu durchbrechen ist zunächst behutsame Beruhigung und Abschirmung der Patientin von anderen ängstlichen oder aufgebrachten Personen im Umfeld nötig. Eine Verlangsamung der Atmung durch Vorsprechen der Ein- und Ausatmung, Hinweis auf die Ungefährlichkeit der Störung und eine behutsame Verwendung einer Rückatemmaske (nicht aufzwingen!) führen über die Normalisierung des Kohlendioxidpartialdrucks im Blut zum Abklingen der Symptomatik. Nur selten sind medikamentöse Maßnahmen (Midazolam, z. B. Dormicum®) erforderlich.

1.42 Lösung: C

Bei der Hyperventilationstetanie entsteht eine respiratorisch bedingte Alkalose, d. h. der pH-Wert im Blut steigt auf über 7,43 an. Ursache ist das übermäßige Abatmen von Kohlendioxid, sodass der Kohlendioxidpartialdruck im Blut – und damit auch endexspiratorisch – auf unter 35 mmHg sinkt und eine Hypokapnie resultiert. Die Sauerstoffsättigung liegt im Normalbereich (95–98 %), was arterielle Sauerstoffpartialdrücke von über 90 mmHg bedeutet (eine Sättigung von 95 % entspricht einem pO_2 von ca. 90 mmHg, eine SpO_2 von 90 % liegt bereits im stark abfallenden Teil der Sauerstoffbindungskurve und entspricht einem pO_2 von ca. 60 mmHg).

Siehe auch ➢ Kommentar 1.41.

KAPITEL

2 Herz-Kreislauf-System und Wasser- und Elektrolythaushalt

Georg Rohe

2.1 Lösung: C

Das Herz liegt im Mediastinum mit etwa einem Drittel auf der rechten und zwei Dritteln auf der linken Seite der Mittellinie. Durch die unmittelbare Nachbarschaft zum Zwerchfell und den Lungenflügeln wird das Herz bei den Atemexkursionen mitbewegt, was man manchmal an zyklischen Veränderungen im EKG (Elektrokardiogramm) erkennen kann.

Die Bewegungen der Herzspitze ist bei vielen Menschen an der Kreuzungsstelle von linker Medioklavikularlinie und dem 5. Zwischenrippenraum (Interkostalraum, ICR) zu tasten. Man nennt dies den „Herzspitzenstoß".

Die Herzachse verläuft von der Herzbasis zur Herzspitze von hinten oben rechts nach vorne unten links. Durch das Mediastinum verlaufen die obere und untere Hohlvene (V. cava), der Aortenbogen und der Brustteil der Aorta, die Luftröhre (Trachea) und die Speiseröhre (Ösophagus).

Bei einem schweren Dezelerationstrauma (z. B. Autounfall, Sturz aus größerer Höhe) sind Einrisse der Aorta im Bereich des Mediastinums eine typische Verletzung, an die man denken muss, wenn sich der Schatten des Mediastinums im Röntgenbild des Brustkorbs (Thorax) auffällig verbreitert zeigt.

2.2 Lösung:

1. Perikard
2. Epikard
3. Myokard
4. Endokard

2.3 Lösung: D

Das Perikard ist mit den großen Gefäßen, dem Zwerchfell und der zum Mediastinum hin gelegenen Pleura verwachsen und dient so der Verankerung des Herzens im Brustkorb. Es besteht aus einer bindegewebigen Haut, die auf ihrer Innenseite mit einem glatten Plattenepithel überzogen ist. Hier sorgt ein dünner Flüssigkeitsfilm für ein reibungsarmes Gleitlager für den Herzmuskel mit seiner glatten Außenhaut, dem Epikard.

Die Muskelschicht des Herzens, das Myokard, ist im Bereich des linken Ventrikels deutlich kräftiger (6–10 mm) als im Bereich des rechten Ventrikel (3–5 mm), da im Körperkreislauf ein erheblich höherer Blutdruck herrscht (systolisch 100–140 mmHg) als im Lungenkreislauf (systolisch 15–30 mmHg).

Bei einem Perikarderguss befindet sich seröse Flüssigkeit oder Blut im Perikardbeutel, also dem Spalt zwischen dem Perikard und dem Epikard. Da das bindegewebige Perikard sich nicht ausdehnen kann, führt eine größere Flüssigkeitsmenge zu einer Einengung insbesondere des rechten Ventrikels (Niederdrucksystem) und behindert dessen diastolische Füllung. Dies kann zu einem Kreislaufversagen führen.

2.4 Lösung: B

Das Blut fließt aus der oberen und unteren Hohlvene (V. cava superior und inferior) in den rechten Vorhof (Atrium). Von dort gelangt es durch die Trikuspidalklappe in die rechte Kammer (Ventrikel). Diese pumpt das Blut durch die Pulmonalklappe in den Stamm der Lungenarterie (Truncus pulmonalis), der sich in die linke und rechte Lungenarterie (A. pulmonalis) aufteilt.

Nachdem das Blut in den Lungenkapillaren mit Sauerstoff angereichert worden ist, fließt es durch die Lungenvenen in den linken Vorhof und von hier durch die Mitralkappe in den linken Ventrikel. Der linke Ventrikel pumpt das Blut durch die Aortenklappe in die Aorta.

2.5 Lösung: B

Die Herzklappen funktionieren wie Ventile, die bei den Pumpaktionen des Herzens den Blutfluss nur in eine Richtung zulassen. Es gibt zwei Arten von Herzklappen:

Die Trikuspidalklappe und die Mitralklappe sind Segelklappen. Die Trikuspidalklappe besteht aus drei, die Mitralklappe aus zwei Segeln, die mit Sehnenfäden an Herzmuskelvorsprüngen, den Papillarmuskeln, befestigt sind. Auf diese Weise wird ein Durchschlagen der Segel verhindert und ein dichter Schluss der Klappen ermöglicht. Sind bei einem Herzinfarkt die Papillarmuskeln mitbetroffen, kann es zu einem Abriss der Sehnenfäden und damit zu einer akuten Undichtigkeit der Klappen mit einem Herzversagen kommen.

Pulmonalklappe und Aortenklappe sind Taschenklappen. Sie bestehen jeweils aus drei kleinen Taschen, die sich in der Diastole (Füllungsphase des Herzmuskels) aneinanderlegen und dadurch das Zurückfließen des Blutes in die Ventrikel verhindern.

2.6 Lösung: D

Der Herzmuskel wird von der rechten (A. coronaria dextra) und der linken Koronararterie (A. coronaria sinistra) mit Blut versorgt. Die Koronararterien entspringen kurz hinter der Aortenklappe aus der Aorta. Die linke Koronararterie teilt sich zunächst in zwei Hauptäste: einen an der Herzvorderwand zur Herzspitze laufenden Ast (Ramus interventricularis anterior, abgekürzt RIVA) und einen um die linke Kammer herum zur Herzhinterwand laufenden Ast (Ramus circumflexus, abgekürzt RCX).

Die Äste der Koronararterien sind „funktionelle Endarterien", d. h. der jeweils von ihnen versorgte Herzmuskelbezirk wird nicht noch zusätzlich von einem anderen Koronararterienast mitversorgt. Dies bedeutet, dass ein vollständiger Verschluss eines Koronararterienastes, z. B. im Rahmen einer Koronararterienverkalkung (Arteriosklerose), zu einem Herzinfarkt führt.

Das venöse Blut aus dem Herzmuskel fließt über ein venöses Herzkranzgefäß (Sinus coronarius) in den rechten Vorhof.

2.7 Lösung: C

Das Herz besitzt zwei Typen von Herzmuskelzellen: Zellen, die auf die Erregungsbildung und -weiterleitung spezialisiert sind (Reizleitungssystem des Herzens), und Zellen, die auf einen Erregungsimpuls mit einer Kontraktion reagieren (Arbeitsmyokard).

Die Herzmuskelzellen sind durch mikroskopisch sichtbare „Glanzstreifen“ eng miteinander verbunden und – bis auf die durch das bindegewebige Herzskelett gebildete Grenze zwischen Vorhöfen und Kammern – nicht voneinander isoliert. Deshalb wird ein elektrischer Impuls von allen Muskelzellen gemeinsam mit einer Kontraktion beantwortet. Die Muskelfasern reagieren, als ob sie eine einzige gemeinsame große Zelle wären – man bezeichnet dieses als „funktionelles Synzytium“.

Der Reiz zur Kontraktion entsteht unter normalen Bedingungen im Sinusknoten. Das Kreislaufzentrum in der Medulla oblongata kann die Reizbildung und -weiterleitung sowie die Kontraktionskraft der Herzmuskelzellen durch das vegetative Nervensystem lediglich beeinflussen, aber nicht ersetzen. Die Kontraktionsreize bestehen aus elektrischen Impulsen, die mit dem Elektrokardiogramm (EKG) gemessen und sichtbar gemacht werden können.

2.8 Lösung: C

Der primäre Schrittmacher des Herzens ist der Sinusknoten. Hier hat die elektrische Erregung normalerweise ihren Ursprung. Die Eigenfrequenz des Sinusknotens beträgt etwa 60–80 Impulse pro Minute, die des AV-Knotens etwa 40–60 Impulse pro Minute.

Bei einem Ausfall des Sinusknotenimpulses sorgt an dessen Stelle der elektrische Impuls aus dem AV-Knoten für die Erregung der Herzkammern. Der Sinusknoten liegt im Einmündungsbereich der V. cava sup. im rechten Vorhof, der AV-Knoten im Bereich des Herzskeletts zwischen rechtem Vorhof und rechter Kammer.

Aufgabe des AV-Knotens ist es, die aus der Vorhofmuskulatur kommende Erregung kurzzeitig zu verzögern und dann über das His-Bündel, die Tawara-Schenkel und die Purkinje-Fasern an die Kammermuskulatur weiterzugeben. Auf diese Weise kommt es zunächst zu einer Vorhofkontraktion, bevor die Herzkammern sich kontrahieren: Eine geordnete Herzaktion entsteht.

Die Erregung der Vorhofmuskulatur erfolgt aus dem vom Sinusknoten abgegebenen Impuls.

2.9 Lösung: B

Vorhöfe und Herzkammern sind durch das bindegewebige Herzskelett voneinander elektrisch isoliert. Die Erregung aus den Vorhöfen wird im AV-Knoten erst nach einer kurzen Verzögerung weitergeleitet. Dadurch werden Vorhöfe und Kammern nicht gleichzeitig, sondern kurz nacheinander erregt, damit das Blut zunächst von den Vorhöfen in die Herzkammern und dann von den Herzkammern in den Lungen- und den Körperkreislauf gepumpt werden kann.

Fallen Sinusknoten und AV-Knoten als elektrische Impulsgeber aus, so wird die Erregungsbildung von den nachgeordneten Strukturen des Erregungsleitungssystems (His-Bündel, Tawara-Schenkel, Purkinje-Fasern) und notfalls auch von den Herzmuskelzellen des Arbeitsmyokards übernommen.

Das Kreislaufzentrum im Hirnstamm beeinflusst über sympathische und parasympathische Nervenfasern die Erregungsbildung und Erregungsleitung im Herzen. Dabei wirkt der Sympathikus steigernd auf die Herztätigkeit, der Parasympathikus dämpfend.

Eine Erregung, die nicht vom Sinusknoten, sondern vom AV-Knoten ausgeht, führt zwar zu einer Kontraktion der Herzkammern, jedoch fehlt die Koordination mit der Vorhofkontraktion. Das Herzschlagvolumen ist verringert.

Die Eigenfrequenzen der Erregungsbildung in den Strukturen des Erregungsleitungssystems betragen:

- Sinusknoten: ca. 60–80 Impulse/min.
- AV-Knoten: ca. 40–60 Impulse/min.
- Zentren in der Kammer: ca. 20–40 Impulse/min.

2.10 Lösung: D

Der Sympathikusanteil des vegetativen Nervensystems führt am Herzen zu einer

- positiven Bathmotropie (Geschwindigkeit der Reizbildung wird gesteigert)
- positiven Dromotropie (Reizleitungsgeschwindigkeit wird gesteigert)
- positiven Chronotropie (Herzfrequenz wird gesteigert)
- positive Inotropie (Kontraktionskraft wird gesteigert).

Der Parasympathikusanteil des vegetativen Nervensystems wirkt jeweils entgegengesetzt.

Medikamente, die die sympathische Wirkung des vegetativen Nervensystems imitieren und verstärken, nennt man Sympathikomimetika (z. B. Adrenalin [Suprarenin®]).

Medikamente, die die parasympathische Wirkung hemmen und „lösen", nennt man Parasympatholytika (z. B. Atropin).

2.11 Lösung: B

Die Anspannungsphase beginnt mit dem Schluss der Segelklappen und der Druckerhöhung in den Herzkammern. Sobald der Druck in den Herzkammern den Blutdruck in der Aorta bzw. in den Lungenarterien übersteigt, öffnen sich die Taschenklappen und es beginnt die Auswurfphase.

Mit Beginn der Erschlaffungsphase schließen sich die Taschenklappen wieder und verhindern so den Rückfluss des gerade ausgeworfenen Blutvolumens in die Herzkammern. Mit der weiteren Erschlaffung des Herzmuskels sinkt der Druck in den Herzkammern so lange, bis die Segelklappen sich öffnen und die Kammern sich erneut mit Blut füllen können. Diese Füllungsphase wird unterstützt durch die Kontraktion der Vorhöfe, die das Blut in die Kammern treiben.

2.12 Lösung: B

Das Herzzeitvolumen eines Erwachsenen beträgt in Ruhe ca. 5 l/min. Es ergibt sich aus der Formel: Herzzeitvolumen = Schlagvolumen × Herzfrequenz.

Bei einer Herzaktion wird nicht die gesamte Blutmenge, die sich im Ventrikel befindet, ausgeworfen, sondern nur etwas mehr als die Hälfte. Dieses bei einer Herzaktion ausgeworfenen Blutvolumen nennt man das Schlagvolumen. Es beträgt bei einem Erwachsenen in Ruhe ca. 70 ml.

Die Schlagvolumina des rechten und des linken Ventrikels können sich bei einer einzelnen Herzaktion zwar unterscheiden, sind aber im Durchschnitt gleich groß.

Durch Erhöhung der Herzfrequenz und des Schlagvolumens kann das Herzzeitvolumen bei gesunden Menschen unter Belastung bis auf mehr als 20 l/min gesteigert werden. Die Erhöhung der Herzfrequenz führt jedoch nicht unbegrenzt zu einer Steigerung des Herzzeitvolumens: Ab einer Herzfrequenz von ca. 180–200/min werden Systole und Diastole zu kurz, um eine effektive Pumpfunktion zu gewährleisten. Bei weiterer Steigerung der Herzfrequenz sinkt das Herzzeitvolumen wieder.

2.13 Lösung: B

Der dumpfe erste Herzton entsteht durch die Anspannung der Kammermuskulatur gegen das in den Kammern befindliche Blutvolumen. Der kurze zweite Herzton entsteht beim Schluss der Taschenklappen und kennzeichnet das Ende der Systole. Als Lautbeschreibung eignen sich die Worte „dummm-lupp".

Die Öffnung der Segelklappen und die Kontraktion der Vorhöfe können unter bestimmten Bedingungen ebenfalls Herztöne (dritter und vierter Herzton) hervorrufen, die unter guten Auskultationsbedingungen (im Rettungsdienst meist nicht gegeben) für geübte Untersucher diagnostisch hilfreich sind.

2.14 Lösung: C

Arterien sind dadurch definiert, dass sie das Blut vom Herzen wegtransportieren. Dabei führen sie im Körperkreislauf sauerstoffreiches Blut zu den Kapillaren im Gewebe, im Lungenkreislauf führen die Pulmonalarterien jedoch sauerstoffarmes Blut aus der rechten Herzkammer zu den Lungenkapillaren.

Da in den Venen nur ein relativ geringes Druckgefälle den Blutfluss vorantreibt, haben große Venen Venenklappen, die wie ein Ventil den Blutfluss nur in die Richtung zum Herzen zulassen. Arterien haben keine Klappen.

Der Wandaufbau der Arterien unterscheidet sich von dem der Venen durch eine muskelstärkere und sehr elastische Media. Das in der Systole vom Herzen ausgeworfene Blutvolumen wird in der Aorta und den großen Arterien durch Ausdehnung der Arterienwand wie in einem Windkessel „aufgefangen" und in der Diastole durch Kontraktion der Arterienwand „weitergedrückt", sodass der pulsatile Blutfluss in den großen Arterien zu einem kontinuierlichen Blutfluss in den kleinen Arterien, Arteriolen und Venolen umgewandelt wird. Dieses bezeichnet man als Windkesselfunktion der Arterien.

2.15 Lösung: C

In der unteren Hohlvene (V. cava inferior) fließt das sauerstoffarme Blut aus der unteren Körperhälfte zum rechten Vorhof zurück. Von dort gelangt es in den rechten Ventrikel und wird – immer noch sauerstoffarm – in die Lungenarterien (Aa. pulmonales) gepumpt.

In den Lungenkapillaren nimmt das Blut den aus den Alveolen durch die Basalmembran und das Kapillarendothel diffundierenden Sauerstoff auf. Das jetzt sauerstoffreiche Blut fließt durch die Lungenvenen (Vv. pulmonales) zum linken Vorhof und in den linken Ventrikel, von wo es in die Aorta gepumpt wird.

Die rechte und die linke Halsschlagader (A. carotis dextra und A. carotis sinistra) entspringen aus der Aorta und versorgen das Gehirn und den Gesichtsschädel mit Sauerstoff.

In der Pfortader fließt sauerstoffarmes venöses Blut aus dem Magen-Darm-Trakt und der Milz zur Leber. Das Pfortadersystem sorgt also dafür, dass die im Darm aufgenommenen Nährstoffe möglichst direkt zur Verstoffwechselung in die Leber gelangen.

2.16 Lösung: D

Da in den Venen nur ein relativ geringes Druckgefälle den Blutfluss vorantreibt, haben große Venen Venenklappen, die wie ein Ventil den Blutfluss nur in die Richtung zum Herzen zulassen (sonst könnte das Blut aus den Beinen beim stehenden Menschen nicht zum Herzen zurückfließen).

Die Kontraktion von Muskeln, zwischen denen Venen verlaufen, führt durch das „Ausdrücken" der Gefäße zu einer Blutströmung. Das Fehlen dieser „Muskelpumpe" bei Immobilisation (z. B. Bettlägerigkeit oder Gipsverband) ist der Grund dafür, dass unter diesen Bedingungen eine stark erhöhte Thrombosegefahr besteht.

Die rhythmischen Pulswellen großer Arterien, die meist in enger Nachbarschaft zu den Venen verlaufen, haben durch die pulsatilen Ausdehnungen mit Druck auf die Venen ebenfalls einen strömungsfördernden Effekt.

Bei der Inspiration entsteht durch die Ausdehnung des Brustkorbs ein Unterdruck im Thorax, der sich auf die großen venösen Gefäße (V. cava superior und V. cava inferior) fortpflanzt und durch den entstehenden Sog den venösen Rückfluss fördert (dieser Unterdruck kann bei einem zur Außenluft offenen zentralen Venenkatheter (ZVK) zur gefürchteten Komplikation der Luftembolie führen).

Die Windkesselfunktion ist eine Eigenschaft der großen Arterien (➤ Kommentar 2.14).

2.17 Lösung: B

Der arterielle Blutdruck schwankt entsprechend der Systole und Diastole der Herzaktion zwischen dem systolischen Maximalwert und dem diastolischen Minimalwert. Der mittlere arterielle Blutdruck (MAP) liegt zwischen dem Maximal- und Minimalwert, jedoch nicht genau in der Mitte zwischen diesen Werten, sondern um ein Drittel der systolisch-diastolischen Druckdifferenz über dem diastolischen Wert. Er bezeichnet den Blutdruckwert, der über den gesamten Herzzyklus gesehen durchschnittlich in der Arterie herrscht. Der mittlere arterielle Blutdruck ist ein besseres Maß für die Organdurchblutung als der systolische Blutdruckwert. Der Normalbereich für den MAP beträgt etwa 70–105 mmHg.

Der Gesamtquerschnitt aller arteriellen Blutgefäße wächst von den großen Arterien zu den Kapillaren enorm an. Hierdurch sinkt der Blutdruck und es verlangsamt sich die Strömungsgeschwindigkeit, sodass in den Kapillaren der Gasaustausch und der Austausch von Stoffwechselsubstanzen mit dem Gewebe stattfinden kann. Der Blutdruck in den Kapillarenbeträgt ca. 20 mmHg. Ein andauernder höherer Druck auf das Gewebe vermindert die Durchblutung und kann zu Gewebeschäden führen (z. B. kann ein zu stark geblockter Tubus zu Schleimhautnekrosen in der Trachea führen).

Eine Stimulation sympathischer Nervenfasern des vegetativen Nervensystems führt über eine Vasokonstriktion zu einer Steigerung des Blutdrucks.

Der vom rechten Ventrikel versorgte Lungenkreislauf gehört zum Niederdrucksystem. Der systolische Blutdruck in den Lungenarterien beträgt ca. 20–30 mmHg.

2.18 Lösung: E

Ein niedriges Herzminutenvolumen, z. B. durch ein Pumpversagen des Herzens beim kardiogenen Schock, führt zu einem niedrigen Blutdruck. Ebenso führt eine Verminderung des Blutvolumens im Kreislauf, z. B.

durch eine stark blutende Verletzung, zu einem Blutdruckabfall, wie es beim Volumenmangelschock beobachtet werden kann.

Die nervale Blutdruckregulation erfolgt über die Beeinflussung des peripheren Strömungswiderstands der arteriellen Blutgefäße. Die größte Bedeutung hat hierbei die Gefäßweite der Arteriolen, die deshalb auch „Widerstandsgefäße“ genannt werden. Die Gefäßweite wird über sympathische Nervenfasern des vegetativen Nervensystems mit Wirkung an α- und β-Rezeptoren eingestellt.

Die Aktivierung des sympathischen Nervensystems führt zur Vasokonstriktion mit Blutdruckanstieg. In der Nebenniere werden bei Aktivierung des Sympathikus Katecholamine (Adrenalin und Noradrenalin) in die Blutbahn abgegeben. Diese Stresshormone wirken ebenfalls an den adrenergen α- und β-Rezeptoren der Gefäßwände und führen dadurch zu einer Verstärkung der Vasokonstriktion und des Blutdruckanstiegs.

Am Herzmuskel führt die Aktivierung des Sympathikus mit der Freisetzung von Katecholaminen über die Wirkung an β-Rezeptoren zu einer Steigerung der Herzleistung und des Herzminutenvolumens.

2.19 Lösung: C

Der Gesamtquerschnitt aller arteriellen Blutgefäße wächst von den großen Arterien zu den Kapillaren enorm an. Hierdurch sinkt der Blutdruck und verlangsamt sich die Strömungsgeschwindigkeit, sodass in den Kapillaren der Gasaustausch und der Austausch von Stoffwechselsubstanzen mit den Geweben stattfinden kann.

Das Kreislaufzentrum registriert den Blutdruck über Impulse von Druckrezeptoren in der Aorta, in der Aufgabelung der Halsschlagadern (Karotissinus) und im Herzen, die über Nervenbahnen weitergeleitet werden. Das Kreislaufzentrum kann auf einen Blutdruckabfall durch Stimulation von sympathischen Nervenbahnen des vegetativen Nervensystems reagieren. Es erfolgt eine Vasokonstriktion und eine Ausschüttung von Katecholaminen aus der Nebenniere: Die Herzleistung und der Blutdruck werden gesteigert.

Mehr als zwei Drittel des Blutvolumens befindet sich im Niederdrucksystem der venösen Gefäße. Man nennt diesen Teil des Kreislaufsystems deshalb auch Kapazitätssystem (Blutreserve).

2.20 Lösung: D

Das Blut macht etwa 8 % oder 1/13 des Körpergewichts aus. Das Blutvolumen eines 75 kg schweren Menschen beträgt somit ca. 6 Liter. Das Blut besteht zu ca. 40–50 % aus Blutzellen und zu ca. 50–60 % aus Blutplasma.

Als Hämatokrit bezeichnet man den prozentualen Anteil der Blutzellen am Gesamtblutvolumen.

Bei den Blutzellen werden Erythrozyten, Leukozyten und Thrombozyten unterschieden. Erythrozyten (rote Blutkörperchen) sind mit dem roten Blutfarbstoff, dem Hämoglobin, angefüllt. Hämoglobin bindet Sauerstoff, der auf diese Weise mit den Erythrozyten über die Blutbahn ins Gewebe transportiert werden kann.

Die Hauptaufgabe der Leukozyten (weiße Blutkörperchen), die in weitere Untergruppen unterteilt werden können, ist die Abwehr von körperfremden Zellen und Proteinen (Immunabwehr). Eine bestimmte Untergruppe der Leukozyten, die B-Lymphozyten, produzieren die für die Immunabwehr wichtigen Antikörper.

Das Blutplasma besteht zu 90 % aus Wasser. Der restliche Anteil besteht aus Eiweißen (z. B. Albumin, Globuline), Elektrolyten, Gerinnungsfaktoren, Hormonen, Nährstoffen und Stoffwechselprodukten.

2.21 Lösung: D

Der Normalbereich für das Hämoglobin ist bei Männern und Frauen leicht unterschiedlich. Bei Männern beträgt er 14–18 mg/dl, bei Frauen 12–16 mg/dl. Eine Verminderung des sauerstofftransportierenden Hämoglobins, z. B. infolge einer Blutung, wird bei herzgesunden Menschen zunächst durch vermehrte Herzarbeit mit Steigerung des Herzzeitvolumens ausgeglichen. Bei Hämoglobinwerten unter 6 mg/dl kommt es jedoch zu einem zunehmenden Sauerstoffmangel im Gewebe.

2.22 Lösung: E

Serum ist der flüssige Bestandteil des Blutes (Plasma) nach Verbrauch des Fibrinogens durch Gerinnung – also Plasma ohne Fibrinogen.

Blutplasma ist der flüssige Bestandteil des Blutes, also Blut ohne Blutkörperchen bzw. Blutzellen. Blutplasma und Blutserum unterscheiden sich also dadurch, dass Plasma alle Gerinnungsfaktoren enthält, während beim Serum das Fibrinogen verbraucht bzw. entzogen worden ist.

Als Hämatokrit bezeichnet man den prozentualen Anteil der Blutzellen am Gesamtblutvolumen. Der Normalbereich ist bei Männern und Frauen leicht unterschiedlich und liegt bei ca. 40–50 %.

2.23 Lösung: E

Das Blutplasma besteht zu 90 % aus Wasser. Der restliche Anteil besteht aus Eiweißen (z. B. Albumin, Globuline), Elektrolyten, Gerinnungsfaktoren, Hormonen, Nährstoffen und Stoffwechselprodukten.

Substanzen, die die Zellmembranen des Kapillarendothels nicht durchdringen können, haben die Eigenschaft, Flüssigkeit aus dem Gewebe an sich zu binden und in den Kapillargefäßen zu halten: Es entsteht ein Flüssigkeitsabtransport aus dem Gewebe in die Kapillaren. Dieser „Sog" wird kolloidosmotischer Druck genannt. Das Plasmaprotein Albumin ist die mengenmäßig wichtigste Substanz für die Aufrechterhaltung des kolloidosmotischen Drucks. Ein ausgeprägter Albuminmangel z. B. infolge einer Lebererkrankung führt zu Flüssigkeitseinlagerung im Gewebe: Ödeme entstehen.

Die Nährstoffe (Glukose, Fettsäuren, Aminosäuren) für den Zellstoffwechsel sind im Plasma gelöst.

Die für die Immunabwehr wichtigen Antikörper gehören zu den γ-Globulinen. Globuline nennt man im Blutplasma gelöste Proteine. Sie lassen sich nach Größe und elektrischen Eigenschaften in α_1-, α_2-, β- und γ-Globuline aufteilen.

Im Plasma sind die Gerinnungsfaktoren enthalten. Nach Stillung einer Blutung und Bildung eines Blutgerinnsels (Thrombus) sorgen andere im Plasma gelöste Faktoren für eine Fibrinolyse (Auflösung des Blutgerinnsels), damit die betroffenen Gefäße nicht dauerhaft durch einen Thrombus verschlossen bleiben. Das Gerinnungssystem und das Fibrinolysesystem stehen bei gesunden Menschen miteinander im Gleichgewicht.

2.24 Lösung: D

Die Blutstillung erfolgt durch Anlagerung (Aggregation) und Verklebung (Agglutination) von Thrombozyten an die verletzte Stelle der Blutgefäßwand. Es entsteht ein Thrombozytenpfropf (Thrombus).

Dieser Prozess wird von einer starken Gefäßverengung (Vasokonstriktion) unterstützt, die durch von den Thrombozyten und den verletzten Endothelzellen freigesetzte Wirkstoffe hervorgerufen wird.

Gleichzeitig wird das kaskadenartige System der Gerinnungsfaktoren aktiviert. Hierdurch wird das im Plasma gelöste Fibrinogen in festes Fibrin umgewandelt, welches den entstehenden Thrombus durch netzartige Strukturen verfestigt und zu einem Blutgerinnsel stabilisiert: Die Blutgerinnung hat eingesetzt.

Die Lymphflüssigkeit (Lymphe) ist überschüssige Gewebeflüssigkeit, die nicht durch die Kapillaren und Blutgefäße, sondern durch Lymphgefäße abtransportiert wird (wie eine „Gewebedrainage"). Lymphe hat keinen Einfluss auf die Blutgerinnung.

2.25 Lösung: A

Das AB0-Blutgruppensystem bezeichnet bestimmte Strukturmerkmale der Erythrozytenmembran (Merkmal A, Merkmal B, kein Merkmal, beide Merkmale).

Menschen, deren eigene Erythrozyten das Merkmal A oder das Merkmal B nicht haben, bilden Antikörper gegen das jeweils nicht vorhandene Merkmal. Würden diesen Menschen nun fremde Erythrozyten mit dem entsprechenden Merkmal transfundiert werden, käme es sofort zu einer schwersten lebensbedrohenden Abwehrreaktion (Immunreaktion) gegen diese Erythrozyten. Deshalb muss auch im Notfall eine Blutgruppentestung erfolgen.

Der Rhesusfaktor ist ein weiteres, vom AB0-System unabhängiges Erythrozytenmerkmal, das bei merkmalsungleicher Transfusion zu schweren Immunreaktionen führen kann.

Auch unter miteinander verwandten Menschen sind unterschiedliche AB0- und Rhesus-Blutgruppen anzutreffen, weshalb auch hier eine Blutgruppentestung unerlässlich ist.

Bei der Infusion von Plasmaexpandern braucht die Blutgruppe nicht berücksichtigt zu werden.

2.26 Lösung: C

Das Körperwasser (ca. 50–60 % des Körpergewichts) befindet sich zu ca. 70 % innerhalb der Zellen (intrazellulär) und zu ca. 30 Prozent außerhalb der Körperzellen (extrazellulär). Der extrazelluläre Raum kann unterteilt werden in den Raum im Gewebe zwischen den Zellen (Interstitium) und den Raum in den Blutgefäßen (Intravasalraum). Im Interstitium befindet sich ca. 20 % des Körperwassers, intravasal befinden sich ca. 10 % des Körperwassers. Letztere machen den flüssigen Anteil des Blutvolumens aus (Wasser im Blutplasma).

Während im Extrazellulärraum die Natriumionen (150 mval/kg H_2O) überwiegen und nur eine geringe Kaliumionenkonzentration (5 mval/kg H_2O) vorhanden ist, befindet sich innerhalb der Zellen eine hohe Kaliumionenkonzentration (160 mval/kg H_2O) und eine geringe Natriumkonzentration (10 mval/kg H_2O). Diese Konzentrationsunterschiede werden von den Zellen aktiv durch in den Zellmembranen gelegene Ionenpumpen aufrechterhalten. Durch die unterschiedlichen Ionenkonzentrationen entstehen Ladungsunterschiede zwischen dem Intrazellulärraum und dem Extrazellulärraum, die über die Zellmembran als Membranpotenzial gemessen werden können. Diese Membranpotentiale sind die Voraussetzung für die Erregungsleitung in Nervenzellen.

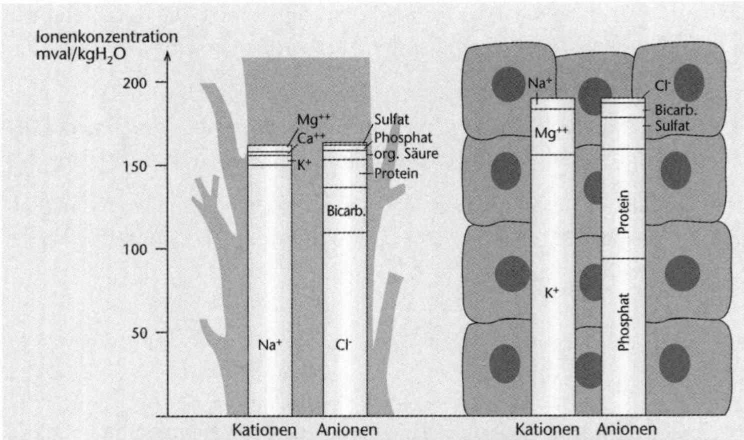

		Intravasalraum	Intrazellulärraum
Kationen	Na$^+$	150	10
	K$^+$	5	160
	Mg^{++}	2	28
	Ca^{++}	3	0
Anionen	Cl$^-$	110	3
	Bicarb.	27	10
	Protein	17	65
	Phosphat	2	100
	org. Säure	4	0
	Sulfat	1	20

Abb. 2.3 Flüssigkeitsräume und ihre Elektrolytzusammensetzung [L157]

2.27 Lösung: C

Die Verteilungsbewegung von in einem Lösungsmittel gelösten Teilchen vom Ort der höheren Konzentration zum Ort der niedrigeren Konzentration nennt man Diffusion. Voraussetzung hierfür ist, dass die Teilchen auch wandern können. Wenn also eine Membran die beiden Lösungen unterschiedlicher Konzentration trennt, muss sie für die gelösten Teilchen durchgängig (permeabel) sein, damit diese diffundieren können. Ist die Membran semipermeabel (halbdurchlässig), also nicht für die Teilchen, wohl aber für das Lösungsmittel (z. B. Wassermoleküle) durchlässig, so kann man Osmose beobachten: Die Wassermoleküle dringen von der Seite mit der niedrigeren Teilchenkonzentration in den Bereich mit der höheren Teilchenkonzentration und verdünnen diese. Dadurch nimmt das Volumen auf der Seite mit der höheren Teilchenkonzentration zu und es entsteht ein messbarer Druck auf die semipermeable Membran, der osmotische Druck.

Als isoton bezeichnet man Lösungen, die den gleichen osmotischen Druck, also die gleiche Anzahl gelöster Teilchen pro Volumen besitzen, wie das Blutplasma (Normwert 280–285 mOsmol/kg H_2O). Die Elektrolytzusammensetzung kann dabei an den Werten im Plasma orientiert sein, muss es jedoch nicht.

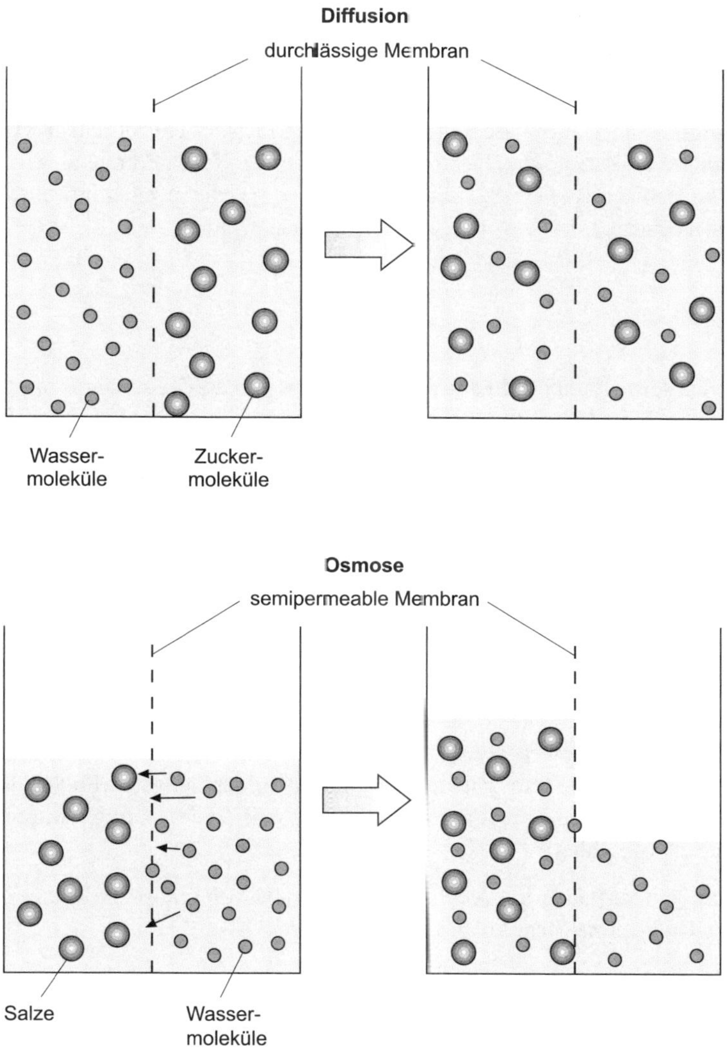

Abb. 2.4 Darstellung von Diffusion (oben) und Osmose (unten) [L143]

2.28 Lösung: B

Beim Koma Diabeticum kommt es auf Grund der Hyperglykämie zu einer Glukosurie mit hohen Wasserverlusten in Folge einer stark gesteigerten Diurese (osmotische Diurese). Es resultiert eine hypertone Dehydratation. Die gleiche Störung tritt beim Beinaheverdursten auf, hier aber nicht durch Verlust, sondern durch verminderte Zufuhr von freiem Wasser.

Eine Niereninsuffizienz mit Oligurie oder Anurie führt zu einer verminderten Ausscheidung sowohl von Wasser als auch von Elektrolyten. Es resultiert eine Hyperhydratation ohne wesentliche Osmolalitätsveränderung, also eine isotone Hyperhydratation.

Bei einer schweren Gastroenteritis mit anhaltender Diarrhö und Erbrechen verliert der Körper sowohl Wasser als auch Elektrolyte. Es entsteht eine isotone Dehydratation.

Nach Beinaheertrinken im Süßwasser kann durch Verschlucken und Inhalieren großer Wassermengen eine Wasserintoxikation resultieren, also eine extrem gesteigerte Zufuhr von freiem Wasser. Es entsteht eine hypotone Hyperhydratation.

Neben den genannten Erkrankungen können auch viele weitere, im Rettungsdienst aber eher seltene Krankheitsbilder, zu gefährlichen Störungen im Wasser- und Elektrolythaushalt führen. Neben Erkrankungen können aber auch Fehleinnahmen von Medikamenten (z. B. Laxantienabusus) oder Fehler in einer Infusionstherapie zu lebensgefährlichen Entgleisungen des Wasser- und Elektrolythaushalts führen.

2.29 Lösung: D

Kohlensäure-/Bikarbonat, Phosphat sowie Hämoglobin und andere Proteine sind durch Aufnahme bzw. Abgabe von Protonen (H^+-Ionen) an der Einstellung des pH-Wertes im Körper beteiligt. TRIS-Puffer (Trishydroxymethyl-aminomethan) ist eine Substanz, die in der Intensivmedizin z. B. zum Puffern einer anders nicht beherrschbaren respiratorischen Azidose bei akutem Lungenversagen verwendet wird.

2.30 Lösung: B

Von einer Azidose spricht man bei einer Abweichung des pH-Wertes unter 7,37. Eine Abweichung über 7,43 wird Alkalose genannt.

Bei einer metabolischen Azidose werden auf Grund einer Stoffwechselstörung vermehrt Säuren im Körper gebildet (z. B. zu Ketonkörpern metabolisierte Fettsäuren beim ketoazidotischem Koma). Zum Ausgleich versucht der Organismus, vermehrt Säure in Form von Kohlensäure, die in der Lunge zu Kohlendioxid umgewandelt wird, über die Atmung abzugeben. Typischerweise kann man eine Azidoseatmung (Kußmaul-Atmung) mit sehr tiefen Atemzügen beobachten.

Bei einer respiratorischen Störung mit verminderter Ventilation entsteht eine respiratorische Azidose mit Retention von Kohlendioxid und damit vermehrtem Anfall von Kohlensäure.

2.31 Lösung: D

Bei einem erwachsenen Menschen spricht man bei einem Anstieg der Herzfrequenz auf über 100/min von einer Tachykardie. Tachykardien können je nach Zusammenhang in pathologische („erkrankungsbedingt") oder physiologische (durch „normale" Regelungsvorgänge hervorgerufen) eingeteilt werden.

Eine Tachykardie durch körperliche Anstrengung (z. B. Jogging) oder durch Aufregung und Angst ist als physiologisch einzustufen, während eine Tachykardie bei hohem Blutverlust oder bei einer Herzrhythmusstörung als pathologisch und behandlungsbedürftig anzusehen ist.

2.32 Lösung: B

Tab. 2.1 Herzfrequenzen in Ruhe in versch. Lebensaltern (aus: Kühn: Rettungsdienst, 5. Aufl., Tab. 6.2)

Alter	Herzfrequenz pro Minute
Säugling	ca. 120–140
Kleinkind	ca. 100–120
Jugendlicher	ca. 90–110
Erwachsener	ca. 60–80

2.33 Lösung: A

Die Manschettenbreite sollte bei der Blutdruckmessung etwa 2/3 der Oberarmlänge betragen. Eine zu schmale Blutdruckmanschette misst falsche, zu hohe Werte, eine zu breite Manschette falsche, zu niedrige Werte.

Unterschiedliche Blutdruckwerte am rechten und linken Arm können z. B. bei einer thorakalen Aortendissektion oder einer Arterienstenose bei hochgradiger Arteriosklerose oder anderen Erkrankungen vorkommen. Bei klinischem Verdacht auf ein rupturiertes oder dissezierendes Aortenaneurysma sollte stets der Blutdruck an beiden Armen gemessen werden. Für die Einschätzung der Kreislaufsituation ist der höhere Blutdruck ausschlaggebend.

Die auskultatorische Blutdruckmessung (n. Korotkov) ergibt den systolischen und den diastolischen Blutdruckwert und hat eine sehr hohe Messgenauigkeit. Unter Notfallbedingungen und auf dem Transport ist diese Methode aufgrund von Lärm und Erschütterung oft nicht anwendbar, sodass man sich mit der palpatorischen Blutdruckmessung begnügen muss. Dennoch sollte vor dem Transport möglichst mindestens ein auskultatorisch bestimmter Blutdruckwert vorliegen.

Mehrfache aufeinander folgende Fehlmessungen eines automatischen Blutdruckmessgeräts (oszillometrische Messung) können ein Hinweis auf einen sehr niedrigen Blutdruck sein. Diese Fehlmessungen sollten deshalb nicht mit der Störanfälligkeit der Geräte begründet werden, sondern es sollte eine Kreislaufkontrolle mit manueller Blutdruckmessung erfolgen.

2.34 Lösung: A

Tab. 2.2 Blutdruckwerte bei Erwachsenen

Hypotonie	Unter 100/60 mmHg
Normalbereich	100/60–140/90 mmHg
Grenzwertige Hypertonie	140/90–160/95 mmHg
Hypertonie	Über 160/95 mmHg
Hypertensive Krise	Über 230/130 mmHg

2.35 Lösung: A

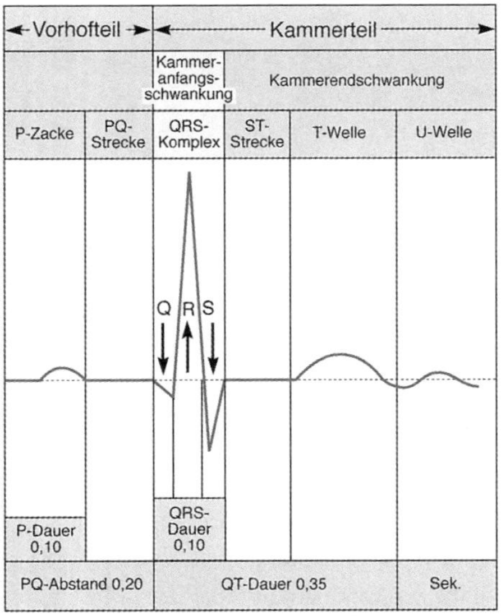

EKG-Merkmal	Physiologischer Vorgang
P-Welle	Vorhoferregung
PQ-Strecke	vollständige Erregung der Vorhöfe
PQ-Zeit	Zeit zwischen dem Erregungsbeginn der Vorhöfe und der Kammern
Q-Zacke	Erregung des Kammerseptums
QRS-Komplex	Erregungsausbreitung in den Kammern
ST-Strecke	vollständige Erregung der Kammern
T-Welle	Erregungsrückbildung der Kammern
QT-Zeit	gesamte elektrische Kammeraktion
U-Welle	Erregungsrückbildung in den Kammermuskeln durch Kalium-Aufnahme; bei Hypokaliämie ausgeprägt

Abb. 2.5 EKG-Merkmale und physiologisches Korrelat [R103]

2.36 Lösung: B

Rot, Gelb, Grün und Schwarz sind die Elektroden für die Extremitätenableitungen nach Einthoven und Goldberger. Sie werden wie folgt befestigt: Rot – rechte Schulter, Gelb – linke Schulter, Grün – linker Bauch oder untere Thoraxseite, Schwarz – rechte Bauch- oder untere Thoraxseite.

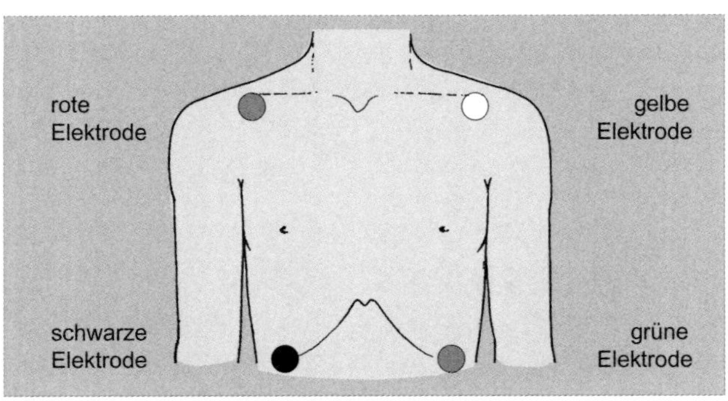

Abb. 2.6 4-polige EKG-Ableitung [L157]

2.37 Lösung: D

Während die Ableitungen nach Einthoven und Goldberger den Verlauf der Herzströme in der Vertikalebene beschreiben, lassen sich mit den Brustwandableitungen nach Wilson die Herzströme in der Horizontalebene darstellen. Die Elektrodenposition ist dabei wie folgt:

- V1: 4. ICR rechts parasternal
- V2: 4. ICR links parasternal
- V3: zwischen V2 und V4
- V4: 5. ICR links auf der Medioklavikularlinie
- V5: 5. ICR auf der vorderen Axillarlinie (einfacher: zwischen V4 und V6)
- V6: 5. ICR (einfacher: gleiche Höhe wie V5 auf der mittleren Axillarlinie)

Bei Frauen sollten die Elektroden nicht unter, sondern auf die Brust geklebt werden.

2.38 Lösung: B

Ein dreipoliges EKG-Kabel lässt je nach EKG-Gerät die Beurteilung der Herzströme in der Ableitung II (Ableitung parallel zur elektrischen Herzachse) oder bei entsprechendem Wahlschalter in den Ableitungen I, II und III nach Einthoven zu. Damit können ein AV-Block III. Grades, ein Vorhofflimmern, eine Sinusbradykardie und eine Kammertachykardie sicher diagnostiziert werden.

Typisches EKG-Merkmal eines akuten Herzinfarkts ist eine Hebung der ST-Strecke. Da bei einem Herzinfarkt nicht der komplette Herzmuskel, sondern nur ein bestimmter Bereich von der Ischämie betroffen ist, ist die Veränderung der ST-Strecke nicht in allen Ableitungen gut zu erkennen, sodass mit einem 3-poligen Kabel ein Herzinfarkt nicht sicher diagnostiziert bzw. ausgeschlossen werden kann.

Mit einem 5-poligen Kabel, das die Ableitungen nach Goldberger (aVL, aVR, aVF) und die Brustwandableitung V nach Wilson zulässt, können ca. 90 % aller Infarkte erkannt werden.

2.39 Lösung: C

Supraventrikuläre Extrasystolen haben ihren Ursprung in ektopen Schrittmacherzentren „oberhalb der Ventrikel" – eben „supraventrikulär", also in der Vorhofmuskulatur oder im AV-Knoten. Die Erregungsleitung in den Herzkammern geht den normalen Weg über das His-Bündel, die Tawara-Schenkel und Purkinje-Fasern zur Kammermuskulatur. Deshalb sehen die QRS-Komplexe als EKG-Merkmale für die Kammererregung normal aus und sind nicht verbreitert.

Regelmäßige QRS-Komplexe zeigen nur eine elektrische Aktivität an und sind nicht Beweis dafür, dass auf die elektrische Aktivität auch eine mechanische Aktivität, also eine Muskelkontraktion erfolgt. Bei vorhandenen QRS-Komplexen ohne Auswurfleistung des Herzens spricht man von elektromechanischer Dissoziation (Entkopplung). Funktionell liegt dann ein Kreislaufstillstand vor.

Herzbereiche außerhalb des Sinusknotens, die eigene elektrische Schrittmacherimpulse abgeben, nennt man ektope Schrittmacher.

Ektope Schrittmacherimpulse aus der Ventrikelmuskulatur führen zu Extrasystolen mit verbreiterten QRS-Komplexen (ventrikuläre Extrasystolen), da hier die Erregung der Herzkammern nicht den „schnellen Weg" über das Erregungsleitungssystem geht, sondern direkt vom ektopen Schrittmacher über die langsamer leitenden Herzmuskelfasern weitergegeben wird. Ventrikuläre Extrasystolen sind von supraventrikulären Extrasystolen also an der Breite des QRS-Komplexes zu unterscheiden.

Extrasystolen können vom Patienten als „Herzstolpern" wahrgenommen werden.

2.40 Lösung: D

Eine paroxysmale supraventrikuläre Tachykardie (PSVT) tritt, wie der Name schon sagt, „paroxysmal" – also „anfallsartig" – auf. Sie wird durch ektope Schrittmacherzentren oberhalb der Herzkammern – also „supraventrikulär" – ausgelöst.

Rezidivierende (wiederkehrende) PSVTs können Anzeichen eines Präexzitationssyndroms mit „elektrischen Kurzschlüssen" im Erregungsleitungssystem des Herzens sein. Das WPW-Syndrom ist das häufigste Präexzitationssyndrom.

PSVTs können aber auch ohne ein Präexzitationssyndrom vorkommen. Die Patienten verspüren diese Rhythmusstörung als „Herzjagen". Meistens kehrt der Herzrhythmus ohne besondere Therapie nach Minuten bis Stunden ebenso schlagartig wieder zum normalen Sinusrhythmus zurück. Es kann aber auch zu Hypotonie, Schwindel und Angina-pectoris-Beschwerden kommen, sodass eine umgehende Behandlung nötig wird. Mittel der Wahl ist eine Vagusreizung (kaltes Wasser trinken, Valsalva-Pressversuch). Die medikamentöse Therapie erfolgt z. B. mit Adenosin (z. B. Adrekar®).

2.41 Lösung: D

Von einer Sinustachykardie spricht man bei einer Herzfrequenz über 100/min mit dem Sinusknoten als Schrittmacher (normale P-Wellen). Sie tritt z. B. auf

- bei einem Volumenmangelschock (höhere Herzfrequenz als Regulationsmechanismus bei Volumenmangel)
- hohem Fieber (vermehrter Stoffwechsel mit höherer Herzfrequenz)
- der Einnahme von Fenoterol-Dosieraerosol (z. B. Berotec®) in hoher Dosierung (positiv chronotrope Wirkung am Herzen über Wirkung an kardialen β-Rezeptoren)
- akuter Herzinsuffizienz (Steigerung der Herzfrequenz als Regulationsmechanismus bei verminderter Kontraktionskraft und Pumpleistung des Herzens).

Beim AV-Block III. Grades entsteht ein bradykarder Ersatzrhythmus (➤ Kommentar 2.42).

2.42 Lösung: D

Das EKG zeigt einen AV-Block III. Grades: P-Wellen und QRS-Komplexe verlaufen ohne Beziehung zueinander, d. h. Vorhöfe und Kammern schlagen völlig voneinander getrennt.

Bei einem AV-Block III. Grades wird die elektrische Erregung aus den Vorhöfen über den AV-Knoten nicht zu den Kammern weitergeleitet, sie wird im Bereich des AV-Knotens „geblockt". Als Folge der nicht weitergeleiteten elektrischen Impulse werden im distalen (unteren) Teil des AV-Knotens, im His-Bündel oder im Kammermyokard gelegene Erregungszentren zu ektopen Schrittmachern und sorgen für einen langsamen Ersatzrhythmus. Im hier gezeigten EKG liegt das Erregungszentrum für den Ersatzrhythmus im unteren Teil des AV-Knotens oder im His-Bündel, da bei einem Erregungsursprung im Kammermyokard breite und untypische QRS-Komplexe resultieren würden.

Die Frequenz der Ersatzrhythmen liegt meist zwischen 40 und 60/min, kann aber auch deutlich geringer sein und bis zur Asystolie gehen. Durch den Abfall des Herzzeitvolumens sind Bewusstseinsstörungen und Synkopen bis hin zum reanimationspflichtigen Zustand möglich.

Atropin wirkt als Parasympatholytikum steigernd auf die Erregungsbildung, Erregungsleitung und Herzfrequenz (positiv bathmotrop, dromotrop und chronotrop). Es ist deshalb beim symptomatischen AV-Block II. Grades Typ Wenckebach (Mobitz I) und beim hier vorliegenden AV-Block III. Grades mit normalen QRS-Komplexen indiziert. Beim AV-Block II. Grades Typ Mobitz II und beim AV-Block III. Grades mit breiten Kammerkomplexen liegt ein sogenannter infrahisärer Block vor (Erregungsblockade unterhalb des His-Bündels). In diesem Fall kann sich die Ersatzfrequenz durch Atropin verringern und eine Asystolie auftreten, weshalb hier primär mit Katecholaminen (z. B. niedrigen Dosen von Adrenalin) gearbeitet werden soll. Bei instabilem Kreislauf und fehlender Besserung auf eine medikamentöse Therapie ist die Anwendung eines transkutanen Schrittmachers indiziert.

Eine elektrische Kardioversion kann bei verschiedenen tachykarden Rhythmusstörungen indiziert sein, nicht jedoch bei bradykarden Rhythmusstörungen wie dem AV-Block III. Grades.

2.43 Lösung: B

Atropin ist ein Parasympatholytikum. Es hemmt die Wirkung des Parasympathikus auf die Organe durch Verdrängung des parasympathischen Transmitterstoffes Acetylcholin von den Rezeptoren (kompetitiver Antagonismus).

Der Parasympathikus wirkt hemmend auf die Erregungsleitung und die Herzfrequenz. Atropin kann diese Hemmung aufheben und ist deshalb bei bradykarden Herzrhythmusstörungen (z. B. Sinusbradykardie, AV-Block) indiziert.

Atropin wirkt als Antidot bei Vergiftungen mit Substanzen, die durch Hemmung des Acetylcholinabbaus (Acetylcholinesterasehemmer) eine Überschwemmung des Organismus mit Acetylcholin verursachen (z. B. Alkylphosphate wie E 605®). Es wird in diesem Fall in extrem hohen Dosierungen eingesetzt. Bei einer Opiatintoxikation ist Naloxon (z. B. Narcanti®) das geeignete Antidot.

Atropin hemmt die Speichel- und Magensaftsekretion und wirkt – ebenso wie das mit dem Atropin chemisch verwandte N-Butylscopolamin (z. B. Buscopan®) – spasmolytisch bei kolikartigen Schmerzen.

Eine typische Nebenwirkung ist die Pupillenerweiterung. Weil hierdurch der Augeninnendruck erhöht werden kann, ist Atropin bei bekannter Glaukomerkrankung kontraindiziert.

2.44 Lösung: D

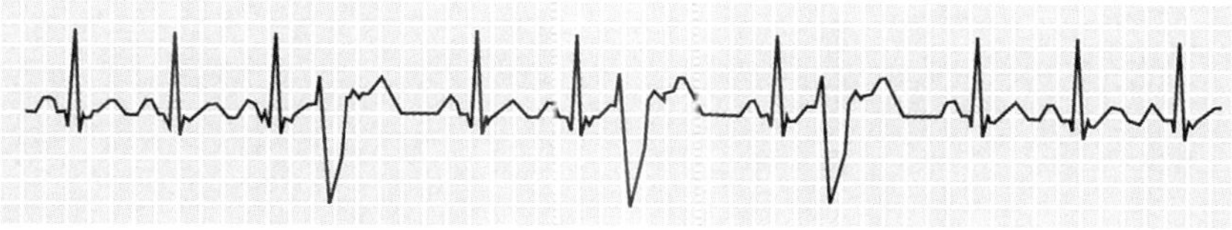

Abb. 2.7 EKG-Streifen mit R-auf-T-Phänomen [L108]

Als R-auf-T-Phänomen bezeichnet man das Auftreten von früh einfallenden ventrikulären Extrasystolen, deren R-Zacke noch auf die T-Welle der vorangegangenen Herzaktion trifft. In dieser Phase (Erregungsrückbildung) reagiert das Myokard besonders empfindlich (vulnerable [„verletzliche"] Phase). Extrasystolen können dann leicht eine Kammertachykardie mit Übergang zum Kammerflattern und -flimmern auslösen. Deshalb sollte beim R-auf-T-Phänomen ein Defibrillator bereitgehalten werden.

Der Reentry-Mechanismus („Wiedereintritts-Mechanismus“) bezeichnet eine pathophysiologische Ursache von supraventrikulären oder ventrikulären Tachykardien. In einem kleinen Bereich des Erregungsleitungssystems oder des Myokards läuft eine elektrische Erregung „im Kreis“ und wird so zu einem schnellen ektopen Schrittmacherzentrum. Häufig endet diese Fehlfunktion von allein, ansonsten kann medikamentös oder durch elektrische Kardioversion interveniert werden.

Die Torsade-de-pointes -Tachykardie („Spitzenumkehrtachykardie“) – bezeichnet eine Sonderform der ventrikulären Tachykardie, die bei Elektrolytstörungen oder bestimmten angeborenen Erkrankungen des Erregungsleitungssystem vorkommen kann. Sie kann selbstlimitierend („von allein endend“) sein, aber auch zum Kammerflimmern übergehen.

2.45 Lösung: D

Auf dem EKG-Streifen ist das typische „haarnadelförmige“ Bild des Kammerflatterns zu sehen. Auf Grund der extrem schnellen Kammerkontraktionen (200–300/min) können sich die Herzkammern in der Diastole nicht ausreichend mit Blut füllen, sodass in der Systole kaum Blut ausgeworfen wird. Es resultiert ein funktioneller Herz-Kreislauf-Stillstand mit Pulslosigkeit.

Wenn das Kammerflattern nicht schnell wieder spontan oder durch eine Defibrillation in einen langsameren Rhythmus zurückspringt, entsteht ein zunehmender Sauerstoffmangel im Myokard und das Kammerflattern geht in Kammerflimmern über. Bei Kammerflattern mit Pulslosigkeit kann ein einmaliger Versuch der „mechanischen“ Kardioversion mittels präkordialem Faustschlag unternommen werden. Die Bereitstellung eines Defibrillators darf nicht verzögert werden.

Wechselstrom erzeugt im EKG einen feinwelligen Störeinfluss mit einer Frequenz von 50 Hz.

Schrittmacherimpulse sind im EKG als senkrechte strichförmige „Spikes“ erkennbar.

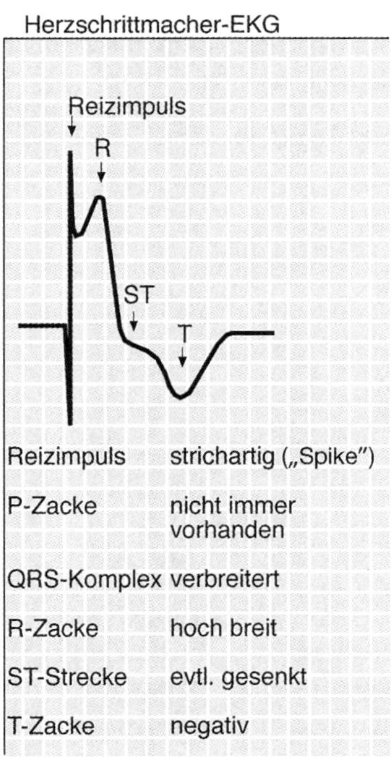

Abb. 2.8 Schrittmachergetriggertes EKG [L108]

2.46 Lösung: C

Beim Schock kommt es durch eine akute Kreislaufinsuffizienz zu Mikrozirkulationsstörungen im Gewebe, die zur Hypoxie (Sauerstoffmangel) der Körperzellen führen. Die Gegenregulation des Organismus besteht in der Aktivierung des Sympathikus mit der Freisetzung der Katecholamine Adrenalin, Noradrenalin und Dopamin. Man bezeichnet dies als sympathoadrenerge Reaktion.

Infolge der Mikrozirkulationsstörung kann es im Kapillargebiet zum Stillstand des Blutflusses (Stase) mit der Aktivierung von Thrombozyten und Gerinnungsfaktoren kommen. Es entsteht ein unkontrolliertes Nebeneinander von Gerinnung und Fibrinolyse, wodurch die Thrombozyten und Gerinnungsfaktoren verbraucht werden und schließlich für eine ausreichende Blutstillung in verletzten Gefäßen nicht mehr ausreichen. Man nennt dies eine Verbrauchskoagulopathie.

Durch die Zellhypoxie und Mikrozirkulationsstörungen häufen sich Säuren im Gewebe an (z. B. Laktat). Es entsteht eine metabolische Azidose. Eine respiratorische Alkalose entsteht durch die übermäßige Abatmung von Kohlendioxid z. B. bei der Hyperventilationstetanie.

Von einer Parasympathikolyse spricht man bei einer Hemmung des Parasympathikus, wie sie z. B. medikamentös durch Atropin erreicht werden kann.

2.47 Lösung: B

Blutverluste bis 20 % des Gesamtblutvolumens können durch die körpereigene sympathoadrenerge Gegenregulation kompensiert werden. Die ausgeschütteten Katecholamine bewirken über α-Rezeptoren in den kleinen Arterien und Arteriolen eine Vasokonstriktion sowie über β-Rezeptoren im Herzen eine Steigerung der Herzkraft (positive Inotropie) und Herzfrequenz (positive Chronotropie). Auf diese Weise kann bis zu dem genannten Blutverlust ein bedeutsamer Herzzeitvolumen- und Blutdruckabfall verhindert werden.

2.48 Lösung: A

Der **hämorrhagische Schock** ist gekennzeichnet durch einen Blutverlust infolge einer inneren oder äußerlich sichtbaren Blutung. Es kommt zur sympathoadrenergen Gegenregulation des Kreislaufs (➤ Kommentar 2.46).

Beim **neurogenen Schock** kommt es z. B. durch ein Wirbelsäulentrauma mit Rückenmarksverletzung und Durchtrennung von sympathischen Nervenbahnen zum Ausfall des sympathischen Nervensystems unterhalb der Verletzungsebene. Es resultiert eine fehlende Katecholaminausschüttung und eine Vasodilatation mit Blutdruckabfall.

Beim **anaphylaktischen Schock** kommt es durch eine schwere allergische Antigen-Antikörper-Reaktion zur Freisetzung von Mediatorsubstanzen, vor allem Histamin. Histamin bewirkt eine Vasodilatation und eine vermehrte Permeabilität (Durchlässigkeit) der Kapillargefäße für Flüssigkeit. Durch die Gefäßweitstellung und den Volumenmangel kann ein Schockzustand entstehen.

Der **septisch-toxische Schock** kann durch die Freisetzung von bakteriellen Toxinen (Giftstoffen) im Rahmen einer schweren Infektion entstehen. Typisch für diese Schockform ist die hyperdyname Phase mit Fieber, Tachypnoe (rasche Atmung) und Tachykardie. Trotz der vermehrten Herzarbeit entstehen durch die Wirkungen der bakteriellen Toxine mit extremer Vasodilatation eine Hypotonie und Mikrozirkulationsstörungen.

Der **kardiogene Schock** entsteht durch eine verminderte Pumpfunktion des Herzens z. B. in Folge eines akuten Herzinfarkts oder einer Herzbeuteltamponade. Durch das geringe Herzzeitvolumen kommt es zum Blutdruckabfall und zur Gewebehypoxie. In den Venen vor dem Herzen staut sich das Blut, das aufgrund der Pumpschwäche nicht „weitergepumpt" werden kann: Die Halsvenen treten deutlich hervor. Auf der arteriellen Seite des Kreislaufs („hinter dem Herzen") kommt es zur sympathoadrenergen Gegenregulation mit Vasokonstriktion.

Obwohl auf der arteriellen Kreislaufseite wegen des geringen Herzzeitvolumens ein relativer Volumenmangel vorhanden ist, wäre es fatal, beim kardiogenen Schock Volumen zuzuführen: Die Stauung vor dem Herzen würde sich verschlimmern und als gesteigerte „Vorlast" die Herzfunktion noch weiter belasten. Die richtige Maßnahme ist eine Entlastung des Herzens durch Oberkörperhochlagerung.

2.49 Lösung: C

➤ Kommentar 2.48

2.50 Lösung: B

Die Anwendung eines transkutanen Herzschrittmachers kann durch Abgabe eines Reizimpulses in der vulnerablen Phase des Erregungsablaufs im Myokard (➤ Kommentar 2.44) zur Auslösung eines Kammerflimmerns führen. Schutz bietet die Demand-Funktion des Schrittmachers, die die Abgabe von Schrittmacherimpulsen bei herzeigenen Impulsen unterdrückt. Damit aber herzeigene Impulse auch vom Demand-Schrittmacher erkannt werden können, muss die Sensing-Schwelle korrekt eingestellt sein.

Die Anwendung eines Schrittmachers im Rettungsdienst ist bei bradykarden Herzrhythmusstörungen (z. B. ein AV-Block III. Grades) mit Kreislaufinstabilität indiziert, wenn auf eine medikamentöse Therapie keine Besserung eintritt. Die elektrischen Reizimpulse führen oft zu einer schmerzhaften Kontraktion der Brustmuskulatur, wodurch eine Analgesie und Sedierung nötig wird.

Die elektromechanische Dissoziation (EMD, elektromechanische Entkopplung) ist durch einen ineffektiven Reizablauf im Herzen gekennzeichnet: Obwohl Kammerkomplexe im EKG vorhanden sind, führt dies nicht zu einer ausreichenden Kontraktion des Herzmuskels mit messbarem Auswurf. Ein Herzschrittmacher wird in dieser Situation keine Besserung ermöglichen, da auch er nur elektrische Impulse abliefern kann, die aber bei der EMD eben nicht von einer ausreichenden Kontraktion beantwortet werden. Mittel der Wahl ist die kardiopulmonale Reanimation mit der Gabe von Adrenalin, um die elektrische Stimulierbarkeit des Myokards zu verbessern.

Bei einem Patienten mit einem implantierten Herzschrittmacher kann es zu Fehlfunktionen und Ausfällen des Geräts kommen. In diesen Fällen ist bei Kreislaufinstabilität die Anwendung eines transkutanen Herzschrittmachers indiziert.

2.51 Lösung: A

Nach der internationalen Schrittmacherkodierung kann ein DDD-Schrittmacher sowohl im Vorhof als auch in der Herzkammer elektrische Impulse abgeben und die elektrischen Eigenimpulse des Herzens wahrnehmen.

Im Gegensatz zu anderen Einkammer-Schrittmachertypen, deren Elektrode entweder nur im rechten Vorhof oder im rechten Ventrikel liegt, nennt man den DDD-Schrittmacher auch Zweikammerschrittmacher (ein wenig irreführend, da nicht die beiden Herzkammern, sondern die Elektrodenlage im rechten Vorhof und in der rechten Herzkammer gemeint ist).

Ein implantiertes Gerät, das eine Kardioversion bzw. Defibrillation durchführen kann, heißt „automatischer implantierter Kardioverter/Defibrillator" (AICD). Ein einfacher Herzschrittmacher hat diese antitachykarde Funktion nicht.

Alle Schrittmacher, die nicht mit einer festfrequenten, asynchronen Stimulation arbeiten, müssen eine korrekt eingestellte Sensing-Schwelle haben, um die elektrischen Eigenaktionen des Herzens wahrnehmen zu können und dann eine eigene Impulsabgabe zu unterdrücken. Die festfrequente, asynchrone Stimulation birgt die Gefahr des Auslösens von Kammerflimmern (➤ Kommentar 2.50) und wird deshalb nur in seltenen besonderen Situationen angewandt.

Bei der Defibrillation eines Schrittmacherträgers sollte ein Sicherheitsabstand von mindestens 10 cm zum Schrittmacheraggregat eingehalten werden. Außerdem sollte möglichst mit einer Anterior-Posterior-Position (Defi-Elektroden auf Brust und Rücken) der Elektroden defibrilliert werden, damit die Schrittmacherkabel nicht direkt in Richtung des elektrischen Feldes verlaufen. Eine notwendige Defibrillation darf hierdurch aber nicht verzögert werden.

2.52 Lösung: D

Bei der akuten Linksherzinsuffizienz kommt es zu einem Blutrückstau in die Lungenstrombahn vor dem insuffizient pumpenden Ventrikel (Rückwärtsversagen). Die Folge ist ein kardiales Lungenödem, das auskultatorisch durch feuchte Rasselgeräusche über der Lunge diagnostiziert werden kann. Niedriger Blutdruck, Tachykardie und Kreislaufzentralisation sind Zeichen eines kardiogenen Schocks, der als Folge des Vorwärtsversagens bei der akuten Linksherzinsuffizienz entstehen kann.

Knöchelödeme sind ein typisches Zeichen einer chronischen Rechtsherzinsuffziens.

2.53 Lösung: D

Bei der chronischen globalen Herzinsuffizienz sind beide Ventrikel von der verminderten Pumpfunktion betroffen. Durch die verminderte Fähigkeit zur Steigerung des Herzzeitvolumens entstehen verminderte Leistungsfähigkeit und Dyspnoe unter Belastung. Je nach Ausmaß der Belastungsdyspnoe werden nach der Einteilung der New York Heart Association vier Schweregrade der Herzinsuffizienz unterschieden (NYHA I bis IV).

Pleuraergüsse und Knöchelödeme entstehen durch den venösen Blutrückstau vor dem rechten Herzen und durch eine verminderte renale Flüssigkeitsausscheidung. Die verminderte Urinausscheidung ist als Reaktion auf die Minderdurchblutung der Niere bei dem verminderten Herzzeitvolumen zu erklären. Durch die geringe körperlicher Belastung wird nachts die in den Ödemen eingelagerte Flüssigkeit vermehrt mobilisiert und ausgeschieden: Eine Nykturie stellt sich ein.

Angina-pectoris -Beschwerden sind ein typisches Zeichen der koronaren Herzkrankheit (KHK), nicht der chronischen Herzinsuffizienz.

2.54 Lösung: D

Zu den nichtmedikamentösen Basismaßnahmen bei einer akuten Herzinsuffizienz gehören die O_2-Insufflation und die Oberkörperhochlagerung (zur Entlastung des venösen Blutstaus vor dem rechten Herzen – „Vorlastsenkung").

Furosemid (z. B. Lasix®) führt durch die vermehrte Wasserausscheidung und die Weitstellung der venösen Kapazitätsgefäße („venöses Pooling") zu einer Vorlastsenkung und damit zu einer Besserung der Herzfunktion.

Glyzeroltrinitrat (z. B. Nitrolingual®) führt durch eine Weitstellung der Gefäße im venösen und im arteriellen System ebenfalls zu einer Entlastung des insuffizienten Herzens. Es kann als Spray, Kapsel oder Infusion verabreicht werden. Der Blutdruck sollte vor der Gabe von Glyzeroltrinitrat allerdings mindestens 90–100 mmHg systolisch betragen, da sonst ein kritischer Blutdruckabfall resultieren kann.

Dopamin oder andere Katecholamine (Adrenalin z. B. Suprarenin®, Dobutamin z. B. Dobutrex®) sind indiziert, wenn in Folge der akuten Herzinsuffizienz mit extrem geringem Herzzeitvolumen ein kardiogener Schock entsteht (➢ Kommentar 2.48). Durch ihre Wirkung an kardialen β_1-Rezeptoren wirken sie positiv inotrop (Steigerung der Kontraktionskraft).

Die Gabe von Atropin gehört nicht zu den typischen medikamentösen Maßnahmen bei einer Herzinsuffizienz. Es wird bei bradykarden Herzrhythmusstörungen eingesetzt. Bei einer akuten Herzinsuffizienz liegt in der Regel eine Tachykardie vor.

2.55 Lösung: A

Dopamin gehört zu den endogenen Katecholaminen. Als Katecholamine werden Substanzen mit einer bestimmten chemischen Struktur bezeichnet, die eine starke Wirkung an den α- und β-Rezeptoren des sympathischen Nervensystems haben und dadurch sympathomimetisch („Wirkung des Sympathikus nachahmend") wirken.

„Endogen" bedeutet, dass Dopamin auch vom Körper selbst als Neurotransmitter produziert wird (z. B. Gegensatz zu synthetischen Katecholaminen, die nicht im Körper vorkommen, z. B. Dobutamin z. B. Dobutrex®). Dopamin reagiert mit α- und β- und Dopaminrezeptoren. Eine Besonderheit von Dopamin ist, dass es in unterschiedlicher Dosierung verschieden stark an den einzelnen Rezeptortypen wirkt:

- **Geringe Dosis:** Verbesserung der Durchblutung des Magen-Darm-Trakts und der Niere über Wirkung an Dopaminrezeptoren.
- **Mittlere Dosis:** Steigerung des Herzzeitvolumens durch Steigerung der Kontraktilität und der Herzfrequenz über Wirkung an β-Rezeptoren.
- **Hohe Dosis:** Starke Blutdrucksteigerung durch ausgeprägte arterielle Vasokonstriktion über α-Rezeptoren.

Die Wirkdauer eines einzelnen Dopamin-Bolus beträgt nur wenige Minuten, weshalb das Medikament mit einem Perfusor verabreicht wird.

2.56 Lösung: E

Alle genannten Erkrankungen können durch ihren Einfluss auf die Pumpfunktion zu einer Herzinsuffizienz führen.

Beim Myokardinfarkt ist die kardiale Kontraktilität durch die Myokardischämie herabgesetzt. Bei der Myokarditis liegt eine virale oder bakterielle Infektion der Herzmuskelzellen vor. Neben Zeichen der Herzinsuffizienz finden sich Fieber und grippale Symptome.

Bei der ventrikulären Tachykardie kann es infolge der hohen Herzfrequenzen (150–250/min) mit verminderter diastolischer Füllung zu einer Abnahme des Herzschlagvolumens und dadurch zu einer Herzinsuffizienz kommen.

Bei der Mitralklappenstenose besteht eine Einflussbehinderung vom linken Vorhof in die linke Kammer. Das Blut staut sich über die Lungenstrombahn bis in den rechten Ventrikel und das venöse System zurück.

Bei einem größeren Perikarderguss wird der rechte Ventrikel durch die im Herzbeutel befindliche Flüssigkeit (seröse Flüssigkeit oder Blut) in seiner diastolischen Ausdehnung und Füllung behindert. Es kommt zur verminderten Pumpfunktion mit Rückstau des Blutes in das venöse System, sichtbar z. B. an den gestauten Halsvenen. Der Extremfall dieser Situation ist die Perikardtamponade, die zum funktionellen Herz-Kreislauf-Stillstand führen kann.

2.57 Lösung: B

Folgende Formen der Angina pectoris werden als instabile Angina pectoris bezeichnet:

- Erstmaliger Angina-pectoris-Anfall („Erst-Angina“)
- Angina-pectoris-Anfall in Ruhe („Ruhe-Angina“)
- Zunahme der Anfallshäufigkeit und -dauer mit zunehmendem Bedarf an Nitropräparaten („Crescendo-Angina“).

Eine „nitrosensitive“ (mit Nitro-Spray zu beendende) Angina pectoris, die nur unter Belastung auftritt, wird als stabile Angina pectoris bezeichnet.

Angina-pectoris-Beschwerden, die trotz Einnahme von Nitro-Spray anhalten, können ein Hinweis auf einen Myokardinfarkt sein.

2.58 Lösung: D

Obwohl das akute Koronarsyndrom im Rettungsdienst die häufigste Ursache von akutem Thoraxschmerz mit Dyspnoe darstellt, sollten bei der Anamneseerhebung und Untersuchung stets auch mögliche Differentialdiagnosen mit einbezogen werden:

Die Immobilisation eines Beines durch einen Gipsverband beinhaltet ein stark erhöhtes Thromboserisiko und kann bei akutem Thoraxschmerz und Dyspnoe ein Hinweis auf das Vorliegen einer Lungenembolie sein.

Ein plötzlich auftretender stärkster reißender Schmerz mit Ausstrahlung in den Rücken ist die typische Schmerzbeschreibung bei einem Aneurysma dissecans der thorakalen Aorta.

Eine Atemabhängigkeit der thorakalen Schmerzsymptomatik ist nicht typisch für eine Angina pectoris. Sie kann z. B. auf eine Pleuritis im Rahmen einer Pneumonie hinweisen.

Ein einseitig fehlendes Atemgeräusch ist ebenfalls nicht typisch für ein akutes Koronarsyndrom, sondern ein Hinweis auf einen Spontanpneumothorax, z. B. auf dem Boden einer ausgeprägten COPD (chronic obstructive pulmonary disease) mit Lungenemphysem.

Kaltschweißigkeit, Übelkeit und Blässe sind unspezifische klinische Zeichen des Myokardinfarkts, die keinen typischen Hinweis auf eine Differentialdiagnose geben.

2.59 Lösung: C

Die häufigste Komplikation bei einem akuten Myokardinfarkt sind bedrohliche Herzrhythmusstörungen. Dabei können sowohl tachykarde Rhythmusstörungen wie z. B. ventrikuläre Tachykardien und Kammerflimmern als auch bradykarde Rhythmusstörungen wie z. B. ein AV-Block III. Grades auftreten.

Ein Myokardinfarkt kann zu einer akuten Herzinsuffizienz führen mit kardiogenem Schock und kardialem Lungenödem als Folge des Vorwärts- bzw. Rückwärtsversagens bei eingeschränkter linksventrikulärer Pumpfunktion (➤ Kommentar 2.48 und 2.52).

Auch wenn gelegentlich bei einem Myokardinfarkt erhöhte Blutdruckwerte vorkommen können, gehört eine hypertensive Krise nicht zu den Komplikationen bei akutem Herzinfarkt. Umgekehrt ist aber ein Angina-pectoris-Anfall oder ein Myokardinfarkt eine typische Komplikation der extremen Blutdruckerhöhung während einer hypertensiven Krise.

2.60 Lösung: B

Morphin und andere Opiate sind beim akuten Myokardinfarkt zur Analgesie (Schmerztherapie) indiziert. Die sedierende und stressabschirmende Nebenwirkung dieser Substanzen ist dabei durchaus erwünscht. Ketamin ist ein gutes Analgetikum, bewirkt aber durch seine sympathomimetische Nebenwirkung mit Anstieg von Herzfrequenz und Blutdruck einen vermehrten myokardialen Sauerstoffverbrauch und ist deshalb beim akuten Myokardinfarkt nicht geeignet.

ASS hemmt die Thrombozytenaggregation und wirkt somit dem thrombotischen Verschluss des betroffenen Koronargefäßes entgegen. Sie soll beim Myokardinfarkt frühestmöglich gegeben werden.

Eine Tachykardie führt im Myokard zu einem erhöhten O_2-Bedarf und muss beim akuten Infarkt deshalb möglichst vermieden werden. Ziel ist eine Herzfrequenz von 60–80/min. Bei höheren Herzfrequenzen ist unter der Beachtung von Kontraindikationen (kardiogener Schock mit Hypotonie, Asthma bronchiale) die Gabe eines β-Blockers (z. B. Beloc®) indiziert.

Theophyllin ist ein Bronchospasmolytikum mit positiv chronotroper und inotroper Wirkung am Herzen. Es erhöht den kardialen O_2-Bedarf und gehört nicht zur medikamentösen Therapie beim Myokardinfarkt.

2.61 Lösung: A

Nitropräparate wirken relaxierend auf glatte Muskelzellen. Es kommt zur Vasodilatation vor allem der venösen Kapazitätsgefäße, aber auch der größeren Arterien, insbesondere der Koronararterien. Durch diese Wirkungen wird die Vorlast („Blutstau" vor dem Herzen) und die Nachlast (Blutdruck in der Aorta) des Herzens vermindert und das Myokard besser durchblutet. Man nennt dies die antianginöse Wirkung von Nitropräparaten. Nitropräparate wirken aber auch relaxierend auf die glatte Muskulatur von anderen Hohlorganen: So können z. B. Gallenkoliken oder Nierenkoliken mit Nitropräparaten gelindert werden.

Trotz dieser positiven kardialen Effekte gibt es auch Kontraindikationen für die Gabe von Nitropräparaten. Sie dürfen im kardiogenen Schock mit niedrigem Blutdruck nicht gegeben werden, da sie den Blutdruck gefährlich weiter senken können.

Eine Einnahme des Medikaments Sildenafil (z. B. Viagra®) ist ebenfalls eine Kontraindikation für Nitropräparate, da bei der Kombination der Präparate ein gefährlicher Blutdruckabfall resultieren kann.

Zu den häufigen Nebenwirkungen von Nitropräparaten zählen eine Reflextachykardie

(reflektorische Anhebung der Herzfrequenz als Reaktion auf die Blutdrucksenkung) sowie Kopfschmerzen mit Hitzegefühl und Hautrötung (Flush).

2.62 Lösung: C

Kopfschmerz, Sehstörungen und Übelkeit sind typische Zeichen der beginnenden Hirnschädigung bei einem hypertensiven Notfall. Bewusstseinsstörungen und Krampfanfälle können eintreten.

Obwohl bei einem hypertensiven Notfall meistens Blutdruckwerte über 220/120 mmHg gemessen werden, kann auch schon bei Blutdruckwerten unter 180/120 mmHg eine entsprechende Symptomatik auftreten und eine Behandlung erfordern. Dies gilt insbesondere, wenn bei dem Patienten sonst keine erhöhten Blutdruckwerte bekannt sind.

Eine schnelle Senkung des Blutdrucks in den Normbereich kann gefährlich sein, da die Autoregulationsmechanismen der Hirndurchblutung beeinträchtigt sind und bei rascher Blutdrucksenkung eine Minderperfusion des Gehirns droht. Der Blutdruck sollte schonend und primär nicht mehr als 20 % gegenüber dem Ausgangswert gesenkt werden.

Das abrupte Auslassen einer antihypertensiven Medikation ist eine typische Ursache für einen hypertensiven Notfall.

Die zerebrale Autoregulation sorgt durch arterielle Vasokonstriktion oder -dilatation für eine konstante Hirndurchblutung bei unterschiedlichen Blutdruckwerten. Bei den extrem hohen Blutdruckwerten während eines hypertensiven Notfalls ist sie allerdings in ihrer Funktion beeinträchtigt und kann die Hirndurchblutung nicht mehr konstant halten. Es kommt zur Hyperperfusion und einem vermehrten intrakraniellen Blutvolumen. Folge sind die genannten neurologischen Symptome.

2.63 Lösung: C

Durch die hohen Blutdruckwerte ist die Nachlast und damit die Herzarbeit und der myokardiale O_2-Verbrauch stark erhöht. Bei vorbestehender Koronarsklerose kann es zur Minderversorgung kommen und ein Angina-pectoris -Anfall resultieren. Die extrem hohe Nachlast kann außerdem zur akuten Linksherzinsuffizienz mit verminderter Pumpleistung führen. Dadurch kommt es zum Rückwärtsversagen des linken Ventrikels mit Blutstau in der Lungenstrombahn: Ein kardiales Lungenödem kann entstehen.

Durch die extremen Blutdruckwerte kann es – besonders bei vorbestehender Arteriosklerose – zu einem Einriss in der Aortenintima kommen und ein Aneurysma dissecans der Aorta entstehen.

Ein arterieller Gefäßverschluss oder eine Lungenembolie gehören nicht zu den Komplikationen einer hypertensiven Krise.

2.64 Lösung: D

Ein unblutiger Aderlass kann eine (nicht unumstrittene) Erstmaßnahme beim kardialen Lungenödem sein. Bei einer hypertensiven Krise ist er nicht indiziert.

Nitropräparate sind bei der hypertensiven Krise nicht unbedingt das Medikament der ersten Wahl, da die Blutdrucksenkung oft sehr rasch und unkontrolliert eintritt, eine Reflextachykardie induziert wird und durch die intrakranielle venöse Vasodilatation der Hirndruck verstärkt werden kann (vgl. Kopfschmerzen als typische Nebenwirkung der Nitropräparate).

Treten eine Angina pectoris oder ein Lungenödem als Komplikation der hypertensiven Krise auf, sind Nitropräparate (z. B. Nitrolingual®-Spray) jedoch indiziert, da sie einerseits den erhöhten Blutdruck als Ursache der kardialen Komplikation therapieren, andererseits das Herz durch Verminderung der Vorlast entlasten (➤ Kommentar 2.61).

Bei einem beschwerdefreien Patienten mit krisenhaft erhöhten Blutdruckwerten sollte zunächst abgewartet und der Blutdruck unter körperlicher Ruhe kontrolliert werden. Bei weiter bestehenden hohen Blutdruckwerten sollte dann über mehrere Stunden eine schonende medikamentöse Blutdrucksenkung (orale Gabe der Antihypertensiva) erfolgen.

Bei einem Patienten mit Hemiparese muss an einen Schlaganfall gedacht werden. Hierbei ist ein erhöhter Blutdruck als physiologische Gegenregulation anzusehen und sollte erst bei Werten oberhalb von syst./diast. 220/120 mmHg vorsichtig gesenkt werden.

Urapidil (z. B. Ebrantil®) ist ein geeignetes Mittel zur kontrollierten Blutdrucksenkung bei einer hypertensiven Krise oder einem hypertensiven Notfall. Nifedipin (z. B. Adalat®) wird wegen eines möglichen überschießenden Blutdruckabfalls nicht als Mittel der Wahl empfohlen und sollte nur in geringer Dosierung angewendet werden. Zudem ist es bei einem akuten Koronarsyndrom kontraindiziert.

2.65 Lösung: B

Eine Embolie entsteht durch Einschwemmung von körpereigenem (Thromben = Blutgerinnsel, Fett, Fruchtwasser) oder körperfremdem (Luft, Fremdkörper) Material in ein Blutgefäß mit der Folge der Verlegung des Gefäßlumens. Dabei ist der Enstehungsort des Embolus nicht der Verschlussort.

Betroffen sind stets Arterien (z. B. Extremitätenarterien, Mesenterialarterien, Pulmonalarterien), da der Durchmesser venöser Gefäße in Flussrichtung des Blutes zunimmt. Ein Embolus aus einer Vene (z. B. bei einer Venenthrombose) würde nach Ablösung vom Thromboseort über die Hohlvene, den rechten Vorhof und die rechte Herzkammer fließen und erst in einer Pulmonalarterie „stecken" bleiben. Auf diese Weise entsteht eine Lungenembolie. Die Venenthrombose mit nachfolgender Lungenembolie ist eine typische Komplikation bei Bettlägerigkeit (➤ Kommentar 2.66).

Vorhofflimmern und schwere Herzinsuffizienz begünstigen durch Blutströmungsverlangsamung und -veränderung die Bildung von Thromben in den Vorhöfen und Herzkammern. Löst sich ein Thrombus aus dem linken Vorhof oder der linken Kammer und gelangt in das arterielle Strömungsgebiet, so wird er – je nach Größe – eine nachgeschaltete Arterie verlegen. Ebenso kann sich thrombotisches Material von arteriosklerotischen Plaques an den arteriellen Gefäßwänden lösen und im nachgeschalteten Strömungsgebiet ein Gefäß verlegen. Durch die Verlegung des Gefäßes ist die Durchblutung des nachgeschalteten Perfusionsgebietes stark eingeschränkt, was dann die entsprechenden klinischen Symptome hervorruft (z. B. arterieller Gefäßverschluss, Mesenterialgefäßverschluss, ischämischer Schlaganfall).

2.66 Lösung: E

Eine Thrombose bezeichnet die Verlegung des Gefäßlumens durch Bildung eines Blutpfropfes in einem Gefäß. Der Thromboseort ist dabei auch der Ort des Gefäßverschlusses (➤ Kommentar 2.65). Die pathogenetischen Veränderungen, die zur Thrombosebildung führen können, wurden von Rudolf Virchow erstmals beschrieben und sind als Virchow-Trias bekannt:

- Veränderung am Gefäßendothel, z. B. durch Entzündung oder Verletzung
- Veränderung der Blutströmung, z. B. Strömungsverlangsamung oder Wirbelbildung (z. B. bei Herzinsuffizienz, Vorhofflimmern, Varizen, Bettlägerigkeit und Immobilisation nach einer Operation)
- Veränderung der Gerinnungseigenschaften des Blutes (vermehrte Gerinnungsneigung durch genetische oder krankheitsbedingte Einflüsse).

Häufig sind Venen, insbesondere die tiefen Bein- und Beckenvenen betroffen. Dies führt dann zu einem venösen Gefäßverschluss mit schmerzhafter ödematöser Schwellung und livider Verfärbung der betroffenen Extremität. Aber auch arterielle Thrombosen, z. B. auf dem Boden einer Arteriosklerose, sind nicht selten und führen dann zu einer Ischämie im Versorgungsgebiet der Arterie.

2.67 Lösung: D

Die Symptome bei einem akuten arteriellen Gefäßverschluss wurden von Pratt beschrieben („sechs Ps“):

- Pain: Schmerz
- Paleness: Blässe (und Kälte)
- Paralysis: Bewegungsunfähigkeit
- Pulselessness: Pulslosigkeit
- Paresthesia: Missempfindungen (Kribbeln, Taubheit)
- Prostration: schweres Krankheitsgefühl, schweres Erkrankungsbild

Die neuromuskulären Symptome (Bewegungsunfähigkeit, Taubheit) sind nur bei völliger Ischämie der betroffenen Gliedmaße ausgeprägt. Häufig sind nur Blässe und Kälte der Haut, Pulslosigkeit und Schmerz zu beobachten.

Eine rötlich livide Hautfarbe spricht zusammen mit einem Ödem der Gliedmaße für einen akuten venösen Gefäßverschluss.

2.68 Lösung: E

Bei Wiederherstellung eines Blutflusses innerhalb von 6 Std. besteht eine gute Chance, eine Amputation der betroffenen Gliedmaße zu verhindern. Bei länger andauernder kompletter Ischämie steigt das Risiko von irreversiblen Gewebeschäden, die eine Amputation nötig machen, stark an.

2.69 Lösung: B

Beim akuten arteriellen Gefäßverschluss sind häufig stärkste Schmerzen vorhanden, die eine analgetische Therapie notwendig machen. Die genannten Substanzen (Ketamin und Morphin) sind beide geeignet, allerdings muss eine intramuskuläre Injektion in dieser Situation unbedingt vermieden werden, da dies bei einer

Lysetherapie zur Wiedereröffnung des verschlossenen Gefäßes zu ernsthaften Blutungskomplikationen führen könnte.

Die betroffene Extremität sollte vorsichtig gelagert und an den Auflagestellen möglichst mit einem lockeren Watteverband geschützt werden. Ein Verband mit einer elastischen Binde verstärkt die Minderperfusion des Gewebes und ist kontraindiziert. Eine Tieflagerung der betroffenen Extremität erhöht den Perfusionsdruck und bessert dadurch die Restdurchblutung. Allerdings muss peinlich darauf geachtet werden, dass durch die Lagerung keine Druckstellen entstehen. Die Gabe von Heparin zur Hemmung der Gerinnung ist indiziert.

2.70 Lösung: C

Bei einem venösen Gefäßverschluss kann je nach Schmerzstärke eine Analgesie mit Opiaten (z. B. Morphin) notwendig sein. Die betroffene Gliedmaße sollte hochgelagert werden, um den venösen Abfluss zu verbessern. Da die Perfusion der Haut gestört ist, ist eine lokale Kühlung auch bei überwärmter Haut kontraindiziert.

Wichtig ist eine strikte Immobilisierung des Patienten, um die Gefahr einer Lungenembolie durch Losreißen eines größeren Blutgerinnsels zu minimieren (bei 50 % aller Patienten mit tiefer Venenthrombose sind bereits kleinere, asymptomatisch verlaufene Lungenembolien nachweisbar!). Die Gabe von Heparin zur Hemmung der Gerinnung und des Thrombenwachstums ist indiziert.

2.71 Lösung: C

Eine Bettlägerigkeit eines Patienten infolge einer schweren Erkrankung oder nach einer Operation prädisponiert für das Entstehen von tiefen Venenthrombosen und ist eine häufige Konstellation bei einer Lungenembolie. Typisch sind akut einsetzende Dyspnoe, Thoraxschmerz und je nach Schweregrad der Lungenembolie auch Kreislaufinstabilität bis hin zum kardiogenen Schock und zum Kreislaufstillstand mit Reanimationspflichtigkeit.

Bei einer schweren Lungenembolie kommt es durch den Verschluss eines großen Teils der Lungenstrombahn zu einem akuten Rechtherzversagen mit Aufstau des Blutes in den venösen Gefäßen, äußerlich sichtbar an einer ausgeprägten Halsvenenstauung.

Feuchte Rasselgeräusche und Brodeln über der Lunge sind klinische Zeichen eines Lungenödems. Ein kardiales Lungenödem entsteht bei einem Linksherzversagen (➤ Kommentar 2.52) und ist nicht typisch für eine Lungenembolie.

2.72 Lösung: C

Eine analgetische Therapie mit einem Opiat, wie z. B. Morphin, ist bei einer Lungenembolie indiziert. Eine großzügige Volumentherapie könnte den Blutstau vor dem rechten Herzen verstärken (➤ Kommentar 2.71) und durch Erhöhung der Vorlast die akute Rechtsherzinsuffizienz verschlimmern. Deshalb darf die Volumengabe nur vorsichtig erfolgen. Indiziert sind kristalloide Lösungen.

Die Gabe von Heparin zur Hemmung des Thrombenwachstums ist indiziert. Bei bestehender Schocksymptomatik mit Hypotonie sollten Katecholamine Noradrenalin (z. B. Arterenol®) und Dobutamin (z. B. Dobutrex®) infundiert werden. Eine präklinische Fibrinolysetherapie ist bei massiver Lungenembolie mit schwerem kardiogenem Schock unter der Abwägung der Nutzen-Risiko-Relation indiziert.

2.73 Lösung: D

Ein Aneurysma dissecans entsteht durch einen Einriss in der Intima der Aortenwand mit einer Wühlblutung in die Media hinein. Diese Wühlblutung beginnt in der thorakalen Aorta und kann sich bis über einen großen Teil der Aortenlänge hinweg fortsetzen. Es entsteht ein „wahres" Lumen (das eigentliche Aortenlumen) und ein „falsches" Lumen (das Lumen der Aneurysma-Wühlblutung). Das Aneurysmalumen kann an seinem distalen Ende auch wieder Anschluss an das eigentliche Aortenlumen haben.

Ein Aneurysma, das durch eine Aussackung der gesamten Aortenwand entstanden ist, nennt man auch Aneurysma verum.

Die Schmerzsymptomatik eines dissezierenden Aortenaneurysmas kann der eines akuten Herzinfarkts stark ähneln (plötzlicher heftigster Thoraxschmerz retrosternal mit Ausstrahlung in den Rücken, Dyspnoe). Differentialdiagnostische Hinweise können der bei der Dissektion eher „reißende" Schmerzcharakter, ein eventueller wandernder und mehrgipfeliger Verlauf der Schmerzsymptomatik (beim Fortschreiten der Wühlblutung) sowie Symptome durch eine Einengung bzw. eine Minderdurchblutung der aus der Aorta abgehenden Gefäße geben: Blutdruckdifferenz an den Armen, Apoplex-ähnliche neurologische Symptome.

Bei einem rupturierten Bauchaortenaneurysma kann eine einseitige oder beidseitige Minderdurchblutung der unteren Extremitäten (nicht der Arme!) auffallen. Bei einer Kompression der Blutung durch das umliegende Gewebe spricht man von einem gedeckt rupturierten Aortenaneurysma.

Ein präklinische Narkoseeinleitung sollte bei einigermaßen stabilen Kreislaufverhältnissen möglichst vermieden werden, da durch die entspannende Wirkung der Narkotika die schützende komprimierende Wirkung des umliegenden Gewebes nachlässt und ein eventueller Hustenstoß bei der Intubation zur Ruptur mit freier Blutung in die Bauchhöhle führen kann.

2.74 Lösung: C

Bei einem dissezierenden Aortenaneurysma sollte eine Analgesie und Stressabschirmung z. B. mit Opioiden erfolgen. Ein erhöhter Blutdruck (hypertensiver Notfall als mögliche Ursache einer Aortendissektion!) sollte in den Normalbereich gesenkt werden, hierzu sind z. B. β-Blocker (z. B. Beloc®) oder Urapidil (z. B. Ebrantil®) gut geeignet. Eine Volumentherapie z. B. mit HAES-Lösung soll bei einem Volumenmangel mit Schocksymptomatik erfolgen.

Die Gabe von gerinnungshemmenden Substanzen wie Heparin oder ASS ist natürlich nicht indiziert. Hier liegt die Bedeutung der differentialdiagnostischen Abgrenzung zwischen akutem Myokardinfarkt und dissezierendem Aortenaneurysma: Bei einem akuten Myokardinfarkt sollten Heparin und ASS gegeben werden.

2.75 Lösung: E

Eine Synkope ist ein plötzlich einsetzender, kurzzeitiger, spontan reversibler Bewusstseinsverlust mit oder ohne Sturz. Ursache ist eine kurz dauernde zerebrale Minderperfusion.

Am häufigsten ist die vasovagale Synkope: Emotionaler Stress führt über reflektorische Mechanismen zu parasympathischer Stimulation und Vasodilatation mit Blutdruckabfall.

Orthostatische Dysregulation (Funktionsstörung des vegetativen Nervensystems bei der Regulation des Gefäßtonus) können bei langem Stehen oder plötzlichem Aufstehen zu einer Synkope führen.

Bradykarde und tachykarde Herzrhythmusstörungen, Funktionsstörungen der Herzklappen (z. B. eine Aortenklappenstenose) sowie Anämie und Hypovolämie können ebenfalls zu einer kurzzeitigen Verminderung des Herzzeitvolumens bzw. des zerebralen Sauerstoffangebots führen und dadurch eine Synkope verursachen. Im Rettungsdienst ist es wichtig, eine Synkope nicht zu bagatellisieren und dem Patienten zu einer Abklärung der Symptomatik zu raten.

KAPITEL

3

Frank Scheinichen

Neurologie und Psychiatrie

3.1 Lösung: B

Das Nervensystem wird anatomisch in das zentrale (Gehirn und Rückenmark) und das periphere Nervensystem eingeteilt. Funktionell erfolgt die Einteilung in willkürlich und unwillkürlich (autonom).

Funktionelle und anatomische Einteilung vermischen sich, so besitzt das periphere ebenso wie das zentrale Nervensystem sowohl willkürliche als auch unwillkürliche Anteile.

3.2 Lösung: A

Acetylcholin ist einer der wichtigsten Neurotransmitter, der insbesondere an den muskulären Synapsen (neuromuskuläre Endplatte) wirkt. Im Endabschnitt des Axons der motorischen Nervenfaser (präsynaptische Membran) ist das Acetylcholin enthalten, welches bei einer Erregung freigesetzt wird.

Über den synaptischen Spalt gelangt der Transmitterstoff an die postsynaptische Membran der Muskelfaserzelle und bewirkt eine Kontraktion des Muskels. Eine Hemmung dieses Vorgangs ist über Muskelrelaxantien möglich. Dabei werden zwei Arten unterschieden: die nicht depolarisierenden und die depolarisierenden Muskelrelaxantien.

Die nicht depolarisierenden Relaxantien (z. B. Pancuronium) verdrängen Acetylcholin vom Rezeptor an der postsynaptischen Membran, ohne die Membrandurchlässigkeit zu verändern und führen zu keiner Depolarisation.

Depolarisierende Relaxantien (z. B. Succinylcholin) besetzen ebenfalls den Rezeptor, depolariseren jedoch die Membran. Es kommt zu den klinisch sichtbaren Muskelzuckungen beim Einsetzen der Wirkung.

3.3 Lösung: D

Der Sympathikus gehört mit seinem Gegenspieler, dem Parasympathikus, zum autonomen Nervensystem. Die sympathischen Anteile werden z. B. bei Stress, Angst und Aufregung aktiv. Bekanntester Botenstoff des Sympathikus ist das Adrenalin.

Als Stressnerv bewirkt der Sympathikus eine Aktivierung der Organe, die zur „Flucht" notwendig sind, wie etwa die Bronchodilatation, die eine bessere Sauerstoffversorgung gewährleistet. Die Wirkungen von Sympathikus und Parasympathikus sind in der nachfolgenden Tabelle aufgeführt.

Tab. 3.1 Wirkungen von Sympathikus und Parasympathikus an verschiedenen Organen (aus: Kühn et al.: Rettungsdienst, 3. Aufl.)

Organ	Sympathikus	Parasympathikus
Herz		
Sinusknoten	allgemeine Leistungssteigerung	allgemeine Leistungsabnahme
AV-Knoten	Frequenzzunahme	Frequenzabnahme
Myokard	Erregungszunahme	Erregungsabnahme
Koronararterien	Zunahme der Kontraktilität • Vasokonstriktion (α-Rezeptoren) • Vasodilatation (β-Rezeptoren)	
Auge		
Ziliarmuskel	Dilatation	Kontraktion
Pupille	Mydriasis	Miosis
Blutgefäße		
Darmgefäße	Vasokonstriktion	keine
Hautgefäße	Vasokonstriktion	keine
Gehirngefäße	Vasokonstriktion	unklar
Nierengefäße	Vasokonstriktion	
Lunge		
Bronchien	Bronchodilatation	Bronchokonstriktion
Schleimhaut	verminderte Sekretion	vermehrte Sekretion
Drüsen		
Tränendrüsen	keine	Sekretion
Speicheldrüsen	verminderte Sekretion	vermehrte Sekretion
Magendrüsen	kaum Sekretion	vermehrte Sekretion
Pankreas	verminderte Sekretion	vermehrte Sekretion
Schweißdrüsen	verminderte Sekretion	keine
Magen-Darm-Trakt	allgemeine Leistungsminderung	erhöhte Leistung
Sphinkter	Tonussteigerung	Tonusminderung
Muskulatur	Tonussteigerung	vermehrte Peristaltik
Leber	Steigerung von Glukoneogenese	keine
Gallenblase, Harnblase	dilatiert	kontrahiert
Sphinkter	Kontraktion	Dilatation
Muskulatur	Tonusminderung	Tonuserhöhung
Genitalorgane		
männlich	Ejakulation	Erektion
weiblich	Muskelkontraktion	Drüsensekretion
Stoffwechsel	erhöht	vermindert

3.4 Lösung: A

Die Erregung einer peripheren Reizaufnahme erfolgt über sensible oder sensorische Nervenbahnen, welche auch als afferente Bahnen bezeichnet werden. Im ZNS wird der Reiz verarbeitet und es erfolgt eine Reaktion. Handelt es sich um eine motorische Reaktion, wird der Reiz aus dem ZNS über motorische bzw. efferente Bahnen zum Erfolgsorgan geleitet.

3.5 Lösung: D

Der Mensch besitzt 31 Spinalnervenpaare (8 zervikale, 12 thorakale, 5 lumbale, 5 sakrale und ein kokzygeales Spinalnervenpaar). Die Spinalnerven entspringen aus dem Rückenmark und laufen zwischen zwei Wirbelkörpern in die Peripherie.

3.6 Lösung: D

Im Gegensatz zu den Spinalnerven entspringen die Hirnnerven nicht aus dem Rückenmark, sondern direkt aus dem Gehirn. Sie verlassen aber zum Teil durch entsprechende Öffnungen in der Schädelbasis den Gehirnschädel und verlaufen in der Peripherie. Der N. vagus ist der zehnte der insgesamt zwölf Hirnnerven und verläuft durch das Mediastinum bis in das Abdomen. Er ist der wichtigste Nerv des parasympathischen Nervensystems.

3.7 Lösung: E

Die aufgenommenen Reize einer Nervenzelle können grundsätzlich auf zwei Arten weitergeleitet werden: kontinuierlich oder saltatorisch („springend"). Die saltatorische Erregungsleitung kann bis zu hundertmal schneller erfolgen als die kontinuierliche Weiterleitung. Saltatorisch leitende Nervenzellen werden am Axon von einer Myelinscheide, den Schwann'schen Zellen, umhüllt. Die elektrische Erregung „springt" von Einschnürung zu Einschnürung weiter. Wichtige Reaktionen, die schnell übermittelt werden müssen, wie z. B. motorische Reflexe auf einen Schmerzreiz, werden saltatorisch geleitet.

3.8 Lösung:

1. Dura mater (harte Hirnhaut)
2. Arachnoidea (Spinngewebshaut)
3. Pia mater (weiche Hirnhaut)

Die Hirnhäute dienen zusammen mit der Liquorflüssigkeit dem Schutz des Gehirns. Sie ziehen bis in den Spinalkanal und schützen dort als Rückenmarkshäute das Rückenmark.

3.9 Lösung: E

Zwischen Arachnoidea und Pia mater befindet sich der Liquorraum (Subarachnoidalraum) mit etwa 150 ml Liquorflüssigkeit bei erwachsenen Personen. Die Liquorflüssigkeit dient insbesondere der Stoßdämpfung des Gehirns, hat aber auch wegen der in ihr enthaltenen Glukose eine gewisse versorgende (nutritive) Funktion.

Bei einer Schädelbasisfraktur mit einem Einriss in den Hirnhäuten und einer verletzungsbedingten Verbindung nach außen kann Liquor durch den Gehörgang oder durch die Nasenhöhle austreten. Es besteht dann eine hohe Infektionsgefahr für die Hirnhäute und das Gehirn.

3.10 Lösung: B

Das Gehirn wird in verschiedene Areale unterteilt. Es finden sich verschiedene Zentren mit unterschiedlichen Aufgaben. So befindet sich z. B. das Zentrum für das bewusste Empfinden und Handeln im Großhirn, während die unbewusste Koordination von komplexen Bewegungsabläufen (z. B. der Muskeltonus beim Stehen, das Halten des Gleichgewichts beim Laufen etc.) im Kleinhirn stattfindet.

Das Atemzentrum befindet sich im verlängerten Mark (Medulla oblongata). Das Rückenmark endet in Höhe des 1.–2. Lendenwirbels, die dort entspringenden Spinalnerven verlaufen im Wirbelkanal weiter und gelangen auch noch tiefer zwischen den Wirbelkörpern nach peripher.

3.11 Lösung: E

Ein Reflex ist eine unbewusste Reaktion des zentralen Nervensystems auf einen Reiz. Diese reflektorischen Reaktionen auf einen Reiz können sowohl im Rückenmark als auch im Gehirn ausgelöst werden. Da Reflexe nicht an das Bewusstsein gebunden sind, können auch soporöse und komatöse Patienten noch Schutzreflexe haben. Zum Beispiel kann man beim Einlegen eines Guedeltubus bei einem soporösen Patienten noch Würgereize und Erbrechen auslösen. Allerdings sind die Schutzreflexe mit zunehmender Bewusstseinsstörung immer weiter eingeschränkt. Bei tief komatösen Patienten sind die Schutzreflexe nicht mehr vorhanden (➢ Kommentar 3.12).

3.12 Lösung: A

Bewusstseinsstörungen werden in Somnolenz, Sopor und Koma eingeteilt. Ein somnolenter Patient ist auf (laute) Ansprache, ein soporöser Patient nicht auf Ansprache, sondern nur mit Schmerzreizen erweckbar. Komatöse Patienten sind nicht erweckbar. Komatöse Zustände können in vier verschiedene Stadien unterschieden werden, wobei erst im letzten Stadium (Stadium 4) die Schutzreflexe gänzlich erloschen sind.

Stadieneinteilung Koma:

- Stadium 1: gezielte Abwehr auf Schmerzreize, seitengleiche Pupillenreaktion
- Stadium 2: ungezielte Abwehr auf Schmerzreize, Paresen, Anisokorie
- Stadium 3: Beuge- und Strecksynergismen spontan oder auf Reiz
- Stadium 4: schlaffer Muskeltonus, Ausfall der Schutzreflexe, weite, reaktionslose Pupillen

3.13 Lösung: B

Die GCS ist zur Verlaufsdokumentation von Patienten mit neurologischen Erkrankungen oder Verletzungen konzipiert. Da sie sich nur auf neurologische Parameter bezieht, gehört sie zwar zur Beschreibung der Verletzungsschwere polytraumatisierter Patienten, ist aber für die Gesamtbeurteilung der Verletzungsschwere nicht geeignet.

Tab. 3.2 Glasgow-Coma-Scale

Augen öffnen		Antworten		Motorik	
spontan	4	orientiert	5	auf Aufforderung	6
auf Aufforderung	3	verwirrt	4	gezielt auf Schmerz	5
auf Schmerz	2	einzelne Worte	3	ungezielte Reaktion	4
keine Reaktion	1	unverständlich	2	Beugereaktion	3
		keine	1	Streckreaktion	2
				keine Reaktion	1

3.14 Lösung: E

Ein apoplektischer Insult (Synonym: Schlaganfall) ist eine akut auftretende zerebrale Durchblutungsstörung mit der Folge einer Hypoxie und dem Absterben von Nervenzellen. Je nachdem, ob eine Ischämie oder eine Hirnblutung vorliegt, unterscheidet man zwischen dem häufigen ischämischen Apoplex (ca. 80 % der Fälle) und dem selteneren hämorrhagischen Apoplex (ca. 20 % der Fälle).

Um den infarzierten Bereich bildet sich die so genannte Penumbra, Hirngewebe, das noch nicht abgestorben ist, aber vermindert durchblutet wird. Ziel der Erstversorgung ist es, die Durchblutung dieser Penumbra wieder herzustellen und damit die Hirnschäden gering zu halten.

Ein bekannter Risikofaktor für einen Apoplex ist ein arterieller Hypertonus. Diese Erkrankung begünstigt eine Arteriosklerose, die durch Plaquebildung und thromboembolische Ereignisse einen Apoplex auslösen kann. Blutdruckkrisen können zu Gefäßeinrissen und damit zu einem hämorrhagischen Apoplex führen.

Ein Vorhofflimmern begünstigt eine intrakardiale Thrombenbildung, sodass auch hierin eine Ursache eines apoplektischen Insults liegen kann.

Bradykarde Herzrhythmusstörungen können über einen Blutdruckabfall zu zerebralen Durchblutungsstörungen mit Bewusstseinsverlust führen. Dies entspricht aber nicht der Definition eines apoplektischen Insults.

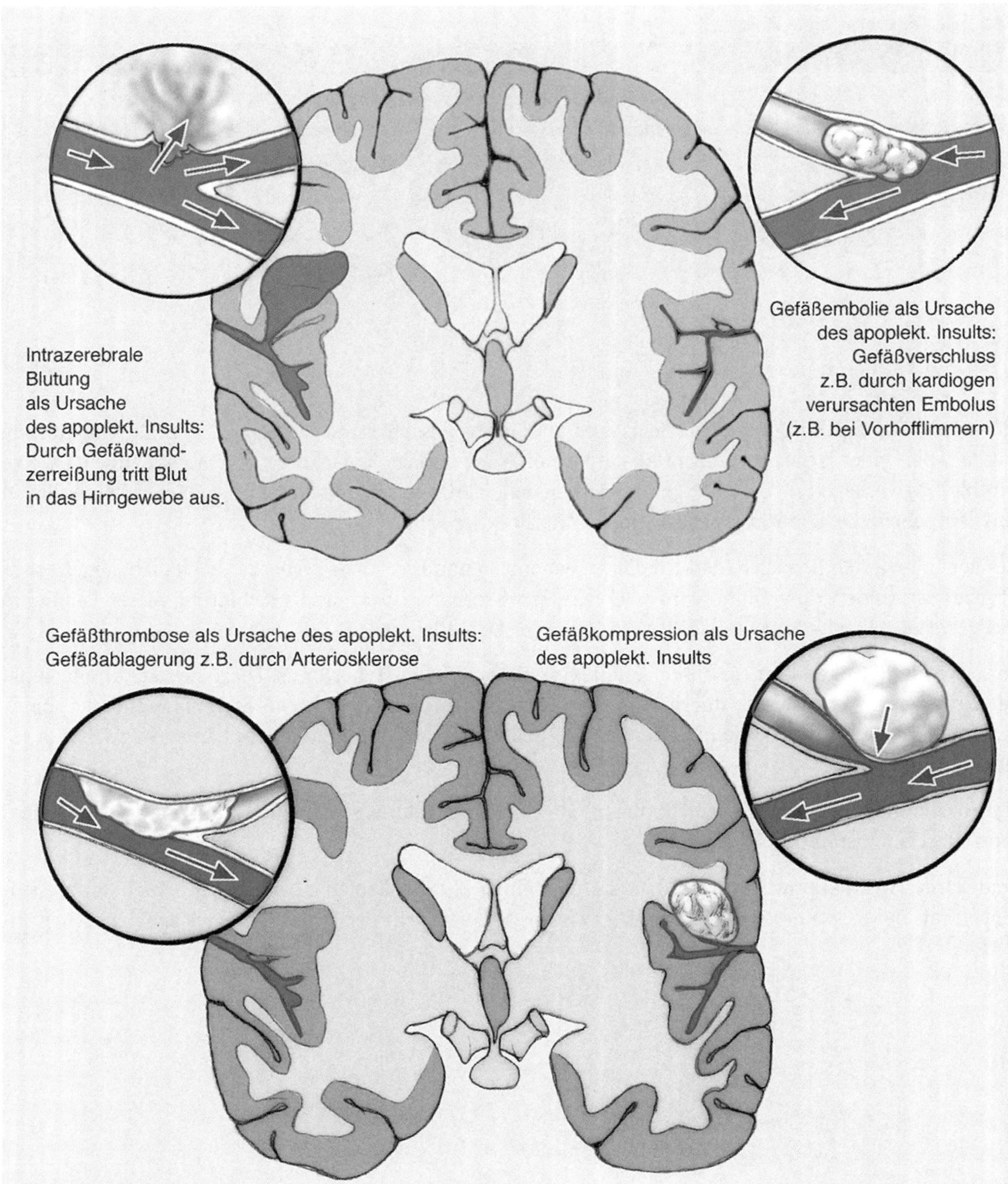

Abb. 3.1 Ursachen eines apoplektischen Insults [L108]

3.15 Lösung: E

Bei einem Apoplex kann zwischen einem blutigen (hämorrhagischen) und unblutigen (ischämischen) Insult unterschieden werden (➤ Kommentar 3.14). Beim häufigeren ischämischen Apoplex können unterschiedliche zeitliche Profile differenziert werden:

- Transitorisch-ischämische Attacke (TIA): vollständige Symptomrückbildung innerhalb weniger Minuten bis maximal 24 Stunden.
- Prolongiertes reversibles ischämisches neurologisches Defizit (PRIND): Symptome bleiben länger als 24 Stunden bestehen, bilden sich aber innerhalb einer Woche vollständig zurück.
- Progressive Stroke (progredienter Hirninsult): Die Symptomatik nimmt über Stunden und Tage zu. Eine vollständige Rückbildung ist möglich, allerdings auch der Übergang in ein permanentes neurologisches Defizit.
- Complete Stroke (kompletter Hirninfarkt): Symptomatik tritt in voller Ausprägung schlagartig auf und bildet sich nicht oder nur unvollständig zurück.

3.16 Lösung: C

Die Penumbra ist das vermindert durchblutete, aber noch rettbare Hirngewebe, das das Areal der bereits abgestorbenen Nervenzellen umgibt. Nach ca. drei Stunden ist ein Großteil dieser primär noch rettbaren Nervenzellen abgestorben, sodass eine Rekanalisierung und Wiederherstellung der Durchblutung durch eine Lysetherapie möglichst innerhalb von drei Stunden nach Symptombeginn erfolgen muss.

Grundsätzlich gilt: Je schneller die Patienten einer fachgerechten Diagnostik und Versorgung zugeführt werden, desto besser ist die Prognose. Daher gilt beim Apoplex das Schlagwort: „Time is brain!“

3.17 Lösung: E

Neben der Bestimmung und Verlaufsdokumentation des neurologischen Status anhand der GCS ist zur Verbesserung des Sauerstoffangebots in der minderperfundierten Penumbra (➤ Kommentar 3.16) die Sauerstoffgabe von großer Bedeutung. Idealerweise sollte der Patient in eine Klinik mit neurologischer Akutversorgungsmöglichkeit (Stroke-Unit) transportiert werden.

Eine erhöhte Körpertemperatur erhöht den Stoffwechsel und damit auch den zerebralen Sauerstoffverbrauch. Hierdurch wird der Sauerstoffmangel in der Penumbra verstärkt. Bei erhöhter Körpertemperatur sollten deshalb bereits in der präklinischen Versorgungsphase Fieber senkende Maßnahmen (z. B. kalte Umschläge, Paracetamol Supp.) durchgeführt werden.

3.18 Lösung: B

Bei den weitaus meisten Patienten mit einem akuten Apoplex ist eine Hypertonie zu beobachten. Die erhöhten Blutdruckwerte sollten bis zu einem Wert von systolisch 220 mmHg toleriert und nicht gesenkt werden. In dem ischämischen Hirnareal ist die Autoregulation der Hirndurchblutung außer Kraft gesetzt. Deshalb würde eine rasche Blutdrucksenkung zu einer Verschlechterung der Durchblutung in der minderversorgten Penumbra führen.

Erst bei systolischen Werten über 220 mmHg wird eine vorsichtige Blutdrucksenkung um ca. 20 % des Ausgangswertes bzw. maximal bis auf ca. 180 mmHg empfohlen.

Vor der Verwendung von Nifedipin (z. B. Adalat®) zur Blutdrucksenkung bei akutem Apoplex wird in den aktuellen Leitlinien gewarnt, da es hierbei zu einem starken und unkontrollierten Blutdruckabfall kommen kann.

3.19 Lösung: D

Die Ursachen für einen Krampfanfall können vielfältig sein. Neben hirnschädigenden Prozessen durch raumfordernde Vorgänge (Blutung, Ödem, Tumore) oder Hypoxie kann Drogenentzug und Alkoholabusus eine Ursache für Krampfanfälle sein. Ebenso gelten metabolische Störungen (z. B. entgleister Diabetes), Eklampsie und genetische Dispositionen als bekannte Ursachen.

An den eigentlichen Krampfanfall schließt sich häufig der so genannte Terminalschlaf (postiktale Phase) an: Der Betroffene verfällt in einen tiefschlafähnlichen Zustand, die Gefahr eines erneuten Krampfanfalls bei vermehrten äußeren Reizen ist besonders groß. Zur Einteilung der Krampfanfälle ➢ Kommentar 3.20.

3.20 Lösung: D

Der Petit-mal -Anfall bezeichnet eine kurzzeitige Bewusstseinsstörung, es sind jedoch keine körperlichen Reaktionen zu beobachten. Diese Art des Krampfanfalls tritt meist nur im Kindes- und Jugendalter auf.

Tab. 3.3 Unterteilung der Krampfanfälle (aus: Kühn et al.: Rettungsdienst, 5. Aufl., Tab. 17.4)

Krampftyp	Fachbezeichnung/Auftreten	Symptome
Generalisierte Krampfanfälle	• Petit-mal -Epilepsie des Kindes- und Jugendalters • Grand-mal -Epilepsie in jedem Lebensalter	• oft unbemerkte Vigilanzstörung (Absencen, leerer Blick) ohne Aura mit diskreten Muskelzuckungen • großer, generalisierter Anfall
Fokale Krampfanfälle	in jedem Lebensalter bei ungestörtem Bewusstsein	• immer mit einer Aura (z. B. optische oder auditive Empfindungen) • längere Reorientierungsphasen (Dämmerattacken) • Automatismen • Vertrautheits- oder Fremdheitserlebnisse (z. B. Déjà-vu)

3.21 Lösung: D

Während des Krampfanfalles sollte der Patient vor Verletzungen geschützt werden. Ein Status epilepticus muss wegen der während des Krampfes bestehenden zerebralen Hypoxie infolge der Hypoventilation bei gleichzeitig gesteigertem Sauerstoffverbrauch medikamentös durchbrochen werden.

Mittel der ersten Wahl für diese Indikation ist Clonazepam (z. B. Rivotril®), falls dieses nicht zur Hand sein sollte, ist auch Diazepam (z. B. Valium®) oder Midazolam (z. B. Dormicum®) geeignet. Als Alternativen zum i. v.-Zugang können Diazepam auch bei Erwachsenen als Rectiole und Midazolam über eine MAD-Applikationshilfe (Mucosal Application Device) nasal appliziert werden.

Eine geeignete Zielklinik sollte über eine neurologische Fachabteilung verfügen.

3.22 Lösung: E

Als Status epilepticus wird ein generalisiert tonisch-klonischer Krampfanfall von länger als 5 Minuten Dauer oder eine Serie von aufeinander folgenden Krampfanfällen, bei der der Patient für länger als 30 Minuten das Bewusstsein nicht wiedererlangt, bezeichnet.

In Anbetracht der Alarmierungs- und Anfahrzeit kann man davon ausgehen, dass Patienten, die beim Eintreffen des Rettungsdienstes noch krampfen, sich vermutlich in einem Status epilepticus befinden.

Dieser Zustand ist für den Patienten besonders gefährlich, da die Atemtätigkeit während des Anfallgeschehens insuffizient und der zerebrale Sauerstoffbedarf wegen der verstärkten Hirntätigkeit erhöht ist. Es kann zu Sauerstoffmangelzuständen mit der Entwicklung eines Hirnödems kommen.

Während des Krampfgeschehens besteht eine hohe Gefahr der Aspiration von Mageninhalt.

Eine bei jedem Krampfgeschehen und jeder Bewusstseinsstörung auszuschließende mögliche Ursache ist die Hypoglykämie.

3.23 Lösung: E

Ursachen für ein psychomotorisches Erregungssyndrom können endogen (ohne bekannte Ursache, z. B. manisch-depressive Psychose, Schizophrenie) oder exogen (mit bekannter Ursache, z. B. Drogeneinnahme, hirnorganische Erkrankungen) bedingt sein.

Die Betroffenen sind unruhig, uneinsichtig und können unter Wahnvorstellungen und Halluzinationen leiden. Es besteht die Gefahr, dass sie gegen sich selbst oder das Rettungsfachpersonal gewalttätige Handlungen vornehmen. Eine Sedierung mit Benzodiazepinen kann sinnvoll sein. Bei Wahnvorstellungen und Halluzinationen sind Neuroleptika (z. B. Haloperidol) indiziert.

3.24 Lösung: E

Ein Delir ist durch eine Kombination von akuten psychischen und vegetativen Symptomen infolge einer Stoffwechselstörung des zentralen Nervensystems gekennzeichnet. Der Patient im Vollbild eines Delirs ist typischerweise tachykard, hyperton und schweißig und zeigt eine psychomotorische Unruhe (➤ Kommentar 3.23) mit Wahnvorstellungen und optischen oder akustischen Halluzinationen.

Die Ursachen sind sehr vielfältig. Im Rettungsdienst ist das Delir nach Konsum oder nach abruptem Entzug von Sucht- oder Rauschmitteln am häufigsten anzutreffen. Aber auch delirante Zustände bei schweren Infektionen, Elektrolytentgleisungen und nach Einnahmefehlern bei Medikamenten sind nicht selten.

KAPITEL

4

Georg Rohe

Reanimation

4.1 Lösung: D

Beim Eintritt des Todes werden zwei Phasen unterschieden: Eine durch Reanimation potenziell reversible Phase, die als klinischer Tod bezeichnet wird und der irreversible biologische Tod. Der klinische Tod ist gekennzeichnet durch Bewusstlosigkeit, Atem- und Kreislaufstillstand sowie weitere Zeichen der Organhypoxie, z. B. weite lichtstarre Pupillen.

Bei Eintritt eines Kreislaufstillstands ist aufgrund des zunächst noch vorhandenen Sauerstoffgehalts im Blut und im Gewebe das endgültige Absterben der Zellen für eine kurze Zeitspanne hinausgezögert. Die Organe haben dabei eine unterschiedliche Hypoxietoleranz.

Am empfindlichsten reagiert das Gehirn, hier beginnt schon nach zwei bis drei Minuten das Absterben der Nervenzellen. Äußerlich sichtbare Zeichen der zerebralen Hypoxie ist die Erweiterung und Reaktionslosigkeit der Pupillen, die bereits 60 bis 90 Sek. nach Eintritt des Kreislaufstillstands beobachtet werden kann.

Leichenflecken an den abhängigen Körperpartien treten ungefähr 30 bis 60 Min. nach Eintritt des Todes auf. Ebenso wie bei Verletzungen, die mit dem Leben nicht vereinbar sind, ist hier die irreversible Phase des Todes eingetreten.

4.2 Lösung: C

➢ Kommentar 4.1

4.3 Lösung: B

Ein Rettungsassistent braucht bei Vorliegen von sicheren Todeszeichen (Leichenflecken, Leichenstarre, Fäulnis, mit dem Leben nicht vereinbare Verletzungen) keine Reanimationsmaßnahmen zu beginnen. Ein am Notfallort anwesender Arzt ist dem Rettungsassistenten weisungsbefugt und kann den Verzicht auf bzw. das Beendigen von bereits begonnenen Reanimationsmaßnahmen anordnen. Dies wird insbesondere dann der Fall sein, wenn ein Hausarzt die Vorerkrankungen und die Situation des Patienten gut kennt.

Zu einer ethischen Problemsituation kann es kommen, wenn der Rettungsdienst zu einem Patienten gerufen wird, bei dem eine nicht heilbare Erkrankung im Endstadium vorliegt. Rechtlich gesehen muss das Rettungsdienstpersonal in diesem Fall Reanimationsmaßnahmen durchführen, bis der Notarzt oder der hinzugerufene oder telefonisch kontaktierte betreuende Arzt des Patienten die Einstellung der Reanimationsbemühungen anordnet. Dies gilt auch dann, wenn eine schriftliche Patientenverfügung vorliegt, in der der Verzicht auf Reanimationsmaßnahmen gewünscht wird.

Reanimationsmaßnahmen müssen selbstverständlich auch nach einem Selbstmordversuch begonnen werden. Ebenso bei einer längeren Anfahrtszeit ohne zwischenzeitliche Laienreanimation.

4.4 Lösung: D

Bradykarde, arrythmische, deformierte Kammerkomplexe sind das typische EKG-Bild einer pulslosen elektrischen Aktivität (PEA), auch als elektromechanische Dissoziation (EMD) bezeichnet. Wie der Name schon sagt, führt hier die elektrische Aktivität des Herzmuskels nicht zu einem Auswurf von Blut mit einem tastbaren Puls: Es liegt funktionell gesehen ein Kreislaufstillstand vor.

Das Vorhofflattern betrifft nur die Vorhofmuskulatur. Es führt zu einer Abnahme des Schlagvolumens, jedoch nicht zu einem Kreislaufstillstand.

Beim Kammerflimmern liegt keine geordnete Kontraktion des Myokards vor. Es besteht ein Kreislaufstillstand.

Die andauernde ventrikuläre Tachykardie ist eine Rhythmusstörung, die in Abhängigkeit von der Kammerfrequenz und den Vorerkrankungen des Herzens sowohl mit einem relativ stabilen Kreislauf einhergehen, als auch zu Hypotonie und Synkope bis hin zum funktionellen Herzkreislaufstillstand mit Reanimationspflichtigkeit führen kann. Letzteres wird als pulslose ventrikuläre Tachykardie (PVT) bezeichnet.

Die Asystolie bezeichnet eine völlige Funktionslosigkeit des Myokards.

4.5 Lösung: C

Zu den defibrillierbaren Herzrhythmen gehören diejenigen, bei denen eine koordinierte elektrische Erregungsausbreitung nicht mehr vorhanden ist, weil ektope Schrittmacher (➤ Kommentar 2.39) mit hoher Erregungsfrequenz die normale Erregungsausbreitung stören (z. B. bei der ventrikulären Tachykardie oder beim Kammerflattern) oder weil z. B. durch Hypoxie eine völlig ungeordnete elektrische Aktivität der Herzmuskelzellen vorliegt (Kammerflimmern).

Es kann aufgrund der zunehmenden Hypoxie zu einem fließenden Übergang von einer ventrikulären Tachykardie über Kammerflattern zum Kammerflimmern kommen. Bei der Defibrillation wird ein starker elektrischer Impuls erzeugt, der alle Herzmuskelzellen in die gleiche elektrische Phase („quasi auf Null") zurücksetzt. Dadurch besteht die Chance, dass sich jetzt wieder ein geordneter elektrischer Erregungsablauf durchsetzt und eine synchronisierte elektrische Herzaktion entsteht.

Bei der elektromechanischen Dissoziation (EMD), auch pulslose elektrische Aktivität (PEA) genannt, ist eine synchronisierte elektrische Herzaktion vorhanden, die jedoch nicht zu einem ausreichenden Schlagvolumen mit messbarem Puls führt. Bei der Asystolie ist keine elektrische Aktivität vorhanden. In beiden Fällen ist eine Defibrillation nicht indiziert.

4.6 Lösung: E

Das EKG zeigt eine Asystolie und kann somit sowohl bei einem noch reanimierbaren, klinisch toten Patienten als auch bei einem nicht mehr reanimierbaren Patienten mit sicheren Todeszeichen abgeleitet worden sein.

Weitere Ursachen einer „Nulllinie" im EKG, die immer ausgeschlossen werden müssen, können technische Fehler und Bedienungsfehler sein, z. B. eine lose EKG-Elektrode, ein nicht richtig eingestecktes EKG-Kabel oder eine auf minimal gestellte Amplitudeneinstellung am Gerät. Die Gefahr liegt hier im Übersehen eines defibrillierbaren Rhythmus und damit im Unterlassen der eventuell lebensrettenden Defibrillation.

Ein sehr feines Kammerflimmern kann manchmal von einer „echten" Asystolie nur schwer unterschieden werden. Ist ein Kammerflimmern nicht erkennbar, sollte nicht „auf Verdacht" defibrilliert, sondern der Rhythmus zunächst als nicht defibrillierbar eingestuft und entsprechend dem Reanimationsalgorithmus für zwei Minuten eine kardiopulmonale Reanimation durchgeführt und Adrenalin (z. B. Suprarenin®) gegeben werden. Danach erfolgt eine erneute EKG-Auswertung, die dann ggf. ein defibrillierbares Kammerflimmern detektiert.

4.7 Lösung: D

Das EKG zeigt eine ventrikuläre Tachykardie. Da der Patient leblos und kein Puls tastbar ist, muss von einem funktionellen Kreislaufstillstand ausgegangen und mit kardiopulmonalen Reanimationsmaßnahmen begonnen werden. Da eine pulslose ventrikuläre Tachykardie aufgrund der zunehmenden Hypoxie im Myokard schnell in ein Kammerflimmern übergeht, muss umgehend kardiovertiert bzw. defibrilliert werden.

Als Sofortmaßnahme bis zur Bereitstellung des Defibrillators ist ein präkordialer Faustschlag indiziert, der bei dieser Rhythmusstörung eine Erfolgschance hat.

4.8 Lösung: B

Ohne Reanimationsmaßnahmen geht ein Kammerflimmern mit einer hohen Amplitude („grobes Kammerflimmern") infolge der zunehmenden Hypoxie der Herzmuskelzellen in ein feines Kammerflimmern und schließlich in eine Asystolie über.

Ein grobes Kammerflimmern zeigt eine stärkere elektrische Aktivität der Herzmuskelzellen an und ist besser defibrillierbar als ein feines Kammerflimmern. Bei beobachtetem Beginn des Kammerflimmerns eines Patienten unter EKG-Monitoring besteht bei sofortigem Defibrillationsversuch eine hohe Chance auf eine erfolgreiche Rhythmisierung. Diese Chance lässt sich auch durch suffiziente Reanimationsmaßnahmen nicht verbessern, sodass in dieser besonderen Situation nach der aktuellen ERC-Leitlinie auch bis zu drei Defibrillationsversuche hintereinander erfolgen dürfen.

Bei einer primären Asystolie ist die Wahrscheinlichkeit einer erfolgreichen Wiederbelebung deutlich geringer als bei einem primären Kammerflimmern.

Unterkühlte Patienten haben einen niedrigeren Zellstoffwechsel und dadurch einen niedrigeren Sauerstoffverbrauch als normotherme Patienten. Dies erklärt, warum unterkühlte Patienten bei einem Kreislaufstillstand eine höhere Chance einer erfolgreichen Reanimation haben.

Bei Patienten mit traumatisch bedingtem Herz-Kreislauf-Stillstand liegen meistens schwerste innere Verletzungen vor, die nicht sofort ausreichend behandelt werden können. Deshalb ist die Wahrscheinlichkeit, bei einem traumatisch bedingten Kreislaufstillstand eine erfolgreiche Reanimation durchführen zu können, sehr gering.

4.9 Lösung: C

Die reversiblen Ursachen eines Herz-Kreislauf-Stillstands müssen bei einer Reanimation bedacht und ggf. behandelt werden. Als Merkhilfe eignet sich „4 Hs und HITS":

Tab. 4.1 Reversible Ursachen eines Herz-Kreislauf-Stillstands	
Hypoxie	**H**erzbeuteltamponade
Hypovolämie	**I**ntoxikation
Hypo-/Hyperkaliämie (u. andere metabolische Ursachen)	**T**hrombembolie
Hypothermie	**S**pannungspneumothorax

4.10 Lösung: C

Applikationsform der ersten Wahl bei einer Reanimation ist die intravenöse Injektion. Gelingt die Anlage einer Venenverweilkanüle nicht in kurzer Zeit, sollte nicht gezögert werden, eine intraossäre Kanüle anzulegen. Dies gilt für Säuglinge und Kleinkinder, aber auch für Erwachsene mit schwierigen Venenverhältnissen.

Der endobronchiale Applikationsweg wird nicht mehr empfohlen, da das Ausmaß der Resorption in das Gefäßsystem mit ausreichenden Medikamentenkonzentrationen im Plasma nicht vorhersagbar ist. Somit bleibt diese Möglichkeit nur den seltenen Situationen vorbehalten, in denen weder ein intravenöser noch ein intraossärer Zugang in adäquater Zeit gelingt.

Nach intravenöser Medikamenteninjektion über eine Extremitätenvene sollten mindestens 20 ml Infusionlösung gegeben und die Extremität für 10–20 Sek. angehoben werden, um die Medikamente in die herznahen Venen einzuschwemmen.

4.11 Lösung: E

Alle genannten Medikamente dürfen intraossär appliziert werden. Es gilt der Grundsatz: „Alles was intravenös geht, geht auch intraossär!"

4.12 Lösung: C

Natürlich sollte auch bei der Defibrillation von Kindern Kontaktgel benutzt werden, um den elektrischen Hautwiderstand herabzusetzen und Verbrennungen zu vermeiden.

Die Schockabgabe sollte idealerweise endexspiratorisch erfolgen, da der Thorax dann die geringste Ausdehnung hat und so der höchstmögliche Stromfluss durch das Myokard erreicht wird.

Bei Patienten mit implantierten Herzschrittmachern oder AICD-Geräten (Automatischer implantierter Kardioverter/Defibrillator) sollten die Paddles nicht über diesen Geräten platziert werden, da es zu lokaler Hitzentwicklung und zur Schädigung der Geräte kommen kann. Es sollte ein Abstand von mindestens 10 cm zu den Geräten eingehalten werden.

Bei Verwendung von biphasischen Defibrillatoren kann im Vergleich zu monophasisch arbeitenden Geräten mit einer kleineren Energiemenge die gleiche Wahrscheinlichkeit einer erfolgreichen Defibrillation erreicht werden. Vorteil ist die geringere Schädigung des Myokards infolge des geringeren Stromflusses.

Bei Frauen sollte das im Bereich der Herzspitze anzulegende Paddle nicht auf die Brust, sondern unterhalb oder seitlich derselben platziert werden, da durch das Brustgewebe ein höherer Widerstand und damit ein geringerer Stromfluss durch das Myokard resultieren würde.

4.13 Lösung: A

Bei der Defibrillation von Kindern wird in der aktuellen Leitlinie eine Energie von 4 J/kg sowohl bei monophasisch als auch bei biphasisch arbeitenden Geräten empfohlen.

4.14 Lösung: B

Die zur Reanimation empfohlenen Medikamente sind für Kinder und Erwachsene gleich.

Das empfohlene Verhältnis von Herzdruckmassagen zu Beatmungen beträgt für den Rettungsdienst bei Kindern 15:2, bei Erwachsenen 30:2.

Nur wenn die Reanimation eines Kindes allein durchgeführt werden muss, kann auch das 30:2 Verhältnis angewendet werden, um eine möglichst kurze Gesamtdauer der Unterbrechungen der Herzdruckmassage sicher zu stellen. Dies sollte im Rettungsdienst jedoch eine seltene Ausnahme darstellen.

Da ein Kreislaufstillstand bei einem Kind sehr häufig durch eine Hypoxämie, z. B. infolge einer akuten Atemwegsobstruktion, verursacht ist, werden im Reanimationsalgorithmus bei Kindern zunächst fünf initiale Beatmungen empfohlen, während der Algorithmus bei Erwachsenen mit der Herzdruckmassage beginnt.

Bei der Reanimation von Kindern und von Erwachsenen müssen die gleichen reversiblen Ursachen für einen Herz-Kreislauf-Stillstand ausgeschlossen werden (4 Hs und HITS, ➤ Kommentar 4.9).

Bei der Reanimation wird nach erfolgter Intubation sowohl bei Erwachsenen als auch bei Kindern die Herzdruckmassage kontinuierlich und ohne Pause für die Beatmung durchgeführt.

4.15 Lösung: B

Das Verhältnis von Herzdruckmassagen zu Beatmungen bei der Reanimation eines Kleinkindes beträgt 15:2 (➤ Kommentar 4.14).

Ein automatischer externer Defibrillator (AED) darf ab einem Alter von einem Jahr angewendet werden. Für Kinder unter 8 Jahren sind dabei nach Möglichkeit kleinere Kinderpaddles und eine abgeschwächte Energieabgabe zu verwenden. Wenn diese Umstellung aber gerätetechnisch nicht möglich oder nicht vorhanden ist, soll mit dem herkömmlichen Erwachsenengerät gearbeitet werden.

In den aktuellen Leitlinien wird explizit empfohlen, die Eltern während der Reanimation ihres Kindes nicht fortzuschicken, sondern möglichst unter Betreuung eines erfahrenen Rettungsdienstmitarbeiters am Geschehen teilnehmen zu lassen. Eine Ausnahme von dieser Empfehlung stellt die Behinderung der Reanimationsmaßnahmen durch agitierte und nicht führbare Eltern dar. Die Anwesenheit der Eltern während der Reanimationsmaßnahmen ermöglicht und erleichtert im Fall eines erfolglosen Reanimationsversuches die psychische Auseinandersetzung mit dem Tod des Kindes (Trauerarbeit) und kann so schwere reaktive psychische Langzeitfolgen verhindern oder abmildern.

Wenn sich bei einem leblosen Kind ohne normale Atmung kein sicherer oder nur ein bradykarder Puls mit einer Frequenz unter 60/min tasten lässt, sollte mit kardiopulmonalen Reanimationsmaßnahmen begonnen werden.

Die Drucktiefe der Herzdruckmassage sollte beim Kind mindestens ein Drittel des Thoraxdurchmessers betragen.

4.16 Lösung: A

Die bei der Reanimation entscheidende Wirkung von Adrenalin (z. B. Suprarenin®) ist die über α-Rezeptoren vermittelte vasokonstriktorische Wirkung auf arterielle und venöse Gefäße. Durch die venöse Vasokonstriktion wird der Rückfluss zum Herzen gesteigert und damit das erzielbare Auswurfvolumen während der Herzdruckmassage erhöht. Die arterielle Vasokonstriktion bewirkt während der Herzdruckmassage eine Steigerung insbesondere des diastolischen arteriellen Drucks und damit einen erhöhten koronaren Blutfluss. Dadurch ist das Sauerstoffangebot in den Herzmuskelzellen verbessert und das Myokard kann besser reanimiert bzw. defibrilliert werden.

Amiodaron (z. B. Cordarex®) hat Lidocain (z. B. Xylocain®) von seinem Platz als Mittel der ersten Wahl bei persistierendem Kammerflimmern verdrängt, da in Vergleichsstudien eine bessere Erfolgsrate bezüglich der Defibrillation nachgewiesen werden konnte.

Die endobronchiale Gabe soll wegen der nicht sicher vorhersagbaren Resorption in die Blutbahn nur dann gewählt werden, wenn ein intravenöser oder intraossärer Zugangsweg nicht vorhanden ist (➤ Kommentar 4.10). Adrenalin (z. B. Suprarenin®) soll bei endobronchialer Gabe bei der Reanimation von Erwachsenen in zwei- bis dreifach erhöhter Dosis, bei der Reanimation von Kindern in zehnfach erhöhter Dosis im Vergleich zur intravenösen Gabe verabreicht werden.

Eine Nebenwirkung der hochdosierten Adrenalingabe ist die Erweiterung der Pupillen (Mydriasis), weshalb nach der Gabe von Adrenalin die Pupillenweite nicht mehr als Kriterium zur Beurteilung eines Sauerstoffmangels im Gehirn herangezogen werden kann.

4.17 Lösung: E

Bei einem defibrillierbaren Rhythmus (➤ Kommentar 4.5) erfolgt die erste Adrenalindosis nach dem dritten Defibrillationsversuch, sobald die Thoraxkompressionen wieder aufgenommen wurden.

4.18 Lösung: A

Bei einem reanimationspflichtigen Patienten mit einem nicht defibrillierbaren Rhythmus soll die erste Adrenalindosis verabreicht werden, sobald ein intravenöser oder intraossärer Zugang geschaffen worden ist.

4.19 Lösung: A

Wichtigste Maßnahme bei einer kardiopulmonalen Reanimation ist eine suffiziente Herzdruckmassage, die bis zu einem Wiedereintritt eines Spontankreislaufs nur so kurz wie unbedingt nötig unterbrochen werden darf.

Ein Intubationsversuch während einer Reanimation sollte deshalb nach den aktuellen Leitlinien nicht länger als 10 Sek. dauern. Gelingt auch ein zweiter Intubationsversuch nicht, sollte an die Verwendung alternativer Maßnahmen zur Atemwegssicherung und Beatmung gedacht werden (Larynxtubus, Larynxmaske, Kombitubus). Bei fehlender Übung und Erfahrung soll primär eine supraglottische Beatmungshilfe gewählt oder eine Beutel-Masken-Beatmung durchgeführt und auf einen Intubationsversuch verzichtet werden.

4.20 Lösung: A

Die aktuellen Leitlinien empfehlen eine Atemfrequenz von 10/min und ein Tidalvolumen von 6–7 ml/kg (dabei ist vom Normalgewicht eines Patienten auszugehen). Sollte bei Verwendung einer supraglottischen Beatmungshilfe (Larynxmaske, Kombitubus, Larynxtubus) während der Herzdruckmassage eine größere Undichtigkeit auftreten, sollten Herzdruckmassage und Beatmung wie bei der Reanimation mit Beutel-Masken-Beatmung synchronisiert werden.

KAPITEL

5

Frank Scheinichen

Gynäkologie/Geburt

5.1 Lösung: B

Die Fruchtblase mit dem Fruchtwasser (Amnionflüssigkeit) dient als Schutz des Feten vor äußeren Einwirkungen wie Stößen oder Krankheitserregern. Weiterhin ermöglicht es dem Feten Bewegungen in der Fruchtblase. Bis zu 2 Liter Fruchtwasser können sich in der Fruchtblase bilden.

5.2 Lösung:

A Aussehen/Hautfarbe

B Puls

C Grundtonus/Muskeltonus

D Atmung

E Reflexe

Der APGAR-Score dient zur Beurteilung der Vitalität Neugeborener und wird direkt nach der Geburt und weiterhin 5 und 10 Minuten postnatal erhoben. Benannt ist der APGAR-Score nach Virginia Apgar, die diesen Score entwickelte. Die Buchstaben des Nachnamens benennen die Beurteilungsparameter.

Es können maximal 10 Punkte erreicht werden (je Parameter 2 Punkte). Werden weniger als 4 Punkte erreicht, ist das Neugeborene akut vital bedroht und bedarf lebenserhaltender erweiterter Maßnahmen.

5.3 Lösung: A

Als Mekonium wird der Darminhalt des Feten bezeichnet. Dabei handelt es sich um abgestorbene Zellen, die bei der Bildung des Darmes entstehen, z. B. Darmepithelzellen, Fettsubstanzen, Verdauungsfermente usw. Diese Masse sieht schwarz und klebrig aus und wird auch als „Kindspech“ bezeichnet.

Regelgerecht wird das Mekonium ca. 12–48 Stunden nach der Geburt ausgeschieden. In seltenen Fällen erfolgt der Austritt des Mekoniums aus dem Darm jedoch noch in der Fruchtblase in das Fruchtwasser hinein. Es besteht die Gefahr, dass das Neugeborene das Fruchtwasser aspiriert (Mekoniumaspiration).

In der Folge kann es zu schweren Beeinträchtigungen des Neugeborenen kommen (Asphyxie, Pneumonie). Bei der Versorgung des Neugeborenen sollte nur bei sichtbarer Obstruktion der Atemwege durch Mekonium oder zähen Schleim eine sofortige oropharyngeale Absaugung erfolgen.

5.4 Lösung: A

Tokolyse bezeichnet die medikamentöse Wehenhemmung. Die präklinische Indikation für diese Maßnahme besteht nur sehr selten, etwa bei einem Nabelschnurvorfall.

Zur Tokolyse wird ein β_2-Sympathomimetikum eingesetzt: Partusisten® (Wirkstoff: Fenoterol). Der Wirkstoff Fenoterol wirkt entspannend auf die glatte Muskulatur und wird auch in Form eines Dosieraerosols als Bronchospasmolytikum genutzt (z. B. Berotec®).

Falls Partusisten® nicht zur Hand ist, kann notfalls auch mit Fenoterol-Dosieraerosol (z. B. Berotec®) eine Tokolyse durchgeführt werden. Aufgrund der besseren Steuerbarkeit sollte eine Wehenhemmung jedoch möglichst intravenös erfolgen und nicht inhalativ.

5.5 Lösung: B

Die Plazenta, auch als Mutterkuchen bezeichnet, ist für die Versorgung des Feten zuständig. Die Nährstoffe und Sauerstoff werden über die Austauschfläche der Plazenta zwischen Mutter und Fetus ausgetauscht. Die Plazenta wächst proportional zur Größe des Feten mit, um den erhöhten Bedarf an Nährstoffen und Sauerstoff decken zu können.

Bei der vorzeitigen Plazentalösung entsteht häufig nur eine geringe oder keine vaginale Blutung. Der Blutverlust nach innen zwischen Uterus und Plazenta kann jedoch zu einem lebensbedrohenden Volumenmangelschock führen. Gleichzeitig ist die Versorgung des Feten hochgradig eingeschränkt.

Klinisch imponieren neben der Schocksymptomatik ein hartes, gespanntes Abdomen und starke Schmerzen. Ursache einer vorzeitigen Plazentalösung kann z. B. ein stumpfes Bauchtrauma bei einem Unfall sein.

5.6 Lösung: E

Löst sich die Plazenta von der Gebärmutterwand, ist die Gefahr für Mutter und Fötus erheblich. Es kommt bei der Mutter zu starken inneren Blutungen, die jedoch kaum nach außen sichtbar sind. Das Abdomen ist abwehrgespannt und durch die reflekrorische Kontraktion des Uterus kommt es zu starken Schmerzen. Die uteroplazentare Versorgung ist häufig so stark beeinträchtigt, dass die Gefahr eines intrauterinen Fruchttodes besteht.

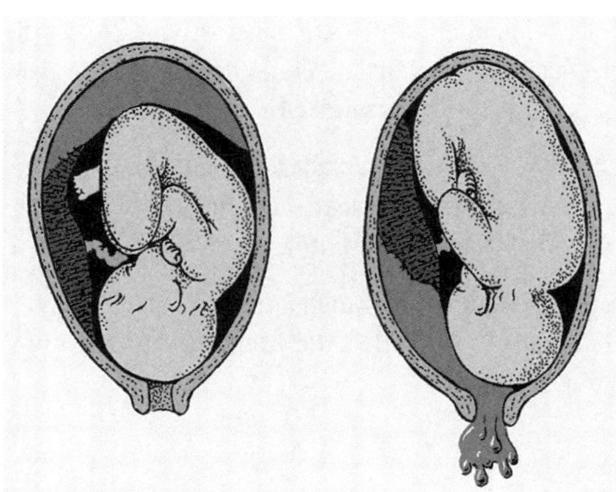

Abb. 5.1 Vorzeitige partielle Plazentalösung ohne und mit Blutung nach außen [L190]

5.7 Lösung: B

Bei der Placenta praevia bildet sich die Plazenta im unteren Bereich der Gebärmutter und löst sich spätestens mit Beginn der Wehentätigkeit. Dadurch kann der Geburtskanal versperrt werden. Durch die Abscherung der Plazenta von der Uteruswand kann es zu erheblichen Blutungen kommen. Diese Gefahr besteht insbesondere in den letzten Monaten der Schwangerschaft.

5.8 Lösung: E

Die schwangerschaftsinduzierte Hypertonie (SIH) wurde lange Zeit auch als EPH-Gestose bezeichnet (nach den Leitsymptomen **E**dema (engl. für Ödeme), **P**roteinurie (Eiweißausscheidung im Urin), **H**ypertonie sowie Gestose (lat.: schwangerschaftsbedingte Erkrankung).

Leitsymptom ist eine Hypertonie der Schwangeren, in deren Folge es zu einer Ödembildung insbesondere an den Beinen kommen kann. Die Gefahr liegt in einer vorzeitigen Plazentalösung oder Krampfanfällen der Schwangeren. Der Fetus ist dabei erheblich gefährdet.

5.9 Lösung: D

Der Blasensprung erfolgt normalerweise während des Geburtsvorgangs während der Eröffnungs- oder der Austreibungsphase. Bei einem Blasensprung vor Beginn der Wehentätigkeit spricht man von einem vorzeitigen Blasensprung.

Nach dem Zerreißen der Fruchtblase besteht die Gefahr eines Nabelschnurvorfalls, insbesondere, wenn dies vor der 36. Schwangerschaftswoche geschieht, da das Ungeborene dann noch nicht seine Geburtslage im Becken eingenommen hat.

Die Nabelschnur kann sich vor den Geburtskanal legen. Bei Beginn der Geburt komprimiert der Kopf des Kindes die Nabelschnur und vermindert somit die Durchblutung. Es kann zu einem gefährlichen Sauerstoffmangel beim Kind kommen. Deswegen ist es wichtig, Schwangere nach erfolgtem Blasensprung nicht mehr laufen zu lassen.

Neben der Gefahr des Nabelschnurvorfalls besteht nach dem Blasensprung eine hohe Infektionsgefahr für das ungeborene Kind.

5.10 Lösung: E

Die Lunge des Feten hat noch keine Funktion. Die Sauerstoffanreicherung des Blutes erfolgt in der Plazenta. Aus diesem Grunde wird im fetalen Kreislauf die Lungenstrombahn durch zwei Kurzschlussverbindungen größtenteils umgangen:

Zum einen fließt Blut vom rechten Vorhof durch das Foramen ovale im Vorhofseptum direkt in den linken Vorhof und wird von dort über den linken Ventrikel in die Aorta gepumpt. Zum anderen fließt Blut vom Truncus pulmonalis über den Ductus arteriosus Botalli unter Umgehung der Lunge direkt in die Aorta.

Über die Nabelvene fließt das sauerstoffreiche Blut von der Plazenta in den fetalen Kreislauf, der vom schlagenden Herz des Fetus angetrieben wird.

5.11 Lösung: B

Die Schwangerschaft beginnt mit dem ersten Tag der letzten Menstruation und dauert 280 Tage +/− 10 Tage.

5.12 Lösung: C

Die aktuellen Leitlinien zur Reanimation sehen bei Neugeborenen zunächst fünf initiale Beatmungen und ein Verhältnis Ventilation:Kompression von 1:3 vor. Mit der Wiederbelebung sollte begonnen werden, wenn die Herzfrequenz < 60/min ist.

Der Puls kann beim NG an der A. brachialis getastet werden, nicht jedoch an der A. radialis, da die Ärmchen noch zu „speckig" und die Pulsationen der A. radialis sehr zart und schwer zu tasten sind.

KAPITEL

6

Frank Scheinichen

Pädiatrie

6.1 Lösung: D

Neugeborene (NG) und Säuglinge (Sgl.) weisen gegenüber dem Erwachsenen einige anatomische und physiologische Besonderheiten auf, die bei der Versorgung dieser Patientengruppe von Relevanz sind. So atmen NG zunächst fast ausschließlich durch die Nase, die Atmung über den Mund kann nur erfolgen, wenn das NG schreit. Die Zunge ist überproportional groß und verlegt bei Bewusstseinsstörungen schneller die Atemwege, die Sicht bei der endotrachealen Intubation ist erschwert.

Der Kehlkopf liegt höher, etwa in Höhe des 3.–4. HWK und erfordert eine andere Technik zur Darstellung der Stimmritze. Die Bifurkation geht zu den Bronchien im gleichen Winkel über, eine einseitige Intubation geht also nicht vorzugsweise in den rechten Hauptbronchus, wie dies beim Erwachsenen der Fall ist.

6.2 Lösung: D

Säuglinge und Kleinkinder haben mit etwa 75 % des Körpergewichts (KG) einen größeren Wasseranteil als Erwachsene mit etwa 60 % des KG.

Den Körperwassergehalt kann man in die intrazelluläre Flüssigkeit (beim Erwachsenen etwa 40 % des KG) und die extrazelluläre Flüssigkeit (beim Erwachsenen etwa 20 % des KG) aufteilen. Bei Säuglingen und Kleinkindern ist der intrazelluläre Wasseranteil im Vergleich zu einem Erwachsenen etwas geringer, der extrazelluläre Wasseranteil jedoch mehr als doppelt so groß wie beim Erwachsenen!

Der Flüssigkeitsumsatz und -bedarf ist bei Säuglingen und Kleinkindern relativ zum KG um ein Vielfaches höher als beim Erwachsenen, sodass sich bei einem Flüssigkeitsmangel oder -verlust z. B. durch Durchfälle oder Fieber sehr schnell eine gefährliche Exsikkose ausbilden kann. Erst am Ende des Kleinkindesalters gleichen sich die Werte an die eines Erwachsenen an.

6.3 Lösung: B

Das Tasten des Pulses bei Neugeborenen und Säuglingen gestaltet sich unter Notfallbedingungen möglicherweise schwierig. Geeignete Stellen insbesondere bei schlechten Kreislaufverhältnissen sind die A. brachialis und die A. femoralis. Wegen des kurzen Halses ist die A. carotis eher ungeeignet, ebenso die A. radialis und A. dorsalis pedis, da diese durch den Babyspeck kaum zu ertasten sind und noch dazu weit peripher liegen.

6.4 Lösung: D

Bei Neugeborenen und Säuglingen liegt die engste Stelle des luftleitenden Systems in Höhe des Ringknorpels und nicht, wie beim Erwachsenen, in Höhe der Stimmritze. Dies ermöglicht die Intubation mit nicht blockbaren Tuben, da sich diese der Verengung am Ringknorpel anschmiegen.

Ein blockbarer Tubus kann bei zu straffer Blockung sehr schnell eine Schleimhautschädigung mit einer Ödembildung verursachen, was bei den geringen Durchmessern der Atemwege im Neugeborenen- und Säuglingsalter rasch zur Verlegung der Atemwege führen kann. Deshalb werden bei diesen kleinen Patienten bevorzugt ungeblockte Tuben verwendet.

Die Atemfrequenz eines Neugeborenen liegt bei ca. 40/min und die Herzfrequenz bei ca. 140/min.

6.5 Lösung: B

Bei einer hochgradigen Obstruktion der oberen Atemwege noch ohne komplette Verlegung ist ein inspiratorischer Stridor kennzeichnend. Bei dem Versuch zu atmen entsteht eine Schaukelatmung, die inverse (umgekehrte) Atmung: Durch maximale Zwerchfellkontraktionen bewegen sich Abdomen und Thorax wie eine Schaukel gegensätzlich. Bei der versuchten Einatmung zieht sich der Thorax ein und wölbt sich das Abdomen vor, bei der versuchten Ausatmung wölbt sich der Thorax und spannt sich das Abdomen an. Es resultiert eine funktionelle Apnoe mit rasch eintretender Bewusstlosigkeit.

Die paradoxe Atmung beschreibt eine Einziehung der Thoraxwand bei der Einatmung und eine Vorwölbung bei der Ausatmung. Die Bewegungen der Thoraxwand verlaufen also genau entgegengesetzt (paradox) zu den Thoraxexkursionen bei normaler Atmung. Eine mögliche Ursache einer paradoxen Atmung ist eine instabile Thoraxwand bei einer ausgedehnten Rippenserienfraktur.

6.6 Lösung: B

Die Laryngotracheobronchitis, ehemals Pseudokrupp, bezeichnet einen entzündlichen Prozess der unteren Atemwege, der im Larynxbereich subglottisch beginnt und bis in die Bronchien reichen kann. Ursache ist in der Regel ein viraler Infekt, möglich sind aber auch andere Ursachen wie verschmutzte Luft und verschiedene Allergene. Kennzeichen sind ein bellender Husten und ein inspiratorischer Stridor. Während die häufige virale oder allergische Laryngotracheobronchitis meistens einen gutartigen Verlauf zeigt, kann die seltene bakteriell bedingte Laryngotracheobronchitis zu einer akuten Atemwegsverlegung führen.

Das „echte" Kruppsyndrom ist eine alte Bezeichnung für die Kehlkopfdiphterie, die durch eine bestimmte Bakterienart (Corynebacterium diphteriae) hervorgerufen wird und durch ein ausgeprägtes Glottisödem zu einer lebensgefährlichen Atemwegsobstruktion führt.

6.7 Lösung: D

Die typischen Zeichen einer Laryngotracheobronchitis (LTB) sind in der nachfolgenden Tabelle aufgeführt. Wichtig ist die Differentialdiagnose zur Epiglottitis, für die neben einer kloßigen Sprache hohes Fieber und starker Speichelfluss (aufgrund der starken Schmerzen wird das Schlucken vermieden) typisch sind. Dominierend ist der auffällige, bellende Husten. Die Stimme des kleinen Patienten ist oft heiser. Eine Häufung der LTB ist im Herbst in den Abendstunden zu beobachten. Die LTB tritt häufig in Kombination mit einem Infekt der oberen Atemwege auf.

Tab. 6.1 Differentialdiagnostik des Kruppsyndroms (aus: Luxem et al.: Rettungsdienst RS/RH, 2. Aufl., Tab. 24.5)

Ätiologie und Epidemiologie	Pseudokrupp	Epiglottitis
Ursachen	Viren (Influenza), Umwelteinflüsse	Bakterien (*Haemophilus influenzae* Typ B)
Lokalisation	subglottisch	supraglottisch
Alter	0,5 bis 3 Jahre	2 bis 6 Jahre
Letalität	< 1 %	30 bis 50 %
Symptome		
Beginn	langsam	aus völliger Gesundheit heraus
Allgemeinzustand	gut, nur gering beeinträchtigt, unruhig	schwer krank, still
Gesichtsausdruck	Mund geschlossen, Nasenflügeln	Mund offen, ängstlich, „Nasenflügeln", vorgeschobener Unterkiefer
Aussehen	normal, eher blass	rotes, fiebriges Gesicht
Atemnot	mäßig	erheblich
Husten	bellend	keiner
Schlucken	normal	erhebliche Schluckstörungen
Speichelfluss	normal	verstärkt
Stridor	bei Ein- und Ausatmung	bei Einatmung
Körpertemperatur	Körpertemperatur < 38 °C	hohes Fieber, > 38 °C

6.8 Lösung: D

An erster Stelle der Maßnahmen bei einer schweren Laryngotracheobronchitis mit Atemnot steht die Stressvermeidung für das Kind, da zusätzliche Angst und Aufregung zu noch schnelleren und heftigeren Atemversuchen führen und damit die Atemnot noch verstärken würden. Das Kind sollte auf dem Arm der Eltern belassen werden.

Nach der Inhalation feuchter und kühler Luft (Ersthelfermaßnahme: kalte Dusche im Badezimmer laufen lassen) stabilisiert sich der Zustand häufig. Außerdem sollte ein Kortisonzäpfchen (z. B. Rectodelt®) verabreicht werden. Bei fehlender Besserung sollte Adrenalin (z. B. InfektoKrupp®) vernebelt werden. Eine Intubation und Beatmung sollte präklinisch möglichst vermieden werden und ist nur bei einem akuten Erstickungsbild mit apathischem, grau-blassem Kind erforderlich.

Eine intraossäre Volumensubstitution ist nicht indiziert.

6.9 Lösung: B

Die Epiglottitis ist eine bakterielle Entzündung des Kehldeckels (Epiglottis) und stellt eine akut bedrohliche Situation dar. Durch das entzündliche Ödem schwillt die Epiglottis an. Hierdurch kann es zu einer vollständigen Verlegung der Atemwege und damit zum Atemstillstand kommen.

Jede Reizung im Rachenraum muss unterbleiben, da hierdurch die Schwellung des Kehldeckels zunehmen kann. Das Kind sollte mit erhöhtem Oberkörper (oder auf dem Arm der Eltern) gelagert werden. Es gilt Transportpriorität.

Intubationsversuche gestalten sich bei der geschwollenen Epiglottis häufig sehr schwierig und können durch die Manipulation am Larynxeingang die Schwellung verschlimmern. Sie sollten präklinisch deshalb möglichst vermieden werden und sind nur bei einem akuten Erstickungsbild mit Hypoxie und Apathie indiziert. Das Instrumentarium für eine Koniotomie muss bereit liegen.

6.10 Lösung: E

Kommt es zu einem Bolusgeschehen, versucht der Patient zunächst, durch Hustenstöße den Fremdkörper selbst zu entfernen und sollte auch dazu ermuntert werden. Gelingt dies nicht, kann sich eine dramatische Situation entwickeln. Zunächst sollte versucht werden, durch Schläge zwischen die Schulterblätter (mit weit nach vornüber geneigtem Kopf, evtl. den Oberkörper des Patienten über das Knie des Helfers legen) den Fremdkörper zu entfernen. Gelingt dies nicht, sollten 5 Thoraxkompressionen durchgeführt werden, bei Erwachsenen und älteren Kindern kann in ausweglosen Situationen auch das Heimlich-Manöver durchgeführt werden (kontraindiziert bei Neugeborenen und Säuglingen).

Bei bewusstlosen Patienten sollte eine Laryngoskopie erfolgen. Sichtbare Fremdkörper im Bereich des Kehlkopfes können mit der Magill-Zange entfernt werden. Ist der Fremdkörper nicht sichtbar, sollte mit einem Endotrachealtubus versucht werden, den trachealen Fremdkörper in einen Hauptbronchus vorzuschieben. Anschließend wird der Endotrachealtubus in die normale Position zurückgezogen und der Patient beatmet.

Säuglinge und Kleinkinder, die einen Fremdkörper aspiriert haben, sollten wegen der fehlenden Effektivität und der Verletzungsgefahr nicht an den Beinen hochgehoben und geschüttelt werden.

6.11 Lösung: D

Häufigste Ursache für einen Krampfanfall im Kindesalter ist der Fieberkrampf. Wird ein noch krampfendes Kind vorgefunden, sollte man dieses zunächst vor Verletzungen schützen. Eine medikamentöse Krampfdurchbrechung kann mit Diazepam rektal erfolgen (5 mg bei Kindern < 15 kg KG, 10 mg bei Kindern > 15 kg KG). Alternativ kann Midazolam über ein MAD (Mucosal Atomization Device) nasal verabreicht werden. Sobald ein intravenöser Zugang vorhanden ist, sollten die Medikamente wegen der besseren Dosier- und Steuerbarkeit über diesen verabreicht werden.

Die Temperatursenkung erfolgt bei einem Fieberkrampf z. B. mit kalten Wadenwickeln oder medikamentös mit Paracetamol-Zäpfchen.

Adrenalin ist bei Krampfanfällen grundsätzlich nicht indiziert.

6.12 Lösung: E

Die infektiöse Meningitis ist eine schwere viral oder bakteriell bedingte Infektionskrankheit, die über eine Tröpfcheninfektion übertragen wird. Ein Mundschutz ist zum Eigenschutz immer obligat. Es besteht grundsätzlich Meldepflicht.

Neben dem typischen Leitsymptom der Nackensteifigkeit ist meist hohes Fieber vorhanden. Eine besonders gefürchtete und lebensgefährliche Form der bakteriellen Meningitis ist die Meningokokkenmeningitis, die zu einem septischen Schock mit Gerinnungsstörungen und Hauteinblutungen (Petechien) führen kann.

6.13 Lösung: B

➢ Kommentar 6.14

6.14 Lösung: C

Im Gegensatz zu Erwachsenen, bei denen ganz überwiegend kardiozirkulatorische Erkrankungen (z. B. Herzinfarkt, Lungenembolie, etc.) zu einem Kreislaufstillstand führen, sind bei Kindern häufig respiratorische Störungen (z. B. Atemwegsverlegung) als Ursache eines Kreislaufstillstands auszumachen.

Die Reanimation von Neugeborenen und Kindern wird grundsätzlich mit fünf Beatmungen begonnen, anschließend erfolgt die Herzdruckmassage. Die empfohlene Kompressionsfrequenz ist bei Neugeborenen 120/min, in allen anderen Altersstufen 100/min. Das Verhältnis HDM:Beatmung ist bei Neugeborenen 3:1, bei Kindern aller übrigen Altersstufen bis zum Eintritt der Pubertät 15:2.

Alle reanimationspflichtigen Patienten sollen präklinisch mit 100 % Sauerstoff beatmet werden. Die Gefahr von Folgeschäden bei einer Beatmung mit 100 % Sauerstoff besteht bei Frühgeborenen und unreifen Neugeborenen und ist für den Rettungsdienst nicht relevant.

6.15 Lösung: D

Bei der sehr selten erforderlichen Defibrillation von Kindern wird mit 4 Joule/kg KG defibrilliert. Hierbei wird, im Gegensatz zur Defibrillation Erwachsener, nach den aktuellen Leitlinien nicht zwischen monophasischer und biphasischer Defibrillation unterschieden.

6.16 Lösung: E

Pro kg KG werden bei der intravenösen oder der intraossären Applikation 0,01 mg Adrenalin verabreicht. Eine endotracheale Gabe wird grundsätzlich nicht mehr empfohlen. Zugangsweg der Wahl unter Reanimationsbedingungen ist der intravenöse, oder wenn dieser nicht sehr rasch (innerhalb von 90 Sek.) gelingt, der intraossäre Zugang.

6.17 Lösung: E

Die Größe des Endotrachealtubus richtet sich letztlich nach den vorgefundenen anatomischen Gegebenheiten. Erfahrungswerte geben eine Orientierung, so zum Beispiel für die Tubusgröße 3,0 mm ID bei Neugeborenen.

Mit der Formel „(Alter + 16)/4 = ID in mm" kann bei Kindern und Jugendlichen zwischen 2 und 18 Jahren der Innendurchmesser des passenden Endotrachealtubus abgeschätzt werden. Es sollten aber bei der Intubation immer auch der nächst größere und nächst kleinere Tubus zusätzlich bereit liegen. Auch die Kleinfingerdicke ist ein guter Orientierungswert.

6.18 Lösung:

Ch AD = mm ID × 4 + 2

Ch: Charriére, beschreibt den Außendurchmesser

ID: Innendurchmesser

AD: Außendurchmesser

Ein Tubus mit 5,0 mm ID hat also einen Außendurchmesser von 22 Ch.

6.19 Lösung: A

Grundsätzlich hängt die Auswahl der Spatelform bei der Intubation von Kindern von der Erfahrung und den Vorlieben des jeweiligen Intubateurs ab. Wegen des höher liegenden Kehlkopfes und der relativ langen und schmalen Epiglottis (➤ Kommentar 6.1) können Neugeborene und Säuglinge aber oftmals besser mit einem geraden Spatel (Foregger/Miller) intubiert werden.

Bei diesen Spateln ändert sich die Technik der Intubation: Die Spatelspitze wird nicht wie bei den gebogenen Macintosh-Spateln in die Falte zwischen Zungengrund und Epiglottis positioniert, sondern die Epiglottis wird auf den geraden Spatel aufgeladen. Ab etwa dem ersten Lebensjahr ist eine Intubation mit einem gebogenen Spatel günstiger.

6.20 Lösung: C

Kontraindikation für das Herbeiführen von Erbrechen ist die Aufnahme von Schaumbildnern und Säuren oder Laugen. Erbrechen darf nur bei vollständig erhaltenen Schutzreflexen induziert werden, also keinesfalls bei somnolenten Kindern.

Sinnvoll ist das induzierte Erbrechen kurz nach einer oralen Giftaufnahme von Tabletten, giftigen Pflanzenteilen oder ähnlichen Substanzen. Es ist jedoch zu beachten, dass eine vollständige Entleerung des Magens durch Herbeiführen von Erbrechen nicht gelingt und nicht abgeschätzt werden kann, welche Menge des Giftstoffes im Magen zurückgeblieben ist. Deshalb ist nach Aufnahme von giftigen Substanzen auch nach einem erfolgreichen Herbeiführen von Erbrechen die weitergehende Abklärung in einer Klinik erforderlich.

6.21 Lösung: C

Die Technik des Freimachens der Atemwege zur Beatmung von Neugeborenen und Säuglingen unterscheidet sich von dem Vorgehen bei Erwachsenen. Der Kopf darf bei Neugeborenen/Säuglingen allenfalls mäßig überstreckt werden und sollte in der so genannten Schnüffelposition gelagert werden. Ein zu starkes Überstrecken des Kopfes führt aufgrund der besonderen Anatomie im Gegensatz zu den Verhältnissen bei Erwachsenen eher zu einer Verlegung der Atemwege.

Das Freimachen der Atemwege erfolgt durch das Anheben des Unterkiefers.

Wegen der hohen Beatmungsfrequenz und des geringen Atemzugvolumens kommt der Verringerung des Totraums bei der Beatmung von Neugeborenen und Säuglingen eine besondere Bedeutung zu. Um den Anteil der Totraumventilation möglichst gering zu halten, sollte die Beatmungsmaske möglichst klein und eng anliegend sein und auf unnötige Verbindungsstücke verzichtet werden.

Durch Verwendung einer zu großen Beatmungsmaske mit Druck auf die Augen kann es zu einem parasympathischen Reflex mit einer gefährlichen Bradykardie kommen (Oculokardialer Reflex durch Bulbusdruck).

KAPITEL

7

Georg Rohe, Frank Scheinichen und Stefan Thate

Traumatologie

Wunden und Wundversorgung

7.1 Lösung:

1. Oberhaut (Epidermis)
2. Lederhaut (Dermis/Corium)
3. Unterhaut (Subkutis)

7.2 Lösung: A

Die Zellen der Oberhaut (Epidermis) werden durchschnittlich alle 28 Tage erneuert. Die dickste Schichtstärke ist an den Fußsohlen und den Handinnenflächen zu finden.

Die nächste Hautschicht ist die Lederhaut, sie wird auch Dermis oder Corium genannt. Sie ist eng mit der darüber liegenden Oberhaut verbunden. Ihr gut durchblutetes Bindegewebe ist von Nerven und Lymphbahnen durchzogen. Sie versorgt die Oberhaut mit Nährstoffen und Sauerstoff. In ihr finden sich auch die Haarwurzeln und die dazugehörigen Talgdrüsen.

Die Unterhaut (Subkutis) ist eine von der Lederhaut nicht exakt abgegrenzte, sehr dehnbare Bindegewebeschicht. Mit dem Unterhautfettgewebe übernimmt sie die Funktion der Hautpolsterung. Diese Schicht dient als Energiespeicher und Wärmeisolierung.

7.3 Lösung: B

Bei der Wundheilung können folgende Phasen unterschieden werden:

1. **Exsudationsphase** (= Reinigungsphase)
   Es tritt eine lokale Entzündung durch Reaktion des Immunsystems zur Säuberung der Wunde auf. Ihre Merkmale sind Rötung, Schwellung, Schmerz, Überwärmung und Sekretion. Fremdkörper und Gewebereste werden abgebaut, um die Bildung von Granulationsgewebe zu ermöglichen.
2. **Proliferationsphase** (= Granulationsphase)
   Gleichzeitig zur Neubildung von Blutgefäßen vollzieht sich eine Bindegewebsneubildung mit Hilfe von Fibroblasten. Diese bilden Kollagen, welches dem Gewebe die Festigkeit verleiht.
3. **Epithelisierungsphase** (= Regenerationsphase)
   Die Ausreifung der Kollagenfasern und Neubildung des Epithels kennzeichnen die dritte Phase. Die Wundoberfläche zieht sich zusammen. Ausgehend von den Basalzellen kommt es vom Wundrand her zur Epithelisierung.

7.4 Lösung: D

Die Infektionsgefahr bei Bisswunden ist aufgrund der im Speichel vorhanden Erreger erheblich.

Platzwunden entstehen durch stumpfe Gewalteinwirkung aus einer Richtung. Bei mechanischer Gewalt aus mehr als einer Richtung entsteht eine Quetschwunde.

Bei Schürfwunden ist lediglich die Oberhaut betroffen. Wenn z. B. rauer Straßenbelag die Haut bei einem Sturz abreibt, kommt es zu dieser schmerzhaften Verletzung.

Prellungen oder Quetschungen können Gewebeverletzungen mit Einblutungen verursachen, die jedoch unter der Haut liegen und deshalb nicht immer sofort erkennbar sind. Vereinfachend kann man Prellungen als „geschlossene Wunden“ bezeichnen.

Schnittwunden bluten oft stark. Die Wundränder sind glatt. Der chirurgische Wundverschluss (Naht) ergibt bei diesen Wunden die niedrigste Komplikationsrate.

7.5 Lösung: C

Ein Wundverband setzt sich aus steriler Wundauflage, Polsterung und Fixierung zusammen. Es gibt speziell beschichtete oder getränkte Verbandmittel, die eine Desinfektion bzw. Keimreduktion im Wundgebiet verursachen. Dies ist jedoch ein Zusatzeffekt, der nicht zwingend erforderlich ist. So genannte Klammerpflaster dienen der Adaptation der Wundränder anstelle einer chirurgischen Naht. Sie sind für den Wundverschluss gedacht, nicht für Wundverband.

7.6 Lösung: E

Das Dreiecktuch ist das universelle Verbandmittel im Rettungsdienst. Seine Anwendungsmöglichkeiten sind vielfältig und einfach durchzuführen. Leider ist nicht jeder Mitarbeiter des Rettungsdienstes mit den Anwendungsmöglichkeiten vertraut.

Folgende, nicht abgeschlossene Aufzählung gewährt einen Einblick in die Einsatzmöglichkeiten: Druckverband, Handverband, Knieverband, Kopfverband, Armtragetuch, Fußverband, Ellenbogenverband, Rucksackverband, Schulterverband, Tragering…

7.7 Lösung: B

Eine chirurgische Wundversorgung soll innerhalb von sechs Stunden nach dem Ereignis durchgeführt werden. Saubere Wunden, die jünger als sechs Stunden sind, gelten als ausreichend keimarm und können mit einer primären Wundnaht versorgt werden.

7.8 Lösung: E

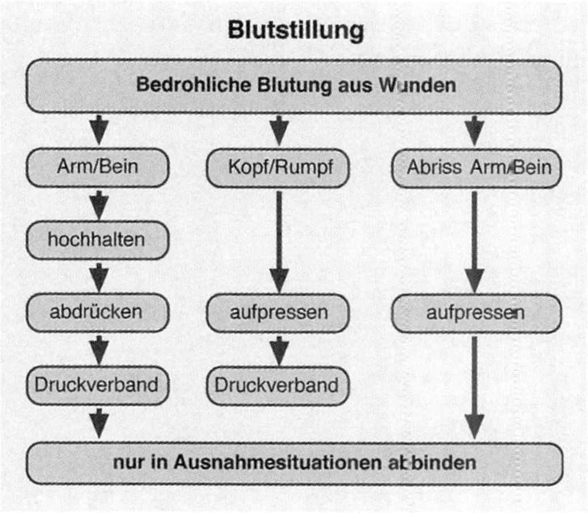

Abb. 7.2 Übersicht: Blutstillung [L108]

7.9 Lösung: C

Generell stellt die Abbindung einer Extremität zur Blutstillung eine Ausnahme dar. Fast in jedem Fall lassen sich starke Blutungen durch einen Druckverband oder direktes Aufpressen von Kompressen stillen. Nur in den seltenen Fällen, in denen dieses nicht zum Erfolg führt, ist eine Abbindung indiziert. Großflächige, zerfetzte Wunden, Amputationsverletzungen und Fremdkörper in stark blutenden Wunden könnten solche Ausnahmen darstellen. Dass die Halsschlagader nicht abgebunden werden kann, dürfte sich von selbst verstehen.

7.10 Lösung: D

Amputationsverletzungen bluten aufgrund der elastischen Retraktion der Gefäßenden in den Stumpf meist weniger stark, als man annehmen könnte. Ist eine Blutstillung erforderlich, so ist das Aufpressen steriler Kompressen oder die Anlage eines Druckverbandes fast immer erfolgreich. Ist ein einzelnes Gefäß Ursache einer starken Blutung, kann es mit den (behandschuhten) Fingern und einer Kompresse gezielt komprimiert und die Blutung so zum Stillstand gebracht werden.

Erst wenn mit diesen Maßnahmen keine Blutstillung erreicht werden kann, soll auf eine Abbindung der Gliedmaße zurückgegriffen werden. Diese Situation stellt in der Praxis jedoch eine Rarität dar. Im Rettungsdienst wird das Setzen von Klemmen nicht empfohlen, da es hierdurch zu Schädigungen der Gefäße kommen kann, die eine spätere Rekonstruktion der Blutversorgung unmöglich machen.

7.11 Lösung: C

Zunächst erfolgt der sterile Verband des Amputats. Ein Reinigen oder gar Desinfizieren führt zu zusätzlichen Gewebeschäden und ist deshalb kontraindiziert. Um die Chancen auf eine Rekonstruktion der verletzten Gliedmaße zu verbessern, ist neben der sterilen und trockenen Lagerung auch eine Kühlung auf idealerweise

4 °Celsius notwendig. Das steril verbundene Amputat wird dazu in den inneren Beutel eines Replantatsets gelegt, während in den äußeren Beutel kaltes Wasser und einige Eiswürfel oder ein Kühlmittel gefüllt werden. Eine Temperatur unter 4 °C muss vermieden werden, da es sonst zu Gewebeschäden durch Erfrierung kommt. Deshalb sollten Amputate auch nicht direkt mit Eis gekühlt werden.

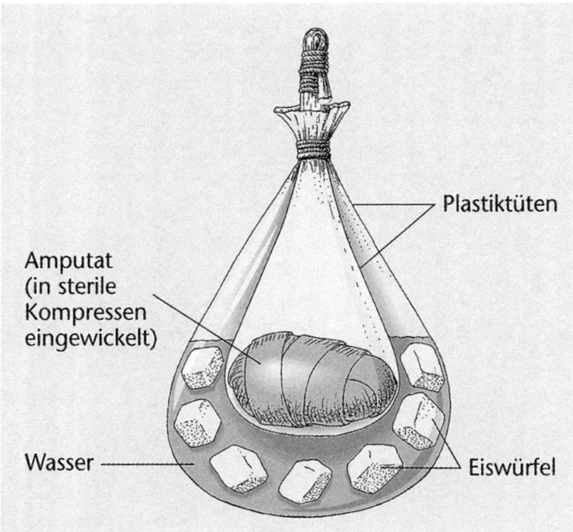

Abb. 7.3 Anwendung eines Replantatbeutels [A300-190]

7.12 Lösung: D

Bei einer Alarmierung mit der Meldung „Stichverletzung" ist zunächst grundsätzlich von einer Eigengefahr auszugehen, da eine Stichverletzung oftmals im Rahmen einer kriminellen Handlung oder einer Selbsttötungsabsicht entstanden ist. Ist der Einsatzort polizeilich gesichert und kann eine Eigengefährdung ausgeschlossen werden, wird mit der Versorgung des Verletzten begonnen.

Stichverletzungen sind häufig wenig imposante kleine Wunden, die es aber in sich haben: Hinter dem kleinen, zarten Stichkanal kann sich eine starke Blutung nach innen verbergen. Deswegen geht man bei Stichverletzungen immer von einer lebensgefährlichen Verletzung aus, bis das Gegenteil bewiesen ist. Eine Blutstillung ist von außen nicht möglich und somit ein rascher Transport indiziert.

7.13 Lösung: D

Fremdkörper in Wunden werden belassen und erst unter klinischen Bedingungen entfernt. Dieser Grundsatz gilt auch für stark verschmutzte Fremdkörper. Übergroße Fremdkörper werden mit geeignetem Werkzeug (Feuerwehr, Technisches Hilfswerk) möglichst ohne zusätzliche Bewegung des Fremdkörpers in der Wunde auf ein transportfähiges Maß gebracht.

Bei Entfernung eines Fremdkörpers aus einer Wunde besteht die Gefahr, dass die tamponierende (abstopfende) Wirkung aufgehoben und eine bedrohliche Blutung ausgelöst wird. Außerdem können Nerven und andere empfindliche Gewebestrukturen durch das unkontrollierte Herausziehen geschädigt werden. Um die Infektionsgefahr zu minimieren, wird die Wunde druckfrei steril abgedeckt und der Fremdkörper in seiner Position fixiert.

7.14 Lösung: A

Man unterscheidet bei Schussverletzungen „low velocity"-Verletzungen (penetrierende Verletzungen mit niedriger Projektilgeschwindigkeit), die beispielsweise von Handfeuerwaffen ausgehen können, und „high velocity"-Verletzungen (Verletzungen mit hoher Projektilgeschwindigkeit), ausgelöst z. B. durch Gewehrprojektile.

Charakteristisch für die erstgenannte Form ist die Schädigung ausschließlich desjenigen Gewebes, das in direkten Kontakt mit dem Geschoss kommt. Der Gewebeschaden ist also auf den eigentlichen Schusskanal beschränkt.

Bei der „high-velocity"-Verletzung entsteht durch die hohe Projektilgeschwindigkeit eine Druckwelle, die sich im Gewebe ausbreitet. Diese führt zu Schäden noch in einiger Entfernung vom Schusskanal. Hier sind Organe wie Milz, Leber und die Muskulatur besonders gefährdet.

Verletzungen des Bewegungssystems

7.15 Lösung: B

Die an den Knochenenden gelegenen Abschnitte eines Knochens nennt man Epiphyse, dazwischen liegt die Diaphyse. Der Übergang zwischen den Abschnitten wird als Epiphysenfuge oder Wachstumsfuge bezeichnet. Kommt es in diesem Bereich zu Verletzungen, kann das Längenwachstum des Knochens empfindlich gestört werden.

Umschlossen ist der Knochen von der Knochenhaut, dem Periost.

Die Blutbildung in den Röhrenknochen endet bereits im Kindesalter, danach ist in ihnen nur noch gelbes Fettmark enthalten. Rotes, blutbildendes Knochenmark bleibt zeitlebens in den platten Knochen erhalten.

7.16 Lösung: C

Die obere Extremität (Arm) setzt sich zusammen aus:

Skapula	(Schulterblatt)
Klavikula	(Schlüsselbein)
Humerus	(Oberarmknochen)
Radius	(Speiche)
Ulna	(Elle)
Manus	(Hand)

Zur unteren Extremität (Bein) gehören:

Gluteus	(Gesäß)
Articulatio coxae	(Hüftgelenk)
Femur	(Oberschenkelknochen)
Patella	(Kniescheibe)
Tibia	(Schienbein)
Fibula	(Wadenbein)
Pes	(Fuß)

7.17 Lösung: C

Die Gelenkkapsel umschließt das Gelenk. Sie enthält den Gelenkkopf und die Gelenkpfanne (nicht Topf ...). Zwischen Gelenkkopf und Gelenkpfanne befindet sich die Gelenkschmiere. Sie vermindert die Reibung und führt dem Gelenkknorpel Nährstoffe zu. Durch die Bänder erhält das Gelenk zusätzliche Stabilität.

Es gibt zwar das „Gelenkknacken“, aber keinen Gelenknacken!

7.18 Lösung:

Die richtigen Sofortmaßnahmen anhand des Schemas nach Prof. Böhmer helfen, den Heilungsverlauf günstig zu beeinflussen und weitere Schäden zu verhindern:

P = Pause
Sofort mit dem Sport aufhören. Gegebenenfalls Ruhigstellung des betroffenen Körperteils.

E = Eis
Neben der sofortigen Schmerzlinderung führt die lokale Kühlung zu einer Verengung der Gefäße und vermindert somit die Ödembildung und Schwellung. Durch die Abkühlung wird der Stoffwechsel im Gewebe verlangsamt und somit die Ausdehnung des Gewebeschadens begrenzt.

C = Compression
Ein mäßig fester Kompressionsverband soll ebenfalls der Schwellung entgegenwirken. Er darf jedoch nicht einschnüren.

H = Hochlagerung
Ebenfalls gegen das Ödem richtet sich die Hochlagerung, die unmittelbar nach dem Ereignis begonnen und die nächsten 48 Stunden aufrechterhalten werden soll. Ein verbesserter Rückfluss von Blut und Gewebeflüssigkeit ist hier das Ziel.

7.19 Lösung: C

Zur Untersuchung von Extremitätenverletzungen gehört die mehrmalige Überprüfung der Durchblutung, der Bewegungsfähigkeit (Motorik) und der Reizwahrnehmung (Sensibilität). Besonders wichtig ist diese Untersuchung nach der Reposition und Ruhigstellung von Frakturen.

Dolor, der Schmerz, und Morbus, die Erkrankung, sowie Synovia, die Gelenkschmiere, stehen nicht in einem bestimmten, durch eine allgemein bekannte Abkürzung bezeichneten Zusammenhang.

Dokumentenmanagement ist ein Begriff aus dem Bereich der datenbankgestützten Verwaltung elektronischer Dokumente.

Die Desoxymyoglobulinsäure ist bis heute noch nicht entdeckt worden...

7.20 Lösungsvorschlag:

Distorsion (Verstauchung): Gelenkverletzung mit Verletzung der stabilisierenden Gelenkbänder.

Dabei ist die Gelenkkapsel erhalten und die Gelenkflächen stehen korrekt zueinander.

Luxation (Verrenkung): Gelenkverletzung mit Gelenkkapselriss und Verschiebung oder Verdrehung der Gelenkflächen.

7.21 Lösung: D

Typische Symptome einer Luxation (Verrenkung) sind eine abnorme Gelenkform, die als leer tastbare Gelenkpfanne und eine federnde Fixation des Gelenks in abnormer Stellung.

Eine Schwellung im Gelenkbereich tritt meist ebenfalls auf, ist aber ein sehr unspezifisches Zeichen.

Sichtbare Knochenenden sind ein sicheres Frakturzeichen.

7.22 Lösung: E

Zu den sicheren Frakturzeichen zählen Fehlstellung, Stufenbildung, abnorme Beweglichkeit und das Knochenreiben (Krepitation). Sie beweisen das Vorliegen einer Fraktur. Blutergüsse (Hämatome), Schmerzen, Schwellungen und Bewegungseinschränkungen gelten als unsichere Frakturzeichen. Sie können zwar auf eine Fraktur hindeuten, zur Diagnosesicherung ist aber eine Röntgenaufnahme erforderlich.

7.23 Lösung: A

Da bei einer Fraktur grundsätzlich immer auch die benachbarten Gelenke ruhigzustellen sind, ist im Rettungsdienst die Kenntnis verschiedener Ruhigstellungstechniken erforderlich.

Bei stark dislozierten Frakturen und bei Frakturen mit einer Störung der Durchblutung und der Sensibilität des distal der Fraktur gelegenen Extremitätenbereichs ist eine Reposition und Ruhigstellung in achsengerechter Position anzustreben. Dies gilt natürlich auch für offene Frakturen.

Die Fixierung einer Oberschenkelfraktur ist mit der Luftkammerschiene nicht möglich, da hierbei keine Ruhigstellung im Bereich des Hüftgelenks erfolgt und somit nicht beide der Fraktur benachbarten Gelenke ruhiggestellt würden. Bei dieser Fraktur sind die Vakuummatratze oder in bestimmten Fällen Streckschienen wie z. B. das Kendrick-Traction-Device® einzusetzen.

Die Verwendung von Dreiecktüchern ist leider nicht jedem Rettungsdienstmitarbeiter vertraut, hat aber immer noch ihre Indikationsbereiche. Beispielsweise ist die Verwendung eines Armtragetuches und einer Krawatte eine sehr gute Möglichkeit, um eine Oberarmfraktur ruhigzustellen.

7.24 Lösung: D

Der Sinn einer schonenden Ruhigstellung von Frakturen liegt in der Vermeidung von Schmerzen und von zusätzlichen Schädigungen der Gefäße, der Nerven und des Weichteilgewebes. Auch die Fettembolie, also die Einschwemmung von Fetttröpfchen aus dem Knochenmark in das Gefäßsystem wird durch eine Ruhigstellung vermindert.

Diese kleinsten Fetttröpfchen können nach Frakturen und schweren Gewebeverletzungen in den Kapillaren der Lunge, aber auch anderer Organe, z. B. dem Gehirn, nachgewiesen werden und dort zu schweren Funktionsstörungen mit respiratorischer Insuffizienz und Unruhe- und Vewirrtheitszuständen führen. Man spricht dann von einem Fettemboliesyndrom.

Die Komplikationswahrscheinlichkeit bei der Wund- und Frakturheilung hängt natürlich in erster Linie von der Art und dem Ausmaß der Fraktur sowie der operativen Versorgungsmöglichkeit ab. Aber auch die Vermeidung von zusätzlichen Gewebeverletzungen durch eine schonende Ruhigstellung verbessert die Bedingungen für die Wund- und Frakturheilung.

Die Gicht (Fachwort: Hyperurikämie) ist eine Erkrankung, bei der es auf Grund einer Stoffwechselstörung zu Ablagerungen von Harnstoffkristallen in den Gelenken mit nachfolgenden sehr schmerzhaften Entzündungsreaktionen kommt. Häufig ist das Großzehengrundgelenk betroffen.

7.25 Lösung: B

Eine Grünholzfraktur hat natürlich nichts mit Forstarbeitern zu tun. Bei der Grünholzfraktur handelt es sich um eine spezielle Fraktur der Röhrenknochen im Kindesalter bei der die noch sehr elastische Knochenhaut (Periost) nicht zerreißt. Die Bruchstücke werden bei dieser Fraktur auch kaum verschoben, weshalb sie leicht übersehen werden kann. Die Heilungsraten sind sehr gut.

Die typische Lokalisation bei der Handgelenksfraktur durch Aufstützen im Sturz nach vorn nennt man Radiusfraktur „loco typico“ (Radiusextensionsfraktur „an typischer Stelle“). Diese handgelenksnahe distale Radiusfraktur ist der häufigste Knochenbruch überhaupt.

Die Fraktur des Dens axis kann lebensgefährlich sein. Werden hierbei die zugehörigen Bandstrukturen zerstört, kann es zu einem Eindringen des Dens in die Medulla oblongata kommen, was zum sofortigen Tod führt (Genickbruch).

7.26 Lösung:

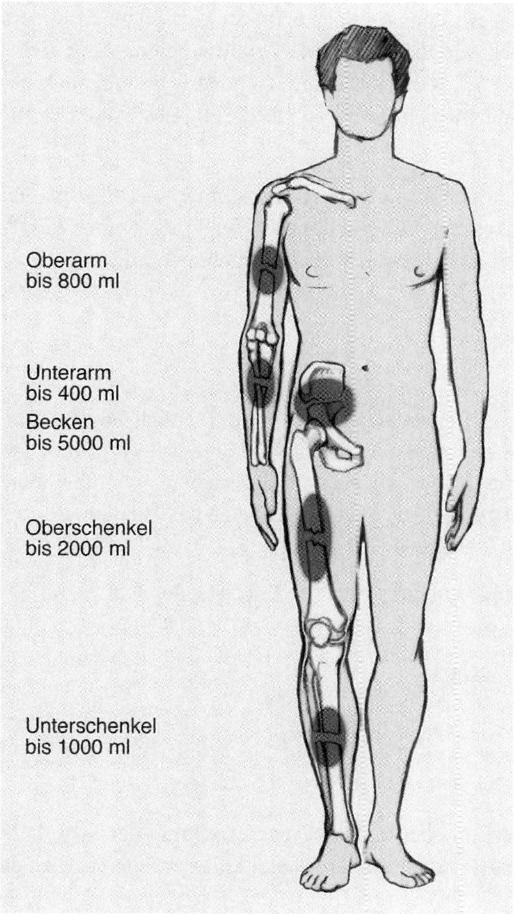

Abb. 7.4 Möglicher Blutverlust bei Frakturen [L108]

7.27 Lösung: B

Gradeinteilung der offenen Frakturen:

Grad I: Kleine Hautwunde nach Durchspießung der Haut von innen nach außen durch den frakturierten Knochen, minimaler Gewebeschaden.

Grad II: Fraktur mit großer Hautwunde, jedoch ohne wesentlichen Gewebeschaden.

Grad III: Fraktur mit großem Weichteildefekt und Schädigung von Muskulatur, Nerven oder Gefäßen.

Grad IV: Subtotale Amputation.

7.28 Lösung: B

Bei der Schenkelhalsfraktur handelt es sich um eine der häufigsten Sturzfolgen älterer Menschen. Besonders oft betroffen sind Frauen mit Osteoporose. Symptomatisch sind die auffallende Verkürzung und Außenrotation des betroffenen Beines. Die Schmerzstärke variiert bei Schonung des Beines von mäßig bis erheblich, bei Belastung oder Bewegung sind die Schmerzen häufig unerträglich. Eine Nachforderung des Notarztes zur analgetischen Therapie kann deshalb indiziert sein.

Die Patienten werden in der anmodellierten Vakuummatratze immobilisiert und können so einigermaßen schmerzfrei transportiert werden. Eine weitere Möglichkeit zur Ruhigstellung ist der Einsatz eines KED®-Systems. Luftkammerschienen und Vakuumschienen sind nicht geeignet (➢ Kommentar 7.23).

7.29 Lösung: A

Das knöcherne Becken wird rückenseitig (dorsal) durch das Kreuzbein (Os sacrum) und seitlich jeweils durch die beiden Hüftbeine (Os coxae) gebildet. Die in den Iliosakralgelenken fest mit dem Kreuzbein verbundenen Hüftbeine sind bogenförmig nach vorn gewölbt und durch die knorpelig-bindegewebige Schambeinfuge (Symphyse) verbunden: Es entsteht ein knöcherner Beckenring. Die beiden Hüftbeine bestehen jeweils aus Schambein (Os pubis), Darmbein (Os ilium) und Sitzbein (Os ischii).

Als Kahnbein wird ein daumenseitig gelegener Handwurzelknochen und ein Knochen der Fußwurzel bezeichnet.

Das Scheitelbein (Os parietale) ist Bestandteil des Gehirnschädels.

7.30 Lösung: D

Eine „Open-book"-Fraktur nennt man eine Beckenverletzung, bei der es durch Zerreißung der Symphyse und der festen Bandstrukturen über dem Iliosakralgelenk zu einem Aufklappen des knöchernen Beckenrings wie beim „Öffnen eines Buches" kommt.

Bei Frakturen des Beckenrings kann es zu starken Blutungen nach innen mit einem Blutverlust von bis zu fünf Litern kommen. Um die Blutung zu reduzieren, sollte der Patient mit einer provisorischen Beckenkompression versorgt werden. Hierfür kann z. B. das KED®-System als Zwinge angelegt oder dem auf der Vakuummatratze gelagerten Patienten ein Stecklaken um das Becken gebunden werden, welches mittels Klemmen straff unter Zug gehalten wird.

Eine Fraktur der sehr festen Beckenknochen ist ein Hinweis auf eine sehr starke äußere Gewalteinwirkung. Sie tritt nur selten isoliert auf, sondern wird häufig noch von anderen Verletzungen begleitet. So muss bei einer Beckenfraktur immer an eine Mitverletzung der im Unterbauch und Becken liegenden Organe (z. B. Harnblase, Harnröhre, Darm) und Blutgefäße gedacht werden.

7.31 Lösung: D

Die Wirbelsäule wird in die Halswirbelsäule, die Brustwirbelsäule, die Lendenwirbelsäule, das Kreuzbein und das Steißbein unterteilt. Sie besteht aus 33 bis 34 Wirbelkörpern, nämlich den sieben Halswirbelkörpern, den zwölf Brustwirbelkörpern, den fünf Lendenwirbelkörpern, dem aus fünf verschmolzenen Wirbeln bestehenden Kreuzbein und dem Steißbein, das aus vier bis fünf verschmolzenen Wirbeln besteht.

Zwischen den Wirbelkörpern der Hals-, Brust- und Lendenwirbelsäule befinden sich die Bandscheiben, die aus einer derben bindegewebigen Hülle und einem gallertartigen Kern bestehen. Hierdurch erhält die Wirbelsäule ihre Beweglichkeit. Die Wirbelsäule bildet zusammen mit dem Brustkorb und dem Becken das Knochengerüst des Rumpfes.

7.32 Lösung: D

Der Wirbelknochen besteht bauchseitig (ventral) aus dem eigentlichen Wirbelkörper, an dem oben und unten die Bandscheiben anliegen. Nach dorsal (rückenwärts) umschließt der Wirbelbogen das Wirbelloch (Foramen vertebrale). Durch die Wirbellöcher der Wirbelknochen wird der Spinalkanal gebildet, durch den das Rückenmark verläuft. Vom Wirbelbogen entspringt nach hinten gerichtet und durch die Haut tastbar der Dornfortsatz. Die beiden Querfortsätze entspringen seitlich am Wirbelbogen.

7.33 Lösung: B

Der spinale Schock ist eine seltene Sonderform des neurogenen Schocks. Er entsteht durch eine Verletzung des Rückenmarks im Bereich der Hals- oder oberen Brustwirbelsäule, wie sie z. B. bei einem Sturz aus großer Höhe oder bei einem Motorradunfall vorkommt.

Mit der Verbindung zum zentralen Nervensystem ist auch die Sympathikusinnervation unterbrochen. Hierdurch entfällt der vasokonstriktorische Einfluss des Sympathikus auf die Regulation der Gefäßweite und es kommt zu einer Weitstellung der Blutgefäße (Vasodilatation) mit einem Blutdruckabfall. Da die sympathischen Nervenbahnen zum Herzen und zur Nebenniere ebenfalls unterbrochen sind, unterbleibt eine Gegenregulation durch eine reflektorische Steigerung der Herzfrequenz oder eine Ausschüttung von Katecholaminen (➤ Kommentar 2.18).

Klinisch auffällig ist neben den neurologischen Symptomen einer Rückenmarksverletzung (Ausfall von Sensibilität und Motorik) die warme, gut durchblutete Haut und das Fehlen einer Tachykardie trotz eines sehr niedrigen Blutdrucks. Neben der Kreislauftherapie mit Zufuhr von Volumen und gegebenenfalls Katecholaminen sollte auf eine Wärmeerhaltung geachtet werden.

7.34 Lösung: A

Bei Verdacht auf eine Wirbelsäulenverletzung hat ein vorsichtiges Vorgehen unter Vermeidung von unnötigen Bewegungen Priorität. Die Halswirbelsäule (HWS) wird durch Anlegen eines passenden Stützkragens stabilisiert. Die Schaufeltrage und die Vakuummatratze sind geeignete Hilfsmittel zur Umlagerung und zur Immobilisierung von Patienten mit Wirbelsäulenverletzungen. Auch das Spineboard eignet sich zur Rettung Wirbelsäulenverletzter. Zur Ruhigstellung von Brustwirbelsäule und Lendenwirbelsäule bei Verletzten in einem Fahrzeug oder anderen schwer zugänglichen Lagen bietet sich die Verwendung eines Rettungskorsetts wie z. B. des KED®-Systems an.

Bei bewusstlosen Patienten mit nicht auszuschließender Wirbelsäulenverletzung sollten die Atemwege nicht durch Überstrecken der Halswirbelsäule, sondern durch den Esmarch-Handgriff und vorsichtige Einlage eines Wendl- oder Guedeltubus freigehalten werden. Auch bei der Intubation dieser Patienten sollte der Kopf durch einen zweiten Helfer in Neutralposition gehalten und die HWS nicht überstreckt werden. Bei schwierigen anatomischen Verhältnissen kann durch die Verwendung einer alternativen Beatmungsmöglichkeit, z. B. eines Larynxitubus, eine Überstreckung der HWS vermieden werden.

Bei der Abnahme von Motorradhelmen wird die Halswirbelsäule ohne Zug oder Extension fest in Neutralposition gehalten.

7.35 Lösung: A

(➤ Abb. 7.5)

Anhand der Kontrolle von Sensibilität und Motorik kann eine Eingrenzung der betroffenen Rückenmarkssegmente stattfinden. Die Finger sind sensorisch von den Rückenmarkssegmenten C5 bis C7 und motorisch von C5 bis Th1 versorgt. Bei einem Ausfall von Sensibilität und Motorik in den Händen muss die Schädigung also im Bereich des Segments C5 oder oberhalb davon liegen.

Bei einer Schädigung oberhalb von C5 wird klinisch vor allem eine Dyspnoe oder ein Atemstillstand auffällig sein, da der Zwerchfellnerv (N. phrenicus) aus dem Segment C4 entspringt. Das sensible Versorgungsgebiet des Segments Th4 liegt etwa in Höhe der Brustwarzen, das von Th8 etwa in Höhe des Rippenbogens.

Die Rückenmarkssegmente unterhalb von L1 versorgen die Beine sensibel und motorisch, sodass bei einer Rückenmarksschädigung oberhalb von L1 eine Beinlähmung resultiert.

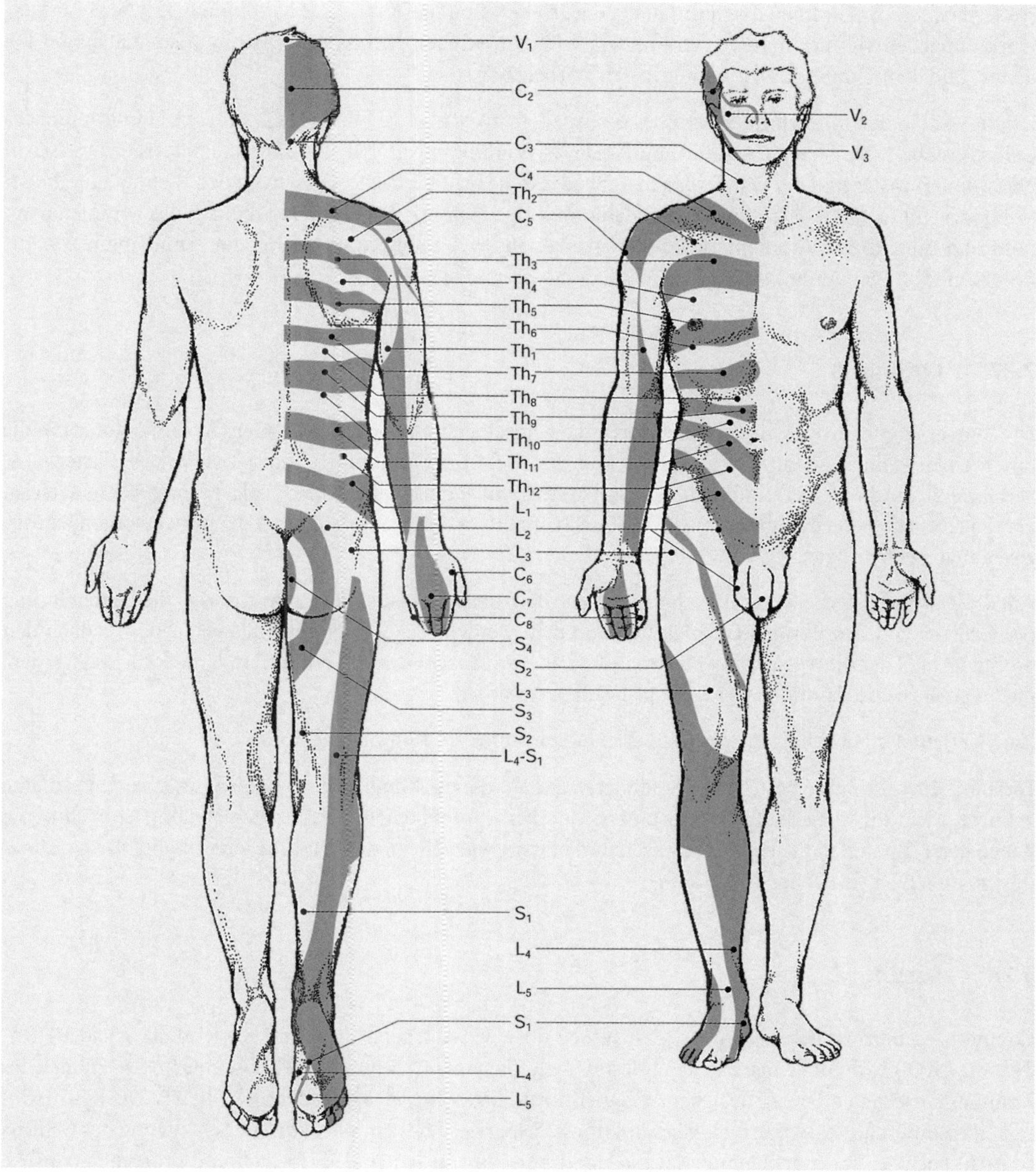

Abb. 7.5 Sensible Versorgungsareale der Rückenmarkssegmente [L108]

Schädel-Hirn-Trauma

7.36 Lösung: B

Das Schläfenbein gehört zum Schädeldach des Hirnschädels. Der Hirnschädel umschließt und schützt das Gehirn. Die Dächer der Augenhöhlen gehören zur Schädelbasis der vorderen Schädelgrube (➤ Kommentar 7.39). Die Hirnnerven verlassen den Hirnschädel durch verschiedene Öffnungen in der Schädelbasis. Das

Hinterhauptsloch (Foramen magnum) bildet die größte Öffnung. Durch diese Verbindung zieht das Rückenmark, umgeben von der harten (Dura mater) und den weichen Hirnhäuten (Arachnoidea mater und Pia mater) und dem Liquorraum, hinunter in den Wirbelkanal.

Liquor wird in den inneren Kammern des Gehirns (Hirnventrikel) gebildet. Diese inneren Liquorräume des Gehirns stehen über kleine Ausführungskanäle in Verbindung mit dem äußeren Liquorraum zwischen Arachnoidea mater und der von der Pia mater bedeckten Hirnoberfläche. Dieser von den Hirnhüllen gebildete, liquorgefüllte Raum heißt Subarachnoidalraum. Er verläuft mit den Hirnhäuten durch das Foramen magnum und umgibt das Rückenmark im Spinalkanal. Dieser Liquorraum wird bei der Lumbalpunktion zur Entnahme von Liquor punktiert.

7.37 Lösung: B

Die Blutversorgung des Gehirns erfolgt durch die beidseitige innere Halsschlagader (A. carotis interna), die durch einen kleinen Kanal in der Schädelbasis zum Gehirn zieht, und die beidseitige Vertebralarterie (A. vertebralis), die durch das Hinterhauptsloch (Foramen magnum) in den Hirnschädel gelangt. Diese Arterien vereinigen sich an der Hirnbasis zu einem Kreis (Circulus Wilisii), aus dem dann die hirnversorgenden Abzweigungen entspringen.

Auf diese Weise kann bei einer Unterbrechung der Blutzufuhr aus einer oder zwei Arterien die Durchblutung des Gehirns von den übrigen Gefäßen übernommen werden. Da die inneren Halsschlagadern jedoch den größten Anteil der Blutversorgung liefern, muss z. B. beim Tasten des Pulses am Hals darauf geachtet werden, dass niemals beide Carotiden gleichzeitig abgedrückt werden.

Zum Verlauf der Hirnhüllen und des äußeren Liquorraums ➢ Kommentar 7.36.

Die Blut-Hirn-Schranke besteht aus besonderen Zellen, die die Kapillaren im Gehirn umgeben. Sie ist eine Schutzeinrichtung, die schädliche Substanzen von den empfindlichen Nervenzellen abhält. Dennoch ist sie neben den Nährstoffen für viele Substanzen durchlässig, wie man an der Wirkung von Alkohol, Drogen, Medikamenten oder Giftstoffen sehen kann.

7.38 Lösung: C

Commotio cerebri ist der medizinische Ausdruck für eine Gehirnerschütterung. Sie wird als Schädel-Hirn-Trauma (SHT) 1. Grades eingeteilt. Wichtigstes Symptom einer Commotio cerebri ist eine im Augenblick des Traumas einsetzende Bewusstlosigkeit, die aber nur wenige Sekunden oder Minuten anhält. Die Bewusstlosigkeit resultiert aus einer kurzzeitigen Funktionsstörung des ZNS, eine strukturelle Schädigung des Gehirns ist nicht nachweisbar. Nach dem Erwachen sind Kopfschmerz, Schwindel, Übelkeit und Erbrechen typische Symptome. Für die Zeit kurz vor Eintritt des Unfallereignisses bis zum Erwachen besteht eine Gedächtnislücke, dieses Phänomen wird als retrograde Amnesie bezeichnet.

Eine länger als 15 Minuten andauernde Bewusstlosigkeit ist ein Hinweis auf eine schwerere Hirnschädigung.

Eine Pupillendifferenz weist auf einen bestehenden Hirndruck oder eine direkte Schädigung des Augenmuskelnerven (N. oculomotorius) bei einem höhergradigen SHT hin.

7.39 Lösung: C

Die Schädelbasis bildet den Boden der Schädelhöhle. Sie ist insbesondere im Bereich der vorderen Schädelgrube zum Teil sehr dünn und kann bei einer Gewalteinwirkung leicht frakturieren (häufig bei gleichzeitigen Mittelgesichtsfrakturen). Während bei einer Fraktur der Schädelbasis in der mittleren und hinteren Schädelgrube meist gleichzeitig eine schwere Hirnschädigung vorliegt, kann der Patient bei einer fronto-basalen Schädelbasisfraktur durchaus wach und neurologisch unauffällig sein.

Typische klinische Zeichen einer Schädelbasisfraktur sind die Entwicklung eines Monokel- oder Brillenhämatoms und – bei gleichzeitiger Verletzung der harten Hirnhaut – ein Liquorabgang (Liquorrhoe) in Form eines wässrig-blutigen Ausflusses aus Nase (Rhinoliquorrhoe) oder Ohr (Otoliquorrhoe). In diesem Fall liegt eine offene Verbindung vom Gehirn nach außen vor und es besteht die Gefahr einer bedrohlichen Infektion des Gehirns (Enzephalitis).

Ein „freies Intervall" beschreibt das kurzzeitige Erwachen und anschließendes Wiedereintrüben von Patienten mit einer schweren Schädel-Hirn-Verletzung nach einem Trauma. Nach Ende der initialen Bewusstlosigkeit führt ein zunehmender Hirndruck zum erneuten Eintrüben. Typisch ist das freie Intervall für eine intrakranielle Blutung, z. B. bei einem epiduralen Hämatom. Es kann natürlich auch in Verbindung mit einer Schädelbasisfraktur auftreten, ist aber nicht diagnosesichernd für diese Verletzung.

7.40 Lösung: C

Das Auftreten eines freien Intervalls spricht bei einem Patienten mit einem SHT für einen ansteigenden intrakraniellen Druck (➢ Kommentar 7.39). Durch die Verdrängung der Hirnmasse wird bei ansteigendem Hirndruck der an der Hirnbasis verlaufende Augenmuskelnerv in seiner Funktion gestört: Es ist eine Pupillenerweiterung (Mydriasis) auf der geschädigten Seite zu beobachten.

Kommt es durch den ansteigenden Druck zu einer Schädigung des Atem- und des Kreislaufzentrums in der Medulla oblongata, so zeigt sich dies in einer auffälligen Bradykardie (Druckpuls) und in Atemunregelmäßigkeiten wie der Biot-Atmung: Gleichmäßige, tiefe Atemzüge werden von intermittierenden Apnoephasen unterbrochen.

Die Nackensteifigkeit (Meningismus) ist das Kennzeichen einer Hirnhautreizung, z. B. bei einer Meningitis.

7.41 Lösung: B

Eine epidurale Blutung führt zu einem Hämatom im Epiduralspalt zwischen Dura mater und knöchernem Schädel. Sie entsteht durch eine arterielle Blutung aus einer Hirnhautarterie (A. meningea). Durch das zunehmende Hämatom kommt es zu einem Hirndruck mit Verdrängung der Hirnmasse. Klinisch zeigt sich eine Bewusstlosigkeit und eine Pupillenerweiterung (Mydriasis) auf der betroffenen Seite.

Da das Volumen des Hirnschädels gering ist, führt eine Blutung in die Schädelhöhle nicht zu einem Volumenmangelschock. Sind bei einem Patienten mit SHT gleichzeitig Anzeichen eines Volumenmangelschocks festzustellen, muss davon ausgegangen werden, dass weitere Verletzungen mit schweren Blutungen vorliegen.

Ein Monokel- oder Brillenhämatom ist ein typisches Zeichen für eine Schädelbasisfraktur (➢ Kommentar 7.39).

Eine Verletzung der Brückenvenen führt zu einem subduralen Hämatom.

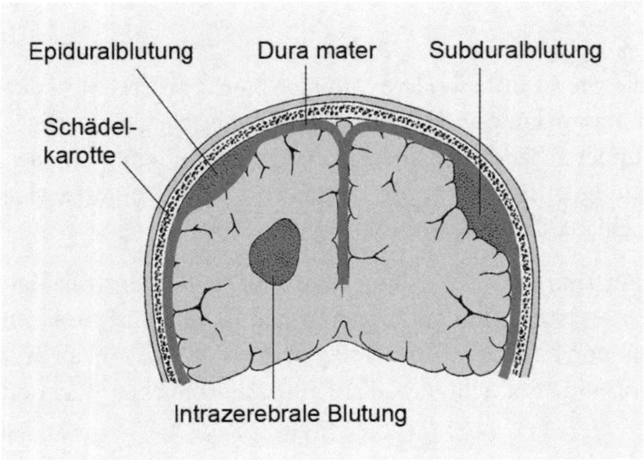

Abb. 7.6 Lokalisation der traumatisch bedingten intrakraniellen Blutung [A300-190]

7.42 Lösung: C

Die beschriebene Anamnese und Symptomatik ist typisch für ein subdurales Hämatom. Hierbei kommt es – oftmals nach Bagatelltraumen – durch eine Verletzung venöser Gefäße (Brückenvenen) zu einer Einblutung zwischen harter (Dura mater) und weicher (Arachnoidea mater) Hirnhaut. Neurologische Symptome wie zunehmende Eintrübung oder ein Krampfanfall treten zum Teil erst mehrere Tage nach dem auslösenden Ereignis auf. Eine Dauermedikation mit einem gerinnungshemmenden Medikament (z. B. Marcumar®) ist ein Risikofaktor für die Entwicklung eines subduralen Hämatoms nach einem Bagatelltrauma.

7.43 Lösung: B

Zu den Bewertungskategorien der GCS gehört das Öffnen der Augen auf Ansprache oder Reiz, jedoch nicht das Auftreten einer Pupillenerweiterung. Die minimal erreichbare Punktzahl beträgt 3 Punkte (➤ Kommentar 3.13, ➤ Tab. 3.2).

7.44 Lösung: E

Eine Hyperventilation hat die Abnahme des Kohlendioxidpartialdrucks im Blut zur Folge, was im Gehirn eine Vasokonstriktion verursacht. Diese Gefäßverengung führt einerseits zu einem verminderten Blutvolumen im Hirnschädel und damit zu einer Abnahme des Hirndrucks. Andererseits bedingt die Vasokonstriktion aber auch eine verminderte Hirndurchblutung, wodurch die Sauerstoffversorgung des Gehirns gerade unter den Bedingungen eines erhöhten Hirndrucks gefährdet werden kann.

Für die präklinische Phase, in der kein Monitoring des Hirndrucks und der Hirndurchblutung zur Verfügung steht, wird empfohlen, Patienten mit einem Schädel-Hirn-Trauma normokapnisch zu ventilieren.

7.45 Lösung: B

Bei einem schweren Schädel-Hirn-Trauma (SHT) ist die Autoregulation der zerebralen Durchblutung in den geschädigten Hirnarealen aufgehoben. Der zerebrale Perfusionsdruck (CPP) hängt damit direkt vom arteriellen Blutdruck ab. Deshalb wird empfohlen, bei Patienten mit SHT einen arteriellen Mitteldruck von mindestens 90 mmHg anzustreben und einen erhöhten Blutdruck nicht zu senken.

Bei stabilen Kreislaufverhältnissen sollte eine Oberkörperhochlagerung von ca. 30° durchgeführt werden, bei instabilem Kreislauf und Schocksymptomatik eine flache Lagerung. Es ist darauf zu achten, dass der Kopf gerade gelagert wird, um einen guten venösen Abfluss aus dem Hirnschädel über die V. jugularis interna zu gewährleisten. Auch bei Anlage einer HWS-Stützmanschette muss darauf geachtet werden, dass sie am Hals nicht abschnürend wirkt und einen guten venösen Abfluss ermöglicht. Es sollte bei schwerem SHT jedoch keinesfalls auf die HWS-Stützmanschette verzichtet werden, da eine gleichzeitige HWS-Verletzung nicht selten ist.

Die Intubation und Beatmung von SHT-Patienten sollte unter ausreichend tiefer Narkose bzw. Sedierung erfolgen, da jedes Husten und Pressen des Patienten den intrakraniellen Druck erhöht und somit schädigend auf das Gehirn wirkt. Wenn die tiefe Sedierung zu einem starken Blutdruckabfall führt, muss der Kreislauf durch Volumengabe und ggf. Katecholaminzufuhr (z. B. Arterenol®) stabilisiert werden.

Es sollte ein Normoventilation angestrebt werden (➤ Kommentar 7.44).

Thoraxtrauma

7.46 Lösung: E

Je nach Richtung des Stichkanals und der Länge des penetrierenden Gegenstandes können alle genannten Organe verletzt werden.

7.47 Lösung: B

Eine paradoxe Atmung bezeichnet charakteristische Atembewegungen, die bei einem instabilen Thorax in Folge einer Rippenserienfraktur sichtbar werden können: Durch eine Stück- oder Trümmerfraktur mehrerer benachbarter Rippen kann ein Teil der Thoraxwand nicht mehr an den normalen Atemexkursionen des knöchernen Thorax teilnehmen.

Die Thoraxbewegungen in dem betroffenen Areal verlaufen gegensätzlich zu den normalen Thoraxbewegungen: Bei der Inspiration dehnt sich der übrige Thorax aus, nur der betroffene Thoraxteil kann daran nicht teilnehmen oder wird sogar, wenn die unteren Rippen betroffen sind, durch die Anspannung des Zwerchfells nach innen gezogen. Bei der Exspiration kehrt der übrige Thorax in seine Ruhestellung zurück und zieht sich zusammen, während das betroffene Areal in seiner Position verharrt oder sogar etwas nach außen tritt.

Als Folge dieser Situation kann das Lungenareal in dem betroffenen Bereich nicht an den Atemexkursionen teilnehmen und fällt damit für die Ventilation aus. Je nach Schweregrad und sonstigen Verletzungen des Lungengewebes kann dies zu respiratorischer Insuffizienz führen.

Die einer paradoxen Atmung zu Grunde liegende Rippenserienfraktur kann in Folge einer Durchspießung der Pleura visceralis durch die Knochenfragmente mit einem Pneumothorax einhergehen. Ein sicherer diagnostischer Hinweis auf einen Pneumothorax ist die paradoxe Atmung jedoch nicht.

7.48 Lösung: D

Als Pleuraspalt bezeichnet man den mit einem Flüssigkeitsfilm gefüllten Spalt, der sich zwischen dem Rippenfell (Pleura parietalis) und dem Lungenfell (Pleura visceralis) befindet. Die Pleuraflüssigkeit hält durch Adhäsionskräfte die beiden Pleurablätter zusammen. Dazu herrscht im Pleuraspalt ein Unterdruck. Nur bei Hustenstößen und aktiver starker Ausatmung können positive Drücke im Pleuraspalt gemessen werden.

Durch eine äußere Verletzung oder einen spontanen oder beatmungsbedingten Einriss im Lungengewebe kann Luft in den Pleuraspalt gelangen: Man spricht von einem Pneumothorax. Der Haftungseffekt der Lungenoberfläche an der Thoraxwand kann dann nicht mehr wirken und die Lunge zieht sich elastisch zusammen und kollabiert.

Bei den Atembewegungen vermindert die Pleuraflüssigkeit die Reibung zwischen Lungen- und Rippenfell. Eine nutritive Funktion hat die Flüssigkeit im Pleuraspalt nicht.

7.49 Lösung: D

Bei einem Pneumothorax ist die Lunge auf der betroffenen Seite kollabiert. Ursache hierfür ist, dass der Unterdruck im Pleuraspalt aufgehoben und somit keine Adhäsionskraft vorhanden ist, die die Lunge am Rippenfell anhaften lässt. Dieser Zustand führt, soweit keine weiteren schweren Erkrankungen oder Verletzungen vorhanden sind und sich kein Spannungspneumothorax ausbildet, nicht zu lebensbedrohlichen Zuständen. Zur Sauerstoffversorgung des Organismus reicht die Funktion eines Lungenflügels aus.

Allerdings ist bei den Patienten häufig Dyspnoe und Hustenreiz zu beobachten. Bei einem Pneumothorax ohne Hinweis auf Entwicklung eines Spannungspneumothorax ist eine sofortige präklinische Entlastungspunktion oder Anlage einer Thoraxdrainage nicht erforderlich. Neben traumatischen können atraumatische Ursachen für einen Pneumothorax in Frage kommen (Spontanpneumothorax), etwa bei Patienten mit Lungenemphysem.

Die Aussagen A, B und C gelten für einen Spannungspneumothorax, nicht für einen einfachen Pneumothorax ohne erhöhten intrathorakalen Druck (➤ Kommentar 7.51).

7.50 Lösung: D

Der Hämatothorax bezeichnet eine Einblutung in die Thoraxhöhle, der Unterdruck im Pleuraspalt ist wie bei einem Pneumothorax aufgehoben. Das Atemgeräusch auf der betroffenen Seite ist aufgehoben und der Klopfschall klingt im Seitenvergleich gedämpft und leise und nicht wie beim Pneumothorax hypersonor.

Die Situation kann, je nach Stärke der Blutung, für den Patienten akut lebensbedrohlich werden, da es präklinisch keine Möglichkeit gibt, die Blutung zu stillen. Zur Entlastung des Hämatothorax sollte eine Thoraxdrainage angelegt werden. Bei sehr starker Blutung muss diese jedoch abgeklemmt und auf eine Tamponade der Blutung im Thorax gehofft werden. In diesem Fall ist die schnellstmögliche operative Versorgung die entscheidende lebensrettende Maßnahme.

7.51 Lösung: D

Bei einem Spannungspneumothorax kommt es mit zunehmender Druckerhöhung im Brustkorb zu einer venösen Einflussstörung, die an den gestauten Halsvenen sichtbar wird. Das Atemgeräusch ist auf der betroffenen Seite aufgehoben oder stark abgeschwächt.

Bei beatmeten Patienten mit volumenkontrolliertem Beatmungsmodus steigt der Beatmungsdruck des Patienten. Die Ausdehnung der freien Luft im Thorax ist unter der Haut als knisterndes Hautemphysem tastbar.

Durch den verminderten venösen Rückfluss und durch die Verschiebung des Mediastinums infolge des sich ausdehnenden Pneumothorax resultiert eine Füllungsstörung des Herzens, die zu einem kardiogenen Schock mit Hypotonie und Tachykardie führt. Unterbleibt in dieser Situation eine rasche Druckentlastung, so droht ein akutes Kreislaufversagen mit funktionellem Kreislaufstillstand.

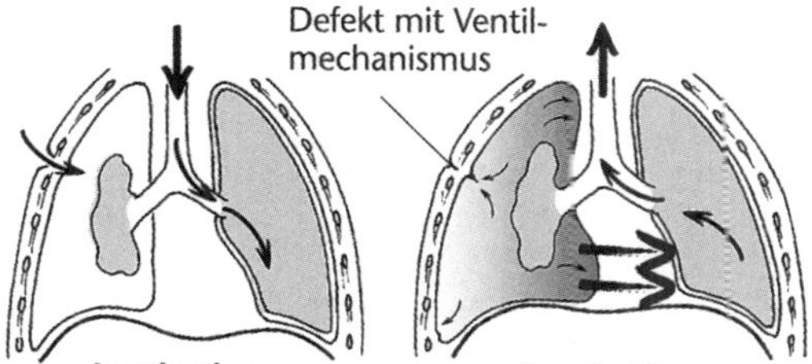

Abb. 7.7 Spannungspneumothorax [L190]

7.52 Lösung: A

Bei einem Patienten mit den typischen Zeichen eines Spannungspneumothorax (➤ Kommentar 7.51) und Schocksituation kann nur eine rasche Druckentlastung durch eine Thoraxdrainage oder -punktion eine Abwendung der akuten Lebensbedrohung bewirken. Die Sauerstoffinsufflation ist eine wichtige Sofortmaßnahme, die bei der mit dem Spannungsthorax einhergehenden Gasaustauschstörung und kardiogenen Schocksituation (➤ Kommentar 7.52) die Gewebehypoxie vermindern kann.

Die Schocklage verschlechtert die Atemmechanik und kann ebenso wie eine Volumentherapie keine Kreislaufstabilisierung bewirken, solange die thorakale Einflussstörung nicht durch Druckentlastung des Spannungspneumothorax therapiert worden ist.

Eine sofortige Intubation und Beatmung bei einem noch nicht beatmeten Patienten mit Spannungsthorax und Schocksituation würde ebenfalls keine Besserung erwarten lassen. Durch den positiven Beatmungsdruck würde der intrathorakale Druck noch erhöht werden. Dadurch würde sich die venöse Einflussstörung und die Schocksituation akut verschlechtern. Hinzu käme die kreislaufdepressive Wirkung der zur Narkoseeinleitung verwendeten Medikamente. Es droht ein Kreislaufversagen mit funktionellem Kreislaufstillstand. Erst nach einer Entlastungspunktion oder -drainage in Analgosedierung (z. B. mit S-Ketamin) und/oder Lokalanästhesie sollte in Abhängigkeit vom Zustand des Patienten über eine Narkoseeinleitung und Beatmung nachgedacht werden.

7.53 Lösung: C

Die Entlastungspunktion bei einem Spannungspneumothorax wird nach Monaldi im 2. ICR in der Medioklavikularlinie durchgeführt. Dabei sollte die Punktion am Oberrand der Rippen erfolgen, da am unteren Rippenrand Gefäße und Nerven verlaufen (➤ Kommentar 1.10).

Der Punktionsort nach Bülau liegt im 4.–5. ICR in der mittleren Axillarlinie. Dieses ist der bevorzugte Ort für die Anlage von Thoraxdrainagen, wenn Sekret oder Blut aus dem Thorax drainiert werden soll (Pleuraerguss, Hämatothorax). Keinesfalls darf ohne zusätzliche Diagnostik unterhalb der Mamillenhöhe eingegangen werden, da Leber oder Milz verletzt werden könnten.

Verletzungen und Erkrankungen des Abdomens

7.54 Lösung:

1. Leber
2. Gallenblase
3. Colon ascendens
4. Colon transversum
5. Colon descendens
6. Magen
7. Zwölffingerdarm
8. Jejunum
9. Ileum
10. Sigma
11. Mastdarm

Kenntnisse über die Lage der Bauchorgane sind notwendig, um bei einem Trauma oder einer Schmerzsymptomatik die möglicherweise betroffenen Organe einschätzen zu können.

7.55 Lösung: B

Nicht alle Bauchorgane werden vom Peritoneum umhüllt. Verschiedene Organe liegen hinter dem Peritoneum (retroperitoneal), z. B. die Nieren und die Bauchspeicheldrüse, oder außerhalb des Peritoneums (extraperitoneal), z. B. der Mastdarm.

Die Milz ist ein endokrines Drüsenorgan, welches zum Lymphsystem gehört und nicht an der Verdauung beteiligt ist.

Der Magen besteht aus glatter Muskulatur, die in Schichten angeordnet ist. Diese durchwalkt mit den Speisebrei und transportiert ihn durch die verschiedenen Abschnitte des Magens.

7.56 Lösung: C

Am Leberhilus treten die A. hepatica, die Pfortader und Nervenstrukturen ein bzw. aus. Die A. renalis versorgt die Niere.

7.57 Lösung: D

Die Bauchspeicheldrüse ist eine Mischdrüse, hat also eine endokrine und eine exokrine Funktion. Endokrin werden insbesondere Insulin (in den B-Zellen) und Glukagon (in den A-Zellen) zur Steuerung der Blutzuckerkonzentration gebildet. Exokrin werden Verdauungsenzyme und Bikarbonat gebildet und in den Zwölffingerdarm abgegeben.

Die Gallenflüssigkeit wird in der Leber produziert.

7.58 Lösung: C

Der Magenpförtner verbindet den Magen mit dem Zwölffingerdarm (Duodenum). Er sorgt für eine portionsweise Weiterleitung des Mageninhaltes.

Die Ileozäkalklappe stellt die Verbindung zwischen dem letzten Abschnitt des Dünndarms (Ileum) und dem Anfang des Dickdarms her, der mit einem Blindsack (Caecum) beginnt. An diesem Blindsack befindet sich der bei der „Blinddarmentzündung“ betroffene Wurmfortsatz (Appendix vermiformis).

Die Ileozäkalklappe verhindert, dass Inhalte des Dickdarmes (bakterielles Milieu) zurück in den Dünndarm gelangen können. Im Dickdarm (Colon) findet eine Resteindickung des Speisebreis statt, der größte Teil der Flüssigkeit wird jedoch bereits im Dünndarm aufgenommen.

7.59 Lösung: D

Die Stärkespaltung beginnt bereits im Mund durch das Enzym Ptyalin, das über die Speicheldrüsen zugeführt wird.

Im Magen wird durch Pepsin Eiweiß gespalten. Die inaktive Vorstufe des Pepsins heißt Pepsinogen. Pepsinogen wird von bestimmten Zellen der Magenschleimhaut sezerniert und im Magenlumen durch die Magensäure aktiviert.

Fette werden erst im Zwölffingerdarm durch den Gallensaft emulgiert und durch die von der Bauchspeicheldrüse abgegebene Lipase gespalten.

Die Speiseröhre ist ein muskulöser Schlauch, der im oberen Bereich aus quergestreifter Muskulatur (willkürlicher Schluckakt) und im weiteren Verlauf aus glatter Muskulatur (unwillkürliche Peristaltik) besteht.

7.60 Lösung: D

Im Gegensatz zum stumpfen Bauchtrauma ist bei einem spitzen Bauchtrauma der Peritonealraum eröffnet, das Bauchfell (Peritoneum) verletzt. In der Folge besteht eine hohe Infektionsgefahr.

Prellmarken (Hämatome) sind immer ein Hinweis auf eine stumpfe Gewalteinwirkung. Dabei können Organe und Gefäße verletzt werden.

Es kann zu starken inneren Blutungen kommen, die präklinisch nicht zu beherrschen sind. Betroffene Patienten müssen schnellstmöglich einer chirurgischen Versorgung zugeführt werden. Um den Blutverlust nicht noch zu verstärken, kann die Volumensubstitution nach dem Konzept der permissiven Hypotension erfolgen. Dieses Konzept beinhaltet den bewussten Verzicht auf den Versuch, präklinisch normale Blutdruckwerte zu erreichen. Niedrige systolische Blutdruckwerte (70–90 mmHg) können zugunsten eines sofortigen Abtransportes zu einer operativen Versorgungsmöglichkeit toleriert werden. Bei gleichzeitig bestehendem SHT sollten jedoch normotensive Drücke angestrebt werden.

Ein Abdominaltrauma kann natürlich auch isoliert auftreten.

Zur zweizeitigen Ruptur ➤ Kommentar 7.61.

7.61 Lösung: D

Eine zweizeitige Ruptur kann durch eine stumpfe Gewalteinwirkung auf ein Kapselorgan hervorgerufen werden. Häufig betroffen ist insbesondere die Milz, aber auch Leber oder Niere. Nach dem Trauma blutet es zunächst aus dem verletzten Organgewebe in die Kapsel des Organs ein, der Patient ist relativ symptomfrei. Nach einer gewissen Zeit (wenige Minuten bis zu mehreren Tagen!) kann der Druck in der Kapsel des Organs so stark erhöht sein, dass sie rupturiert. In der Folge kann es zu massiven, schwer zu beherrschenden Einblutungen in das Abdomen kommen.

7.62 Lösung: B

Abdominale Blutungen sind in der präklinischen Versorgungsphase des Patienten schwer zu beherrschen. Deswegen gilt hier eine Transportpriorität in die nächste geeignete Klinik, welche abdominale Blutungen chirurgisch versorgen kann. Dabei können niedrige systolische Blutdruckwerte (70–90 mmHg) toleriert werden. Liegt allerdings zusätzlich ein SHT mit einer Hirndrucksymptomatik vor, sollte wegen des erforderlichen zerebralen Perfusionsdrucks der Blutdruck auf normotensive Werte angehoben werden.

Zur Volumentherapie bei einer abdominalen Blutung eignen sich kristalloide, kolloidale und hyperosmolare Infusionslösungen. Die Auswahl richtet sich nach der Stärke des Blutverlustes bzw. nach dem Ausmaß der Schocksymptomatik. Während kristalloide Infusionslösungen nur kurz im Gefäßsystem verbleiben und rasch in das Gewebe abfluten, haben kolloidale Infusionslösungen über eine Erhöhung des onkotischen Drucks einen stärkeren und länger andauernden Volumeneffekt. Allerdings sind anaphylaktische Reaktionen möglich. Kolloidale Lösungen sollten mit kristalloiden Lösungen im Verhältnis 1:2 bis 1:1 kombiniert werden.

Die Wirkweise von hyperosmolaren Volumenersatzmitteln (Small Volume Resuscitation) besteht darin, dass durch die hohe NaCl-Konzentration Flüssigkeit aus dem Gewebe in das Gefäßsystem mobilisiert wird. Dadurch ist der Volumeneffekt um ein Vielfaches (10 bis 20-fach!) höher als die applizierte Infusionsmenge (einmaliger Bolus von 4 ml/kg KG). Allerdings birgt die Anwendung dieser Lösungen auch Risiken (z. B. Hypernatriämie), weshalb sie nur bei sonst nicht zu stabilisierenden Kreislaufverhältnissen verwendet werden sollten.

7.63 Lösung: D

Die häufigste Ursache für eine Magenperforation (Magendurchbruch) ist ein Magengeschwür (Ulkus). Durch die Einwirkung des aggressiven sauren Magensekrets vertieft sich der Ulkuskrater, bis letztlich die Magenwand durchdrungen ist.

Je nachdem, ob arterielle Gefäße der Schleimhaut vom Magensekret angegriffen werden, ist eine schwere Blutung möglich. In den meisten Fällen ist der Blutverlust jedoch nicht erheblich.

Eine gefährliche Komplikation der Magenperforation ist die Entzündung des Bauchfells (Peritonitis) durch den Ausfluss von Magensekret in die freie Bauchhöhle. Es kann zur Infektion des gesamten Bauchraums mit einem schweren septischen Schock kommen.

Ein unvorsichtig vorgeschobener Absaugkatheter zur Absaugung von Magensekret kann Magenschleimhautverletzungen und auch eine Magenperforation verursachen.

7.64 Lösung: D

Die Ursache für eine Ösophagusvarizenblutung liegt in einer Lebererkrankung, der Leberzirrhose. Neben der häufigen Ursache Alkoholabusus können viele andere Erkrankungen (z. B. viele Stoffwechselerkrankungen) zu einer Leberzirrhose führen.

Die Leberzirrhose hat zur Folge, dass der Blutfluss durch die Leber reduziert wird. Das Blut aus dem Darm staut sich nun vor der Leber. Es kommt zu einem Blutdruckanstieg im Pfortadersystem. Dieser Druckanstieg fördert die Bildung von Varizen (Krampfadern). Auch die Venen der Speiseröhre gehören zum Pfortadersystem und bilden Varizen. Diese liegen oberflächlich und können einreißen.

Es kommt zu Blutungen unterschiedlicher Stärke, die von geringen Sickerblutungen bis zum massiven schwallweisen Erbrechen von frischem Blut reichen können. Bei geringen Blutungen hat erbrochenes Sekret ein kaffesatzartiges Aussehen (Hämatin). Dieses resultiert aus der Einwirkung des sauren Magensafts auf das Blut.

Bei starken Blutungen kann der Blutverlust erheblich sein und einen ausgeprägten Volumenmangelschock verursachen. In diesem Fall ist der Einsatz einer Ballonsonde zur Tamponade der Blutung indiziert (z. B. Sengstaken-Blakemore-Sonde oder Linton-Nachlass-Sonde).

7.65 Lösung: D

Bei einem Ileus (umgangssprachlich „Darmverschluss") handelt es sich um eine Störung des Weitertransportes des Darminhaltes. Man unterscheidet einen paralytischen und einen mechanischen Ileus. Fällt die Peristaltik des Darmes aus und wird dadurch der Darminhalt nicht mehr weitertransportiert, handelt es sich um einen paralytischen Ileus (Paralyse = Lähmung). Ursache kann etwa ein Mesenterialinfarkt sein, in dessen Folge Darmteile nicht mehr durchblutet werden.

Bei einem mechanischen Ileus ist das Darmlumen verlegt (eigentlicher „Darmverschluss"). Die Peristaltik findet zunächst verstärkt statt, wegen der Verlegung kann der Darminhalt jedoch nicht weiter gelangen. Mit zunehmender Überdehnung des Darmes fällt die Peristaltik aus, es kommt schließlich auch hier zur Darmparalyse. Ursache für einen mechanischen Ileus können z. B. eine Darmverschlingung, eine Verwachsung, ein Tumor oder auch unverdauliche Nahrungsbestandteile sein.

Es kann bei einem Ileus zu erheblichen Volumenverlusten kommen, da die Resorption von Flüssigkeit aus dem Darm behindert ist. Gefürchtete Komplikation ist auch der Übertritt von Bakterien aus dem Darmlumen durch die Schleimhaut in die Blutbahn, was zu einem schweren septischen Schock führen kann.

Verbrennungstrauma

7.66 Lösung: A

Die oberste Hautschicht besteht aus dem sich ständig durch Abschilferung erneuernden, verhornenden Plattenepithel der Epidermis (Oberhaut). Sie ist mit dem darunterliegenden Korium verbunden, welches wegen der vielen elastischen und kollagenen Bindegewebsfasern auch Lederhaut genannt wird. Im Korium verlaufen auch die Kapillaren der Haut sowie die Nervenfasern mit ihren sensiblen und sensorischen Endorganen. Bei einer Verbrennung mit Blasenbildung tritt Flüssigkeit aus den geschädigten Kapillaren aus und sammelt sich zwischen Epidermis und Korium.

Epidermis und Korium werden auch mit dem lateinischen Begriff Cutis (Haut) zusammengefasst. Unterhalb (lat. sub = unter) des Koriums folgt die Subkutis (Unterhaut), die von Bindegewebsfasern durchzogen ist und ohne genaue anatomische Grenze ins subcutane Fettgewebe übergeht.

7.67 Lösung: D

Das klinische Zeichen einer Verbrennung 2. Grades ist die Blasenbildung zwischen Epidermis (Oberhaut) und Corium (Lederhaut). Hierbei kann dann zwischen einer oberflächlichen Verbrennung 2. Grades (auch Grad 2a genannt) und einer tiefen Verbrennung 2. Grades (Grad 2b) unterschieden werden. Der Wundgrund bei einer oberflächlichen Verbrennung 2. Grades ist gerötet und zeigt dadurch eine noch intakte Durchblutung der Kapillaren im Korium an. Der Wundbereich ist sehr schmerzhaft, was darauf hinweist, dass die Nervenendigungen im Korium ebenfalls noch intakt sind. Bei Blasenbildung und Ablösungen der Epidermis mit weißlichem Wundgrund (Grad 2b) reicht die Schädigung tiefer ins Korium und die Kapillardurchblutung ist gestört. Meist ist dann auch die Schmerzempfindung durch die Schädigung der Nervenendigungen herabgesetzt. Der Übergang zur Verbrennung 3. Grades mit völliger Zerstörung des Koriums ist fließend. Hier erscheint die Hautoberfläche gräulich-weißlich und lederartig und ist schmerzfrei.

Eine Verkohlung und völlige Zerstörung der Struktur wird auch als Verbrennung 4. Grades bezeichnet.

Eine Hautrötung ohne Blasenbildung infolge thermischer Schädigung ist als Verbrennung 1. Grades definiert.

Tab. 7.1 Verbrennungsgrade

Einteilung der Verbrennungsschwere	
Grad I	Hautrötung, Schwellung, Schmerz
Grad IIa	Blasenbildung mit gerötetem Wundgrund (Kapillardurchblutung intakt), Schmerz
Grad IIb	Blasenbildung mit weißlich-gräulichem Wundgrund (Kapillardurchblutung gestört)
Grad III	Schmerzarme, lederartige gräulich-weißliche Hautnekrose
Grad IV	Zerstörung der Struktur, Verkohlung

7.68 Lösung: C

Die Neuner-Regel nach Wallace ist eine bewährte Faustformel zur Abschätzung der verbrannten Körperoberfläche bei Erwachsenen. Nach dieser Regel beträgt die Oberfläche eines Armes etwa 9 % der Körperoberfläche. Die Oberfläche des Kopfes beträgt etwa 10 % der Körperoberfläche. Wenn man für die Oberfläche des

Gesichts etwa knapp die Hälfte der Kopfoberfläche rechnet, ergibt sich in dem angeführten Beispiel eine betroffene Körperoberfläche von ca. 22 %.

Eine andere Faustregel besagt, dass die Handfläche etwa 1 % der Körperoberfläche eines Menschen ausmacht.

7.69 Lösung: A

Die Schädigung des Gewebes setzt sich auch nach Beendigung der äußeren Hitzeeinwirkung auf die Haut noch dadurch fort, dass die aufgenommene Wärmeenergie im Gewebe an noch nicht geschädigte Zellen weitergegeben wird. Man nennt diesen Vorgang Tieferbrennen. Das Tieferbrennen lässt sich durch Kühlung mit kaltem Wasser unterbrechen. Dieses ist jedoch nur in den ersten Minuten nach einer Verbrennung sinnvoll.

Durch die Hitzeeinwirkung entstehen Eiweißzerfallsprodukte, die toxisch wirken und durch Ablagerung in den Nierenkapillaren ein Nierenversagen auslösen können.

Durch die geschädigten Kapillaren tritt eine große Menge elektrolyt- und proteinhaltiger Flüssigkeit aus der Blutbahn. Durch diesen Plasmaverlust kommt es zu einer Eindickung des Blutes (hoher Hämatokrit) mit Verschlechterung der Fließeigenschaften. Es besteht die Gefahr eines Verbrennungsschocks mit Ausbildung von multiplen kleinsten Blutgerinnseln (DIC: Disseminated Intravascular Coagulation) und Sauerstoffmangel im Gewebe.

Eine Fehlregulation der Gefäßweite infolge thermischer Nervenschädigung liegt nicht vor.

7.70 Lösung: B

Um das Tieferbrennen (➤ Kommentar 7.69) zu verhindern und gleichzeitig eine wirksame Schmerztherapie einzuleiten, sollten verbrannte Hautareale in den ersten 10 Minuten nach einer Verbrennung lokal mit normalem Leitungswasser gekühlt werden. Eine großflächige Kühlung über einen längeren Zeitraum schädigt das betroffene Gewebe und den Gesamtorganismus durch eine Unterkühlung. Nach der Kühlung sollte ein keimfreier Verband mit einem Brandwundenverbandtuch angelegt werden.

Die Anwendung von Plasmaexpandern (z. B. HAES) ist bei Brandverletzten ohne gleichzeitig vorliegende starke Blutungen kontraindiziert, da es Hinweise gibt, dass sie innerhalb der ersten Stunden nach dem Verbrennungstrauma das geschädigte Kapillarbett verlassen und somit das Verbrennungsödem verstärken. Es sollen kristalloide Infusionslösungen verwendet werden. Für die Dosierung gibt es spezielle Schemata, z. B. die Formel nach Baxter:

Verbrannte Körperoberfläche (II. und III. Grades) in % × kg KG = ml Vollelektrolytlösung in den ersten 4 Stunden

Es soll jedoch niemals starr nach Schema, sondern immer nach dem augenblicklichen Bedarf infundiert werden, um eine Hypervolämie zu vermeiden.

Die Gabe von Katecholaminen ist bei Brandverletzten ebenfalls kontraindiziert, wenn nicht eine desolate die Kreislaufsituation oder eine Reanimationspflichtigkeit die Gabe dieser Substanzen erzwingt. Durch die über α-Rezeptoren vermittelte Vasokonstriktion würde der Sauerstoffmangel im betroffenen Gewebe verstärkt werden.

Bei Verbrennungen im Gesichtsbereich und bei Inhalationstraumen sollte präklinisch großzügig die Indikation zur Intubation gestellt werden, da sich häufig eine extreme Schwellung des Gewebes entwickelt, die zur

Verlegung der Atemwege und zur Verschlechterung des Gasaustausches führen kann. Eine Intubation ist dann aber eben wegen der Schwellung ohne Fiberoptik (z. B. Bronchoskop) oft kaum noch möglich.

Häufig sind schwerverbrannte Patienten durch psychische Anspannung und Zerstörung der Nervenendigungen zunächst relativ wenig schmerzgeplagt. Auch der Verbrennungsschock durch Verlust von Plasmaflüssigkeit ins Gewebe ist nicht unmittelbar vorhanden, sodass das Ausmaß der Bedrohung unterschätzt werden kann.

Polytrauma

7.71 Lösung: C

Bei polytraumatisierten Patienten ist präklinisch auf eine Vermeidung jeglicher Verzögerungen der Abläufe zu achten, da ein zunehmender Schockzustand die Prognose des Patienten verschlechtert. Dennoch müssen einige Untersuchungen und Überlegungen gewissenhaft erfolgen. Zur Erstbeurteilung und -versorgung der Patienten hat sich das **ABCDE**-Schema bewährt:

Atemweg, HWS-Protektion: Atemwege freimachen und freihalten, HWS-Immobilisierung

Beatmung: Sauerstoffinsufflation, assistierte oder kontrollierte Beatmung

Circulation, Blutungskontrolle: Blutstillung, Volumentherapie, Kreislaufkontrolle (Puls, Blutdruck, Rekapillarisierung)

Disability (neurologisches Defizit): GCS, Pupillenkontrolle, orientierender neurologischer Status

Exposure/Environment: Untersuchung des entkleideten Patienten, Detoxikation, Temperaturmanagement, Unfallmechanismus und sich daraus ergebende mögliche Verletzungsmuster (Traumakinetik).

Auf diese Weise wird ein systematisches Vorgehen gesichert. Schon während der ersten Untersuchung sollte die Auswahl eines geeigneten Krankenhauses (Traumazentrum) und eines geeigneten Transportmittels (z. B. RTH) erfolgen. Bei aller gebotenen Eile müssen Sekundär- und Transporttraumen durch Anwendung geeigneter Hilfsmittel (Spineboard/Schaufeltrage, Vakuummatratze, HWS-Stützmanschette, Rettungskorsett etc.) vermieden werden.

Eine detaillierte Diagnostik und Versorgung der Verletzungen bedeutet Zeitverlust und ist deshalb präklinisch nicht indiziert. Auch die Volumentherapie besteht zunächst lediglich in der Anlage großlumiger Zugänge, die Volumenzufuhr kann dann während des Transportes erfolgen. Dabei können hypotone Kreislaufwerte toleriert werden (➤ Kommentar 7.62). Insgesamt sollte die Einsatztaktik dem Schlagwort „treat and go“ folgen.

7.72 Lösung: D

Der Begriff „Polytrauma“ beinhaltet zum einen die Beteiligung mehrerer Körperregionen oder Organsysteme, zum anderen die akute Lebensgefahr. Dabei kann die Lebensgefahr dadurch gegeben sein, dass eine einzelne der vorliegenden Verletzungen lebensbedrohend ist oder dass durch die Kombination von mehreren der vorliegenden Verletzungen ein lebensgefährlicher Zustand entsteht.

Eine Kombination von mehreren Verletzungen verschiedener Körperregionen, die nicht zu einem akut lebensgefährlichen Zustand geführt haben (z. B. eine Kombination von mehreren Frakturen ohne gefährlichen Blutverlust) erfüllt nicht die o. g. Definition und ist demnach kein Polytrauma. Man benennt in diesem Fall die einzelnen Verletzungen und kann zusammenfassend von einer Mehrfachverletzung sprechen.

Die Frage, welche Organsysteme beteiligt oder wie die Verletzungen entstanden sind, ist für die Definition des Begriffs Polytrauma unerheblich.

7.73 Lösung: E

Die Kenntnis des Unfallmechanismus ist wichtig, um das Ausmaß der Gewalteinwirkung und die möglicherweise beteiligten Körperregionen einschätzen zu können. Es gibt typische Verletzungsmuster, die bei bestimmten Unfällen häufig auftreten, z. B. Frakturen der Unterschenkel in Stoßstangenhöhe und Schädelverletzungen durch das Anschlagen des Kopfes auf die Windschutzscheibe oder die vordere Dachbegrenzung, wenn ein Fußgänger von einem Auto erfasst wird. Grundsätzlich muss aber bei der beschriebenen schwersten Gewalteinwirkung auf den Körper unabhängig von der primär der Gewalteinwirkung ausgesetzten Körperseite mit sämtlichen genannten Verletzungsarten gerechnet werden.

KAPITEL

8 Sonstige Notfälle

Stefan Thate

8.1 Lösung: A

Opiate und deren Abkömmlinge dämpfen das zentrale Nervensystem. Sie wirken atemdepressiv und sorgen durch eine maximale Miosis für stecknadelkopfgroße Pupillen.

Bei der Gabe von Naloxon als Antidot ist zu berücksichtigen, dass die Halbwertszeit wesentlich kürzer als die der meisten Opiate ist. Dies kann nach Abklingen der Naloxonwirkung und weiter anhaltender Opiatwirkung zu einer erneuten vitalen Gefährdung führen.

Ein starker Geruch nach Bittermandel deutet auf eine Blausäurevergiftung hin und hat mit Opiaten nichts zu tun.

8.2 Lösung: A

Das Auslösen von Erbrechen ist im Rettungsdienst nicht mehr üblich, da die potenzielle Gefährdung erheblich größer als der zu erwartende Nutzen ist.

Die Magenspülung noch am Notfallort ist eine Seltenheit. Abgeschafft ist sie jedoch nicht, da es einige Vergiftungsformen (z. B. Barbiturate) gibt, bei denen eine frühe Magenspülung die Chancen des Patienten erheblich verbessert.

Die Sicherstellung von Giftresten oder Erbrochenem hat nach wie vor nicht an Bedeutung verloren. Zwar sind mittlerweile vielfältige Analyseverfahren möglich, sie sind aber nicht in ausreichender Zeit durchführbar.

Das Zu-Rate-Ziehen einer Vergiftungszentrale ist für Laien und professionelle Rettungsdienstmitarbeiter gleichermaßen empfehlenswert. Sie bietet fachliche Unterstützung bei Erster Hilfe und notfallmedizinischer Therapie.

8.3 Lösung: D

Kohlenmonoxid ist das Leitgas bei einer Rauchgasinhalation. Durch seine 200–300-fach erhöhte Affinität zu Hämoglobin blockiert es den Sauerstofftransport und es kommt zur Hypoxie. Schon ein Volumenanteil von 0,1 Vol % führt zu lebensgefährlichen Symptomen.

Zyanid (Blausäure) entsteht bei Verbrennung von Kunststoffen, wie sie in jedem Haushalt vorkommen. Es blockiert die Zytochromoxidase, ein Enzym der Atmungskette, sodass der Sauerstoff in den Zellen nicht mehr verstoffwechselt werden kann. Man spricht von „innerer Erstickung“. Eine relativ neue und nebenwirkungsarme Notfalltherapie ist die Applikation von Hydroxycobalamin (Cyanokit®).

Stickoxide (Nitrose Gase, NO_x) und Salzsäure sind Reizgase, die ebenfalls bei der Verbrennung von Kunststoffen und damit bei jedem Wohnungsbrand entstehen können. Während die wasserlösliche Salzsäure zu Sofortsymptomen wie Schleimhautreizung, Hustenreiz und Verätzung in den oberen Atemwegen führt, dringen die fettlöslichen Stickoxide bis in die tiefen Atemwege vor. Hier führen sie häufig erst nach längerer Latenzzeit (bis zu 24 Std.) zu Zerstörungen der Alveolarstrukturen, Lungenödem und respiratorischem Versagen.

Alkylphosphate sind Kontaktgifte, die als Insektizide eingesetzt werden. Sie gehören nicht zu den toxischen Substanzen bei einer Rauchgasinhalation.

8.4 Lösung: A

Die Alkoholvergiftung wird anhand der Blutalkoholkonzentration (BAK) in 4 Stadien unterteilt. Das erste Stadium, das Stadium der Exzitation (1–2 Promille BAK) zeichnet sich durch Unruhe (Exzitation: Erregung), Enthemmung, Augenrötung, eingeschränkte Schmerzwahrnehmung, Gleichgewichtsstörungen und verwaschene Sprache aus.

Ihm schließt sich das Stadium der Hypnose (2–2,5 Promille BAK) an. Der Patient hat enge bis mittelweite Pupillen, er ist noch aus dem Schlaf erweckbar und verhält sich oft auch aggressiv. Die Muskulatur ist schlaff und Erinnerungslücken können vorhanden sein.

Im folgenden Stadium der Narkose (2,5–4 Promille BAK) vermindert sich die Vigilanz bis zur Bewusstlosigkeit und es treten Schocksymptome auf. Stuhl und Harn können unkontrolliert abgehen, die Pupillen sind weit und reagieren träge.

Die Ethanolvergiftung gipfelt schließlich im Stadium der Asphyxie (ab 4 Promille BAK). Der jetzt komatöse Patient ist hypotherm, die Spontanatmung nimmt ab und die Pupillen sind weit und reagieren nicht mehr auf Licht. Die Schocksymptomatik nimmt zu und kann zusammen mit der Hypoventilation zum Tod führen. Je nach körperlicher Konstitution und Gewöhnung an diese Droge kann die letale Dosis durchaus schwanken. Zum einen sind bereits Menschen mit weniger als 3 Promille an einer Vergiftung verstorben, andererseits wurden auch schon Blutalkoholkonzentrationen von mehr als 6 Promille bei Patienten gemessen, die dieses dank intensivmedizinischer Intervention überlebt haben.

8.5 Lösung: A

Methanolvergiftungen entstehen oftmals durch Genuss von Haushaltsmitteln oder „Garagenfunden" als Ersatzdroge bei Alkoholkranken. Häufiges Symptom sind Sehstörungen, die bereits erste Anzeichen der drohenden Erblindung durch die Zerstörung des Sehnervs darstellen. Bei der Verstoffwechslung durch das Enzym Alkoholdehydrogenase entsteht letztlich Ameisensäure, welche neurotoxisch wirkt und eine metabolische Azidose auslöst. Da die Alkoholdehydrogenase eine höhere Affinität zu Ethanol (der trinkbare Äthylalkohol) als zu Methanol hat, ist die sofortige Zufuhr von Ethanol die wichtigste Maßnahme, um den Abbau von Methanol zu Ameisensäure zu vermindern. Die Zufuhr kann bei bewusstseinsklaren Patienten oral als hochprozentige Spirituose z. B. (100 ml 50-prozentiger Obstschnaps) oder bei bewusstseinsgestörten Patienten intravenös mittels Ethanolkonzentrat 96 % geschehen.

8.6 Lösung: A

Bei Vergiftungen mit trizyklischen Antidepressiva kommt es zum anitcholinergen Syndrom. Dieses führt u. a. zu einem Überwärmen des Körpers, sodass zusätzliche Wärmezufuhr nicht indiziert ist.

Bei Vergiftungen mit Benzodiazepinen wie Valium® kann Anexate® (Flumazenil) in der Dosierung 0,3–0,5 mg i. v. als Antidot eingesetzt werden. Da die Halbwertszeit von Anexate® kürzer ist als die der meisten Benzodiazepine, müssen diese Patienten unbedingt zur Überwachung in die Klinik verbracht werden. Es besteht die Gefahr, dass sie nach Wirken des Antidots erneut bewusstlos werden.

Paracetamolvergiftungen werden leicht durch den Rettungsdienst unterschätzt, da sie zunächst nur sehr milde Symptome auslösen. In der ersten Phase nach der Einnahme kommt es für 12–24 Stunden zu einem symptomfreien Intervall. Wenn überhaupt sind meist nur diffuse Oberbauchbeschwerden und Übelkeit erkennbar. In der zweiten, der hepatischen Phase, kommen Appetitlosigkeit und dann zunehmend die Zeichen einer akuten Leberinsuffizienz mit Bewusstseinsstörungen hinzu. Der Verlauf ist nicht selten tödlich. Die letale Dosis liegt laut Giftinformationszentrale Mainz beim Erwachsenen bereits bei 7,5g (15 Tabletten). Eine Resorptionshemmung mit Kohlepulver (0,5–1g/kg KG) ist hier sofort durchzuführen.

Da es für Barbiturate kein geeignetes Antidot gibt, hat in der Therapie dieser gefährlichen Vergiftung die schnelle Dekontamination den höchsten Stellenwert. Dies muss vor erfolgter Resorption im Magen-Darm-Trakt erfolgen. Somit ist dies einer der seltenen Fälle, in denen noch an der Einsatzstelle eine Magenspülung durchgeführt wird.

8.7 Lösung: C

Schmerz ist ein wichtiger Indikator zur Unterscheidung für die Diagnosefindung bei einem akuten Abdomen. Kolikartige an- und abschwellende Schmerzen bei spastischen Kontraktionen von Hohlorganen oder ein zunehmender Dauerschmerz bei Entzündungen geben Hinweise auf mögliche Ursachen.

Präklinisch ist eine gesicherte Diagnose nicht möglich, sie erfolgt erst nach weiteren Untersuchungen in der Klinik. Untersuchungsmethoden wie Laboruntersuchung, Sonografie und CT sind hier wertvolle Hilfen.

Eine wirksame Schmerztherapie darf dem Patienten präklinisch nicht vorenthalten werden. Wichtig ist aber eine sorgfältige Untersuchung und Dokumentation der angegebenen Schmerzen.

Eine häufige Ursache eines akuten Abdomens bei älteren Menschen ist ein Darmverschluss (Ileus), der im fortgeschrittenen Stadium zu tödlichen Komplikationen führen kann.

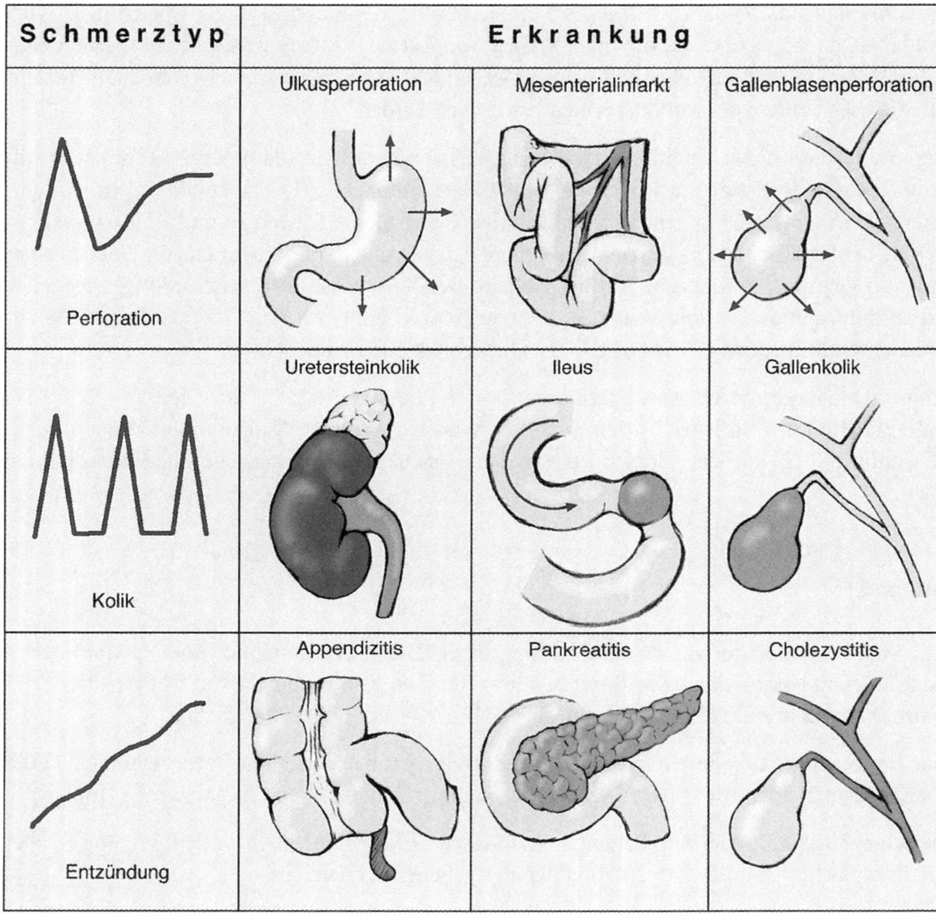

Abb. 8.1 Schmerztypen bei abdominellen Erkrankungen [L108]

8.8 Lösung: E

Bei einem anaphylaktischen Schock handelt es sich um einen Schockzustand durch einen relativen Volumenmangel infolge der allergisch bedingten, plötzlichen Weitstellung der arteriellen Widerstandsgefäße.

Grundsätzlich sind hier alle typischen Schockmaßnahmen wie beispielsweise Sauerstoffgabe, Volumentherapie und Schocklagerung angezeigt. Dass bei einem lebensbedrohlichen Zustand der Notarzt erforderlich ist, erklärt sich von selbst.

Die intravenöse Gabe von Adrenalin im Rahmen der so genannten Notkompetenz ist ein Paradebeispiel für den rechtfertigenden Notstand im Rettungsdienst und wurde auch schon in der im Oktober 2003 von der Bundesärztekammer veröffentlichten Liste „Medikamente, deren Applikation im Rahmen der Notkompetenz durchgeführt werden kann" aufgeführt.

8.9 Lösung: D

Zu den typischen Symptomen einer Unterzuckerung gehören ein starkes Hungergefühl und übermäßiges Schwitzen. Eine trockene Haut ist ein typisches Merkmal des diabetischen Komas mit sehr hohen Blutzuckerwerten.

Mit dem Absinken des Blutzuckerspiegels gehen häufig Verhaltensauffälligkeiten einher, oftmals sind diese Patienten unkooperativ oder gar aggressiv. Schließlich kommt es zu Bewusstseinsstörungen.

8.10 Lösung: D

➢ Kommentar 8.11

8.11 Lösung: A

Das diabetische Koma tritt bei hohen Blutzuckerwerten auf und kann in das ketoazidotische und das hyperosmolare Koma unterschieden werden. Die Gefährdung des Patienten besteht in der Dehydratation und den damit verbundenen Elektrolytverschiebungen. Die Dehydratation wird durch eine stark erhöhte Urinausscheidung hervorgerufen. Durch den hohen Glukosegehalt im Primärharn ist die Nierenschwelle überschritten. Die Glukose kann also nicht komplett aus dem Primärharn rückresorbiert werden und wirkt als osmotisch wirksame Substanz wasserbindend. Auf diese Weise kommt es zur vermehrten Urinausscheidung (osmotische Diurese, Glukosurie).

Beim ketoazidotischen Koma findet in Folge der Unfähigkeit zur Glukoseverstoffwechslung bei absolutem Insulinmangel (Diabetes Typ 1) ein übermäßiger Fettabbau in Fettsäuren statt, die dann in saure Ketonkörper umgewandelt werden. Die dadurch entstehende Azidose versucht der Körper durch eine verstärkte CO_2-Abatmung zu puffern (Kußmaulsche Atmung, Azidoseatmung). Die Ausatemluft kann nach Azeton riechen. Eine präklinische Insulingabe ist nicht indiziert, da es zu einer weiteren unkontrollierten Elektrolytverschiebung kommen kann und durch resultierende Flüssigkeitsverschiebungen die Gefahr der Ausbildung eines Hirnödems besteht. Die Insulintherapie sollte deshalb unter intensivmedizinischen Monitoring in der Klinik erfolgen.

8.12 Lösung: C

Als lebensrettende Sofortmaßnahmen werden Maßnahmen bezeichnet, die eine unmittelbare vitale Bedrohung abwenden oder davor schützen.

Hierzu zählen:

- Absichern der Einsatzstelle
- Sicherung der Atemwege
- Seitenlage bei Bewusstlosigkeit
- Stillung bedrohlicher Blutungen
- Schockbekämpfung
- Beatmung/kardiopulmonale Reanimation.

8.13 Lösung: C

Priapismus ist definiert als schmerzhafte Dauererektion des Penis, die länger als zwei Stunden anhält. Unbehandelt führt er zu erektiler Dysfunktion. Das Einreißen des Vorhautbändchens (Frenulum praeputii) führt aufgrund der Nähe zur A. frenularis oftmals zu einer starken und andauernden Blutung.

Ein häufiges Wasserlassen, wie es beispielsweise bei der Prostatavergrößerung auftritt, bezeichnet man als Pollakisurie.

8.14 Lösung: E

Die Hodentorsion beschreibt die Drehung von Hoden und Samenstrang um die eigene Längsachse, wobei die Durchblutung unterbrochen wird. Sie kommt vor allem bei Kleinkindern oder jungen Erwachsenen vor.

Symptomatisch sind eine akute Hodenschwellung mit Rötung und starken Schmerzen. Hinzu können Übelkeit und Erbrechen kommen. Neben der urologischen Tastuntersuchung wird die Diagnose mittels Ultraschall gesichert.

Wichtig ist die sofortige Operation, bei der die Fehllage des Hodens korrigiert wird. Geht hier zu viel Zeit verloren, kann es durch die fehlende Durchblutung bereits nach 4 bis 6 Stunden zu einem Infarkt des Hodengewebes kommen.

8.15 Lösung: D

Anhand der Spannung wird zwischen Niederspannung (bis 1.000 Volt) und Hochspannung unterschieden. Bei Starkstrom handelt es sich um einen umgangssprachlichen Begriff für Dreiphasenwechselstrom, der im öffentlichen Stromnetz mit einer Nennspannung von 400 Volt zur Verfügung steht.

Der Körperwiderstand ist insbesondere abhängig von der Hautfeuchtigkeit. Als Standardwert wird ein Widerstand von 1.000 Ohm angenommen.

Das Berühren eines Patienten bei einem Elektrounfall vor dem sicheren Abschalten des Stroms ist verboten. Bei Hochspannungsunfällen kann die Freigabe nur durch Fachpersonal erfolgen! Dies gilt besonders auf Bahnanlagen, auch wenn kein sichtbarer Elektrounfall vorliegt. Die Freigabe erfolgt nur durch den Einsatzleiter der Feuerwehr in Absprache mit dem Notfallmanager der Bahn AG. Die Oberleitungen führen 15.000 Volt Nennspannung und sind bereits unbeschädigt eine Gefahr.

Die Einwirkung von Blitzen auf den Körper dauert nur Mikrosekunden. Da der menschliche Körper keine Speicherfunktion für diese Art der Energie besitzt, besteht keine Gefahr bei Berührung durch das Rettungsteam.

8.16 Lösung: A

Während eine Wirkdauer von 100 ms nur in der vulnerablen Phase des Aktionspotentials Kammerflimmern auslösen kann, sind bereits bei 600 ms Einwirkdauer Herzrhythmusstörungen garantiert.

Da durch den Strom unkontrollierte Krämpfe der Extremitäten ausgelöst werden können, kann es zu Überlastungsverletzungen des Bandapparates und der Muskulatur kommen.

Strommarken sind Begleitverletzungen, die einer sterilen Abdeckung bedürfen. Dies sollte aber erst erfolgen, nachdem die Vitalfunktionen überprüft und gesichert sind, sowie ein weiter gehender Bodycheck abgearbeitet wurde. Unerlässlich ist das EKG-Monitoring bei allen Arten von Stromunfällen, egal welche Art von Spannung vorlag. Herzrhythmusstörungen sind eine häufige Folge dieser Unfälle. Innere Organe können zum einen durch den direkten Stromfluss, zum anderen auch durch Folgen, z. B. einen resultierenden Sturz, verletzt sein. Auch aus diesem Grund sollen immer eine erweiterte Ganzkörperuntersuchung und eine Vorstellung in einer Klinik erfolgen.

8.17 Lösung: C

Unter einem Barotrauma versteht man Verletzungen im Körper, die durch Druckdifferenzen in luftgefüllten Hohlräumen und Hohlorganen entstehen. Diese können bereits im Hallenbad beim Aufstieg aus Tiefen von 2m auftreten. Charakteristisch sind Verletzungen der Nasennebenhöhlen, des Mittelohrs oder, am bedrohlichsten, der Lunge. Die Dekompressionskrankheit oder auch Caisson-Krankheit, fasst alle Krankheitszeichen die durch das Ausperlen von Gasen während des Auftauchens verursacht werden zusammen. Als weniger bedrohliches, aber auffälliges Symptom der leichtesten Form der Dekompressionskrankheit werden die so genannten „Taucherflöhe" beschrieben: Durch die Bildung von subkutanen Gasblasen kommt es zu einem starken Juckreiz. In der Steigerung entwickeln sich Gelenkschmerzen, Atemnot und Ausfälle des zentralen Nervensystems. Bei schweren Verläufen sind neben der wichtigen Basismaßnahme der hochdosierten Sauerstoffinsufflation auch erweiterte Maßnahmen wie Intubation und Überdruckbeatmung sowie der Eiltransport in eine Druckkammer zur hyperbaren Sauerstofftherapie erforderlich.

Damit diese Tauchunfallzentren auch nutzbar sind, ist regionale Vorplanung erforderlich. Diese Adressen werden durch kompetente Rettungsleitstellen vorgehalten und die entsprechenden Alarmierungswege sind dort hinterlegt.

8.18 Lösungen

- **Beinaheertrinken:** Ertrinken, welches mindestens 24 Stunden überlebt wird.
- **Trockenes Ertrinken:** Ertrinken *ohne* Nachweis einer Flüssigkeitsaspiration
- **Nasses Ertrinken:** Ertrinken *mit* Nachweis einer Flüssigkeitsaspiration
- **Primäres Ertrinken:** Ertrinken durch originären pathophysiologischen Ertrinkungsvorgang (Sofortschaden)
- **Sekundäres Ertrinken:** Ertrinken *durch Folgen* eines originären pathophysiologischen Ertrinkungsvorgangs (Spätschaden)

8.19 Lösung: E

Tab. 8.1 Stadien der Hypothermie

Stadium 1 36–33 °C	Gegenregulation durch Muskelzittern (erhöht den Sauerstoffbedarf) und Stoffwechselsteigerung. RR- und Pulsanstieg, Hyperventilation.
Stadium 2 33–30 °C	Versagen der Gegenregulation. Atemfrequenz sinkt, Atemtiefe nimmt ab, Rhythmusstörungen und neurologische Ausfälle.
Stadium 3 30–24 °C	Bewusstlosigkeit, Reflexlosigkeit, Neigung zum Kammerflimmern „Scheintod".

8.20 Lösung: D

Sichere Todeszeichen sind: Leichenstarre, Leichenflecken, Fäulnis und nicht mit dem Leben zu vereinbarende Verletzungen. Zwar ist eine wachsartige Blässe häufig bei Leichen zu beobachten, als sicheres Todeszeichen gilt sie jedoch nicht.

Die Körperkerntemperatur ist ein ungeeignetes Kriterium, da gerade eine niedrige Temperatur zu Fehleinschätzungen führen kann. Bei stark Unterkühlten sind Vitalzeichen oft nur sehr schwer wahrzunehmen und auch das kalte und steife Erscheinungsbild birgt die Gefahr, einen noch reanimierbaren Patienten für tot zu erklären. Es gilt: „No one is dead, before he is warm and dead.“

KAPITEL

9 Notfallmedizinische Arbeitstechniken

Stefan Thate

9.1 Lösung: C

Die Formel lautet:

Flaschenvolumen × Druck = Inhalt

11 Liter × 120 bar = 1.320 Liter

9.2 Lösung: D

Um den Hautwiderstand so niedrig wie möglich zu halten, sind die Kontaktflächen komplett mit Elektrodengel zu benetzen. Sie sind parasternal (neben dem Brustbein) rechts und im Bereich der Herzspitze (Apex) zu platzieren. Um möglichst wenig (nichtleitfähige) Luft zwischen den Elektroden und dem Herzen zu haben, sollen die Paddles kräftig aufgepresst werden und am besten im Anschluss an die Ausatmung ausgelöst werden.

Auf jeden Fall sind vor jeder Defibrillation alle im Umfeld befindlichen Personen zu warnen, um sie vor einem elektrischen Schlag zu schützen.

Beim biphasischen Impuls empfiehlt die ILCOR aktuell als Energie für den ersten Schock mindestens 150 Joule, bei monophasischer Technologie jedoch 360 Joule.

9.3 Lösung: C

Die Verwendung des KED®-Systems ist bei nicht sicher auszuschließender Wirbelsäulenverletzung oder zur Rettung aus Schächten ein hervorragendes Hilfsmittel. Das Originalprodukt ist belastbar bis zu 225 kg. Nach dem grundsätzlichen Anlegen einer Halskrause wird das Rettungskorsett hinter den (meist sitzenden) Patienten geschoben.

Dann werden zunächst die Brustgurte geschlossen, wobei der obere zunächst locker bleibt und erst unmittelbar vor dem Umlagern/Retten zugezogen wird, um die Atmung nicht zu sehr einzuschränken. Im nächsten Schritt werden die Hüftgurte nach unten geführt und im Schritt gekreuzt und sodann festgezogen. Bei Oberschenkelfrakturen oder anderen Einschränkungen kann vom Kreuzen der Hüftgurte abgesehen werden.

Nun wird im Nackenbereich die Differenz zum KED®-System mit beiliegendem Kissen ausgeglichen und mittels der beiden Klettgurte der Kopf fixiert. Nach dem Straffen des obersten Brustgurtes ist der Patient bereit für die Rettung aus dem Fahrzeug, Schacht etc.

9.4 Lösung: D

Die palpatorische Messung ist als Verlaufskontrolle oft zweckmäßig. Als alleinige Methode ist sie aber unzureichend, da keine Aussage über den diastolischen Blutdruck möglich ist. Dieser aber beschreibt den niedrigsten Druck im Gefäßsystem während einer Herzaktion, welcher als Risikofaktor für Herzkreislauferkrankungen zur Anamnese dazugehört.

Die Blutdruckmanschette wird aufgepumpt, bis der Radialispuls nicht mehr tastbar ist, dann wird nochmals um 30 mmHg erhöht. Erst jetzt wird der Druck langsam wieder abgelassen und den Korotkow-Tönen gelauscht.

Messunterschiede zwischen dem linken und dem rechten Arm sind keine Seltenheit. Bei stark voneinander abweichenden Werten wird der höhere Messwert als wahrer Wert angenommen, unabhängig davon, ob er links oder rechts gemessen wurde. Erhebliche Druckdifferenzen können ein Hinweis auf eine Einengung oder sonstige Störung im arteriellen System sein.

Da der gemessene Blutdruck die Druckwerte im Herzen widerspiegeln sollte, ist es günstig, so herznah wie möglich zu messen. Deshalb sollte sich die Manschettenhöhe auf Herzniveau befinden.

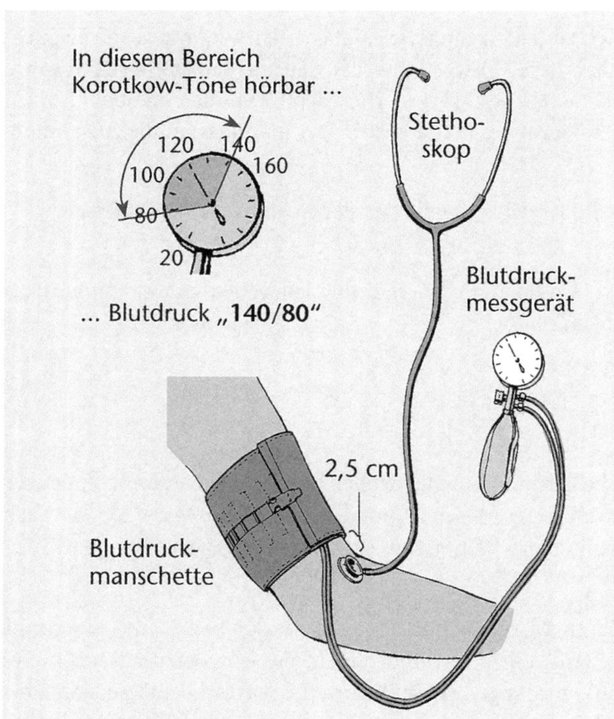

Abb. 9.1 Blutdruckmessung nach Riva Rocci [A400]

9.5 Lösung: A

Grundsätzlich sollte zur Blutzuckerbestimmung im Rettungsdienst Kapillarblut aus Fingerkuppe oder Ohrläppchen verwendet werden. Bei Untersuchung von venösem Blut können die Messwerte nach Mahlzeiten um 10–15 % nach oben abweichen.

Weiterhin besteht bei der Blutgewinnung aus dem Stahlmandrin einer Venenverweilkanüle ein erhöhtes Risiko für eine Nadelstichverletzung.

Blutzuckermessgeräte unterliegen als aktive Medizinprodukte der Medizinprodukteverordnung. Die regelmäßige Überprüfung, z. B. mit einer entsprechenden Kontrolllösung, ist zu dokumentieren. Der Normbereich eines nüchternen Erwachsenen liegt zwischen 70–120 mg % im Kapillarblut.

9.6 Lösung: C

Der Rautek-Griff ist ein reiner Rettungsgriff zur unmittelbaren Rettung aus einem Gefahrenbereich. Er ist keinesfalls als Umlagerungsgriff geeignet. Hierzu gibt es bereits eine entsprechende Aussage in der Rechtsprechung (AZ 1058/91, LG Duisburg). Das gesamte Eigengewicht des Patienten lastet an seinem Unterarm und kann, besonders bei degenerativen Vorerkrankungen des Skelettsystems, zu Verletzungen führen.

Bei der Anwendung des Griffs greifen die Arme unter den Achseln hindurch und die Hände umfassen den vor der Brust des Patienten verschränkten Unterarm. Hierbei zeigen Finger und Daumen nach vorn, damit die Daumen nicht schmerzhaften Druck auf den Thorax ausüben.

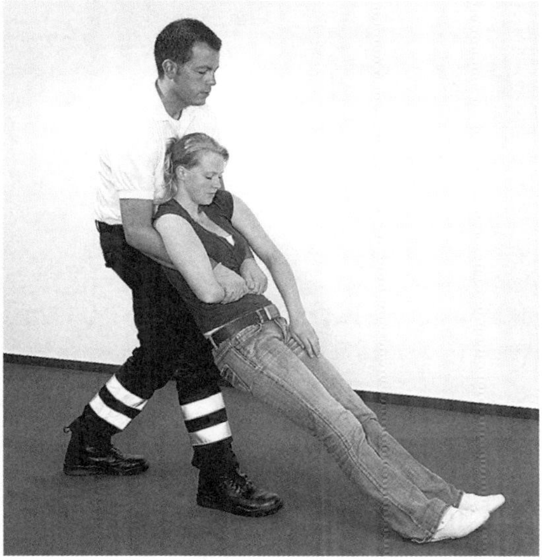

Abb. 9.2 Rautek-Griff [J747]

9.7 Lösung: E

Atmet das Neugeborene nach der Geburt nicht spontan, auch nicht nach taktiler Stimulation durch Abtrocknen, oder besteht nur eine Schnappatmung, so sollen initial 5 Beatmungen verabreicht werden. Hierbei befindet sich der Kindeskopf in Neutralstellung und wird nicht überstreckt!

Das Atemzugvolumen eines Neugeboren liegt bei 15–30 ml, das eines Erwachsenen bei ca. 500–800 ml. Die Atemfrequenz wird mit 40/Min. festgesetzt, wogegen Erwachsene ca. zwölfmal pro Minute atmen.

Bei der kardiopulmonalen Reanimation beträgt das Verhältnis Kompression zu Beatmung 3:1. Es werden ca. 30 Atemhübe und etwa 90 Thoraxkompressionen pro Minute, dies entspricht 120 Maßnahmen pro Minute, vom ERC empfohlen. Bei der Beatmung ohne Hilfsmittel, also der Atemspende, deckt der Helfer mit seinem Mund Nase und Mund des Kindes ab.

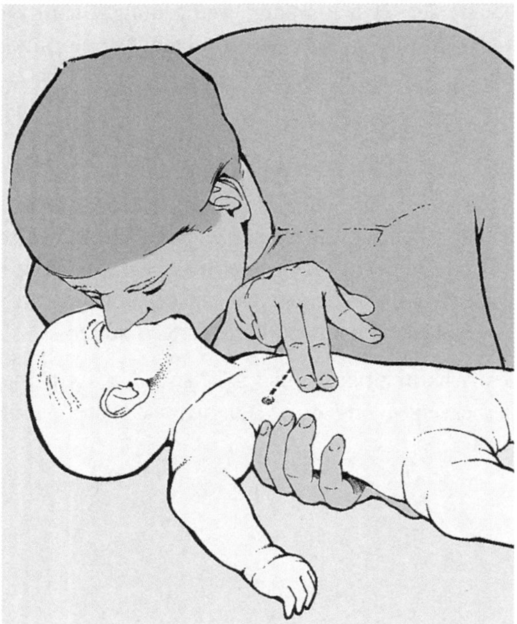

Abb. 9.3 Beatmung von Kleinkindern [L108-R123]

9.8 Lösung:

Das Schema wurde von Dipl.-Päd. Dr. phil. Harald Karutz aus Essen entwickelt. Die Abkürzung KASPERLE steht für die einzelnen Aspekte einer korrekten Behandlung eines Kindes als Opfer eines medizinischen Notfalls:

K	Kontakt aufnehmen und vorsichtig Körperkontakt herstellen
A	Für Ablenkung sorgen
S	Situation erklären
P	Personen einbeziehen, die dem Kind nahe stehen
E	Entscheidungsfreiheit lassen
R	Ruhe bewahren
L	Lieblingsstofftier holen
E	Kind ernst nehmen

9.9 Lösungsmöglichkeiten:

Intravenös:	in die Vene
Intraossär:	in den Knochen
Endobronchial:	über die Bronchialschleimhaut
Sublingual:	unter die Zunge
Mukosal:	über die Schleimhaut

9.10 Lösung: A

Die Wahrscheinlichkeit, bei der Beutel-Masken-Beatmung den Magen zu überblähen, ist auch für den Geübten hoch. Aus diesem Grunde ist eine frühzeitige Intubation oder ggf. eine alternative Atemwegssicherung sinnvoll. Eine gute Maskenbeatmung ist nicht gleichwertig zur Intubation, da sie die Atemwege eben nicht sichert. In diesem Wissen sollte jeder professionelle Retter bestrebt sein, seine Fertigkeiten zur Sicherung der Atemwege durch Übung am Phantom und praktisches Training unter klinischen Bedingungen zu erhalten.

Der Kopf ist zur Beatmung von Erwachsen grundsätzlich zu überstrecken (reklinieren). Ein Guedeltubus wird eingelegt, um ein Zurückfallen der Zunge zu verhindern und die Beatmung zu erleichtern. Die Maske wird von Daumen und Zeigefinger C-förmig (C-Griff) umschlossen und auf das Gesicht aufgesetzt. Die übrigen drei Finger fassen am Unterkiefer an und ziehen das Kinn vor.

Bei Notfallpatienten ist eine Beatmung mit 100 % Sauerstoff anzustreben. Idealerweise wird hierzu ein Demandventil am Beatmungsbeutel angeschlossen. Ist dieses nicht verfügbar, muss mit einem Reservoirbeutel und maximalem Sauerstoffflow gearbeitet werden.

9.11 Lösungsmöglichkeiten:

- Hautdesinfektion
- Handschuhe
- Venenstauschlauch/RR-Manschette
- Steriles Pflaster
- Fixiermaterial (Pflasterstreifen/Fixierbinde)
- Sterile Tupfer/Kompressen
- Venenverweilkanüle
- Abwurfbehälter für Stahlmandrin.

9.12 Lösung: B

Geeignet sind die V. cephalica, V. basilica und die V. mediana antebrachii, die am Unterarm bzw. Handrücken tastbar sind.

Die V. jugularis externa liegt im Halsbereich und ist unter der Haut gut erkennbar. Sie kann mit leichtem Fingerdruck aufgestaut werden. Sie läuft quer über den M. sternocleidomastoideus (Kopfnickermuskel) von oben innen schräg nach unten außen. Ein venöser Rückstau vor dem rechten Herzen wird hier als Halsvenenstauung sichtbar.

Die V. portae (Pfortader) bündelt den Transport von nährstoffreichem, venösem Blut aller unpaaren Bauchorgane zur Leber.

9.13 Lösung: D

Tatsächlich kann sehr schnell durch eine zu starke Stauung die arterielle Blutzufuhr so eingeschränkt werden, dass die Darstellung der Venen nur noch unzureichend ist.

Bei schreienden Kindern stauen sich die Hals- und Kopfvenen gut sichtbar, jedoch ist das Ärgern oder Zufügen von Schmerzen als Maßnahme zur verbesserten Gefäßdarstellung grundsätzlich abzulehnen.

Falls sich auch durch den Notarzt kein intravenöser Zugang erreichen lässt und ein Zugang zwingend erforderlich ist, sollte frühzeitig eine intraossäre Kanüle gelegt werden.

Im Kindesalter lassen sich Venen häufig besser ertasten als optisch darstellen. Im Fußbereich sind die Venen oftmals gut darstellbar.

9.14 Lösungsmöglichkeiten:

- Hautdesinfektion
- Sterile Handschuhe
- Thoraxdrainage
- Skalpell
- Fixiermaterial (breite Pflasterstreifen)
- Sterile Kompressen
- Schere zum Präparieren
- Nahtmaterial mit Nadelhalter.

9.15 Lösung:

- Richtiger Patient
- Richtige Zeit
- Richtiger/s Wirkstoff/Medikament
- Richtige Dosis
- Richtige Applikationsform.

9.16 Lösung: C

Sinnvollerweise hat der am Kopf des Patienten stehende Helfer das Kommando bei Umlagerungen. Nur er hat den Überblick über die gesamte Szenerie und kann erkennen, ob wirklich alle bereit sind und nicht noch Hindernisse beseitigt werden müssen.

Das Spineboard ist zwar eine wünschenswerte Ergänzung der Rettungs- und Transportgeräte, es ersetzt jedoch nicht die vielfältig einsetzbare, modellierbare Vakuummatratze.

Dass Patienten auf Tragen immer mit Gurten zu sichern sind, sollte kein Geheimnis sein. Auch hierzu gab es bereits rechtskräftige Urteile! Die Schaufeltrage hat eine Menge Vorzüge, nur zum Abseilen ist sie denkbar schlecht geeignet. Aufgrund ihres abgerundeten Kopf- und Fußendes verrutschen dort festgelegte Leinen allzu leicht. Speziell für diesen Zweck gibt es die Schleifkorbtrage, notfalls kann auch eine DIN-Trage genutzt werden.

Das Tragetuch wird sicherlich am häufigsten zur Umbettung genutzt. Seine Überlegenheit als Transportmittel zeigt es aber in engen, gewundenen Treppenhäusern, in denen selbst die Schaufeltrage zu sperrig ist.

9.17 Lösung: A

Die Linkseitenlage verhindert, dass die Leibesfrucht in den letzten Schwangerschaftsmonaten durch Druck auf die untere Hohlvene (V. cava) den venösen Rückfluss vermindert. Dies würde sich beispielsweise durch Hypotonie und Kollapsneigung bemerkbar machen.

Bei vaginalen Blutungen kommt die Fritsch-Lagerung zum Einsatz, bei der die Beine mit einer sterilen Vorlage vor der Scheide übereinander gelegt werden.

Komplizierende Kindslagen in der Austreibungsphase sind beispielsweise die Becken-Endlage oder Quer-Lage.

Es gibt es eine Vielzahl von Verfahren und Tipps zur Förderung der Wehentätigkeit. Die Linksseitenlage gehört allerdings nicht dazu.

Aufgrund eigener Beobachtung und Erfahrung ist zwar eine Neigung des Fahrzeugs bei Einsatzfahrten nicht zu verleugnen, jedoch sind eigenständige Fachbezeichnungen hierfür bisher nicht eingeführt.

9.18 Lösung: B

Bei der Stufenbettlagerung werden durch Unterlegen eines Polsters unter die Unterschenkel die Oberschenkel in einen 90°-Winkel zum Oberköper gebracht. Diese Entlastung der unter Druck stehenden Bandscheibe führt meist zu einer deutlichen Schmerzlinderung beim Bandscheibenvorfall.

Bei Asthmaanfällen und dem akuten Lungenödem ist eine aufrecht sitzende (Orthopnoe-) Lagerung hilfreich.

Patienten mit Oberschenkelhalsfraktur oder Wirbelsäulenverletzungen werden in der Vakuummatratze, auf dem Spineboard oder mittels KED® ruhig gestellt.

9.19 Lösung: E

Das Öffnen des Mundes durch Herabdrücken des Kinns mit den Daumen bei gleichzeitiger Reklination des Kopfes bezeichnet man als Esmarch-Handgriff. Er ist eine Standardmaßnahme im Rettungsdienst und bei der Allgemeinanästhesie.

Um die Einführtiefe von Absaugkathetern auf das richtige Maß zu begrenzen, wird die notwendige Distanz zuvor vermessen. Beim oralen Absaugen gilt der Abstand vom Mundwinkel bis zum Ohrläppchen, beim nasalen Absaugen von der Nasenspitze bis zum Ohrläppchen.

Das Ausüben kurzer fester Druckstöße in den Bereich zwischen Nabel und Rippenbogen in Richtung auf das Zwerchfell ist als Heimlich-Handgriff bekannt. Der Heimlich-Handgriff ist nicht ungefährlich und kann zu

Verletzungen der Bauchorgane führen, kann bei einer Bolusaspiration jedoch eine lebensrettende Sofortmaßnahme sein.

Nasopharyngealtuben, z. B. Wendltuben, können die Verlegung der Atemwege durch den erschlafften Zungenmuskel verhindern. Ein Aspirationsschutz ist durch sie allerdings nicht gegeben.

9.20 Lösung: C

Gemäß der Glasgow-Coma-Scale werden minimal 3 und maximal 15 Punkte vergeben. Die Beurteilung der Puppillenreaktion ist eine neurologische Standarduntersuchung wie auch die Prüfung der Sensibilität, zählt jedoch nicht zur Glasgow-Coma-Scale (➢ Kommentar 3.13, ➢ Tab. 3.2).

KAPITEL

10 Organisation und Einsatztaktik

Stefan Thate

10.1 Lösung: A

Wie so oft hat auch hier der Krieg die Entwicklung des medizinischen Fortschrittes vorangetrieben. Als Beispiel kann der Beginn der Luftrettung im Koreakrieg dienen oder die Infusionstherapie der US-Streitkräfte im Zweiten Weltkrieg.

Alle anderen Genannten haben sicher auch mehr oder weniger Einfluss, jedoch bisher keinen prägenden.

10.2 Lösung: B

Die Neuorganisation war höchst unterschiedlich und hat auch heute noch Spuren hinterlassen: Während in der amerikanischen und französischen Zone das Rote Kreuz beauftragt wurde, bevorzugten die Sowjets zunächst eine Verstaatlichung. Erst später wurde der Rettungsdienst der DDR dem DRK unterstellt.

In der britischen Zone wurden die kommunalen Feuerwehren mit der Durchführung des Rettungsdienstes betraut. Die Organisation den Deutschen selbst zu überlassen, kam für die Besatzungsmächte nicht in Betracht.

10.3 Lösung: D

Aufgabe der Notfallrettung ist es, das Leben oder die Gesundheit von Notfallpatienten zu erhalten, sie transportfähig zu machen und sie unter fachgerechter Betreuung in eine für die weitere Versorgung geeignete Einrichtung zu befördern.

Nicht dazu gehört der qualifizierte Krankentransport von Kranken, Verletzten oder sonstigen hilfsbedürftigen Personen, die keine Notfallpatienten sind.

Der ärztliche Notdienst ist ein Vertretungsdienst der Kassenärztlichen Vereinigungen (KV). Er stellt die hausärztliche Versorgung außerhalb der allgemeinen Öffnungszeiten der Praxen sicher.

10.4 Lösung: C

Der Rettungsdienst ist zwar eine öffentliche Aufgabe, hat aber originär keinen hoheitlichen Status. Ein Träger der öffentlichen Gewalt, der zu entsprechendem Handeln berechtigt oder verpflichtet ist, ist beispielsweise die Polizei.

Der Rettungsdienst zählt zum Gebiet der Daseinsfürsorge und Gefahrenabwehr. Die im Grundgesetz verankerte Zuständigkeit liegt in der Hand der Länder.

10.5 Lösung: B

Letztlich können zwar alle genannten Maßnahmen während eines Notfalleinsatzes relevant sein, die Sicherung der Vitalfunktionen hat aber immer die höchste Priorität.

Im weiteren Verlauf ist das Erkennen von Ursachen einer Störung und ihre Therapie sicher auch als Ziel zu benennen. Das Feststellen von Personalien ist zwar relevant für die Leistungsabrechnung, zählt aber wohl nicht zu den vorrangigen Maßnahmen.

Die endgültige Behandlung einer Störung bleibt in aller Regel der Klinik überlassen. Aufgabe des Rettungsdienstes ist der Transport in ein geeignetes Krankenhaus nach Herstellung der Transportfähigkeit und Durchführung lebensrettender Maßnahmen.

10.6 Lösung: D

Die Rettungsleitstelle übernimmt die Lenkung und Koordination des Rettungsdienstes. Ihr obliegt die Annahme der Hilferufe der Anrufer und die Steuerung des kompletten Einsatzablaufs. Sie arbeitet unmittelbar mit der Polizei, der Feuerwehr, dem Katastrophenschutz, dem ärztlichen Notdienst und den Kliniken zusammen.

Die Einsatzabrechnung gehört nicht zu ihren Aufgaben, sondern ist im Bereich der Verwaltung anzusiedeln.

10.7 Lösung: A

Leitstellen, die Rettungsdienst und Feuerwehr gleichermaßen koordinieren, werden als integrierte Leitstellen bezeichnet. In der Regel werden hier auch die Aufgaben des Katastrophenschutzes mit ausgeführt.

10.8 Lösung: A

Beim Rendezvous-System fahren Notarzt und Rettungsassistent mit dem Notarzteinsatzfahrzeug zum Einsatzort und bilden dort mit der Besatzung eines Rettungswagens ein Team. Notarztwagen werden im Stationssystem eingesetzt. Der Notarzt fährt als zusätzliches Besatzungsmitglied auf einem RTW mit.

Eine Sonderform stellt die Luftrettung dar. Sie ist Notarztzubringer und auch Transporteur. Je nach Einsatz handelt es sich um ein Rendezvous- oder Stationssystem.

Der ärztliche Notfalldienst ist nicht Bestandteil des Notarztsystems, wenngleich auch viele Berührungspunkte bestehen.

Ein sog. „Bereitschaftssystem" gibt es in diesem Zusammenhang nicht.

10.9 Lösung: A

Bei den Behörden und Organisationen mit Sicherheitsaufgaben (BOS) handelt es sich um alle Organisationen, die der inneren Gefahrenabwehr oder Nächstenhilfe im öffentlichen Auftrag dienen. Der BOS-Funk ist ein nichtöffentlicher mobiler UKW-Landfunkdienst in Deutschland. Er ist durch die im Jahr 2000 durch das Bundesministerium des Inneren erlassene BOS-Funkrichtlinie geregelt.

10.10 Lösung: B

10.11 Lösung: E

Der Digitalfunk der Behörden und Organisationen mit Sicherheitsaufgaben wird zum Schutz gegen Abhören verschlüsselt. Während der Gespräche über das digitale Netz können auch Daten gesendet werden. Diese könnten beispielsweise Lagepläne oder Informationen direkt aus Alarmakten beinhalten.

Mit der digitalen Technik wird auch bei längeren Fahrten der Kontakt mit der eigenen Leitstelle möglich sein, während die Sicherheitskräfte derzeit auf den jeweils nächsten Funkverkehrskreis umschalten müssen.

Neben dem Funkbetrieb ist auch die Möglichkeit der Telefonie außerhalb des BOS-Netzes gegeben.

10.12 Lösung: A

10.13 Lösung: B

Rettungsleitstellen arbeiten meist im Relaisbetrieb. Hierzu sendet die Relaisfunkstelle die empfangenen Signale wieder auf der Sendefrequenz aus, sodass diese wieder von jedem anderen Teilnehmer empfangen werden können. Das Zwischenschalten eines Relais ermöglicht das Überbrücken von Entfernungen und geographischen oder baulichen Funkhindernissen. Relaisanlagen werden zu diesem Zweck möglichst in großer Höhe angebracht.

10.14 Lösung: D

Die DIN EN 1789 regelt die Ausstattung und Einteilung der Fahrzeuge des Rettungsdienstes. Entsprechend dieser Norm werden die Fahrzeuge wie folgt eingeteilt:

- **Patient Transport Unit (Krankenwagen Typ A1)**
  Für den Transport eines Patienten auf Krankentrage oder -sessel geeignet, z. B. PKW-Kombi
- **Patient Transport Unit (Krankenwagen Typ A2)**
  Für den Transport mehrerer Patienten auf Krankentrage(n) oder -sessel(n) geeignet
- **Emergency Ambulance (Notfallkrankenwagen Typ B)**
  Für den Transport, die Erstversorgung und Überwachung von Patienten geeignet
- **Mobile Intensiv Care Unit (Rettungswagen Typ C)**
  Für den Transport, die erweiterte Versorgung, Behandlung und Überwachung von Patienten geeignet

Zwar gibt es spezielle Intensivmobile und auch Fahrzeuge für First Responder, diese unterliegen bislang aber keiner Norm.

10.15 Lösung: C

Folgende Grundregeln gelten bei Gefahrgutunfällen:

Die Anfahrt und Aufstellung erfolgt entgegen der Windrichtung, um nicht in die Schadstoffwolke zu geraten. Bei unklarer Lage sind mindestens 50 m Sicherheitsabstand einzuhalten. Die auf der orangefarbenen Warntafel aufgeführte Gefahrenkennzahl und die Stoffnummer sind unverzüglich der Leitstelle durchzugeben.

Eine Rettung aus dem direkten Gefahrenbereich ist nur mit entsprechender Schutzausrüstung durch die Feuerwehr oder das THW möglich. Die „Schriftlichen Weisungen" zum Gefahrstoff befinden sich seit Mitte der neunziger Jahre nicht mehr hinter den Warntafeln, sondern zusammen mit den Ladepapieren im Führerhaus. Diese sind für die Einsatzkräfte allerdings nur noch von nachgeordneter Bedeutung, da sie ausschließlich allgemeine Hinweise für den Fahrer enthalten und sich nicht an die Einsatzkräfte wenden. Diesen steht das ERI-Card-System zur Verfügung, aus dem nach einer Zuordnung durch UN-Nummer oder Stoffname, entsprechende Hinweise zur Gefahrenabwehr entnommen werden können.

10.16 Lösung: D

Bei Eintreffen an der Einsatzstelle soll bereits vor dem Verlassen des Fahrzeuges die erste Lagemeldung auf Sicht erfolgen. Dann sollte sofort eine Erstabsicherung der Einsatzstelle vorgenommen werden, um die Eigengefährdung zu minimieren.

Das Verschaffen eines Überblicks über die Lage und die gezielte Alarmierung von weiteren Einsatzkräften hat höchste Priorität.

Durch die Festlegung einer Verletztensammelstelle wird eine frühzeitige Ordnung des Raums vorgenommen und die Einsatzstelle erhält eine erste Struktur. Da alle diese Aufgaben durch die ersteintreffenden Rettungskräfte auszuführen sind, ist in diesem frühen Stadium des Großschadensfalls keine individuelle Behandlung einzelner Schwerverletzter möglich.

10.17 Lösung: C

Unter einem Massenanfall von Verletzten/Erkrankten versteht man ein Schadensereignis, dessen Bewältigung die Leistungsfähigkeit des regulären Rettungsdienstes übersteigt. Durch entsprechende Alarmierungsstufen werden hier rückwärtige Kräfte (Schnelleinsatzgruppen, Bereitschaften) hinzualarmiert. Es handelt sich um einen Einsatz unterhalb der Katastrophenschwelle. Ein typisches Beispiel wäre der Unfall eines Reisebusses.

10.18 Lösung: C

Die bei Großschadenslagen gebildete Technische bzw. Örtliche Einsatzleitung (TEL/ÖEL) wird von einem Gesamteinsatzleiter geführt. Diese Funktion wird im Rahmen der nichtpolizeilichen Gefahrenabwehr von einer Führungskraft der Feuerwehr wahrgenommen. Dieser wird auf rettungsdienstlicher Seite vom leitenden Notarzt und vom organisatorischen Leiter Rettungsdienst unterstützt.

Der Gruppenführer einer Schnelleinsatzgruppe (SEG) ist Führer seiner Einheit und ist der TEL/ÖEL unterstellt. Der Hauptverwaltungsbeamte mit seinem Führungsstab tritt erst im Katastrophenfall in Erscheinung.

10.19 Lösung: D

Im Fall einer Großschadenslage wird eine Örtliche Einsatzleitung aus Leitendem Notarzt (LNA) und Organisatorischen Leiter Rettungsdienst (OrgL) gebildet. Sie arbeiten mit unterschiedlichen Verantwortungsbereichen, aber gleichberechtigt auf Augenhöhe zusammen. Während der LNA die medizinische Leitung zu verantworten hat, ist der OrgL für die taktischen und organisatorischen Führungsaufgaben zuständig. Hierzu zählen zunächst die rettungsdienstliche Lagefeststellung und deren Beurteilung. Als vorrangiger Schritt ist dann eine strukturierte Raumordnung umzusetzen. Hierzu gehört u. a. die Festlegung von Patientenablagen, Behandlungsplatz, Rettungsmittelhalteplatz und Bereitstellungsräumen. Rettungs- und sanitätsdienstliche Kräfte wie Schnelleinsatzgruppen, Betreuungseinheiten oder Besatzungen einzelner Rettungsmittel sind ihm als Abschnittsleiter des Abschnitts Rettungsdienst unterstellt und werden von ihm, ggf. über jeweilige Gruppenführer, geführt. Zu den anspruchsvollsten Aufgaben des OrgL zählt die Organisation des Patiententransports. Nachdem der LNA die Transportpriorität festgelegt hat, ist der OrgL für Zuordnung der Rettungsmittel, an denen es in der Regel mangelt, zuständig. Hierzu benötigt er mindestens eine Kräfteübersicht, einen Bettennachweis und die Kenntnis der Transportzeiten. Außerdem ist eine lückenlose Dokumentation notwendig. Diese Aufgabe ist im Einsatz kaum ohne zusätzliche Führungsassistenten zu bewältigen. Die medizinische Sichtung ist natürlich ärztliche Aufgabe und obliegt keinesfalls dem Organisatorischen Leiter Rettungsdienst.

10.20 Lösung: B

Die in einer Konsensus-Konferenz in Bad Neuenahr/Ahrweiler festgelegten Sichtungskategorien werden wie in der unten stehenden Tabelle definiert. Die angegebene Farbmarkierung ist zwar nicht verbindlich, hat sich aber in den meisten Regionen durchgesetzt.

Tab. 10.1 Sichtungskategorien im Großschadensfall

Sichtungskategorie	Beschreibung	Konsequenz	Farbmarkierung
I	Akute, vitale Bedrohung	Sofortbehandlung	Rot
II	Schwer verletzt/erkrankt	Aufgeschobene Behandlungsdringlichkeit	Gelb
III	Leicht verletzt/erkrankt	Spätere (ambulante) Behandlung	Grün
IV	Ohne Überlebenschance	Betreuende (abwartende) Behandlung	Blau
Ohne Kategorie	Tote	Kennzeichnung	

10.21 Lösung: C

Die wichtigste Eigenschaft des Rettungshubschraubers ist in der Funktion des schnellen Notarztzubringers zu sehen. Da dies aber bei schlechten Wetterlagen und nachts nicht immer gewährleistet ist, ist die Luftrettung als Ergänzung zum bodengebundenen Rettungsdienst zu werten. Aufgrund der räumlichen Enge im Hubschrauber erfolgt der Transport von Patienten in den meisten Fällen mit dem mitalarmierten RTW.

Der Transport von Patienten auf dem Luftweg wird dann vorgenommen, wenn seine weitere Versorgung unter Zeitdruck erfolgen oder er in eine weit entfernte Schwerpunktklinik gebracht werden muss.

10.22 Lösung: E

Regeln für den Umgang mit dem Rettungshubschrauber:

1. Gemähtes Gras und lockerer Schnee werden bei der Landung des Hubschraubers hochgewirbelt, beeinträchtigen die Sicht und können die Sicherheit des Hubschraubers gefährden!
2. Vor der Landung herumliegende lose Gegenstände entfernen. Keine Tücher oder sonstige Zeichen auslegen!
3. Annäherung an den Hubschrauber nur von vorne mit Blickkontakt zum Piloten (sitzt auf dem rechten Sitz). Nicht laufen! Keine Gegenstände über den Kopf halten!
4. Niemals von hinten an den Hubschrauber herangehen! Der schnell drehende Heckrotor ist kaum zu sehen!
5. Wenn man auf die andere Seite will: Immer vorne um den Hubschrauber herumgehen!
6. Im schrägen Gelände auf unterschiedlichen Abstand des Rotors vom Boden achten! Immer von der Talseite her an den Hubschrauber herangehen!
7. Lose Bekleidungsstücke wie Mützen und Schals sowie Brillen bei Annäherung an den Hubschrauber festhalten!
8. Für Rettungsdienste und andere Fahrzeuge gilt: Nicht bis an den Hubschrauber heranfahren! Gefahrenbereiche beachten!
9. Bei laufendem Rotor begrenzt das Heckleitwerk den Arbeitsbereich beim Be- und Entladen. Hinter dem Heckleitwerk besteht Lebensgefahr!
10. Rauchverbot und kein offenes Feuer in der Nähe des Hubschraubers!

10.23 Lösung: C

Die Schrägparkposition ermöglicht den Rettungsmitteln das Beladen und Abfahren an der Einsatzstelle, unabhängig von der Ankunftsreihenfolge. Durch das konsequente Einhalten dieser Raumordnung kann eine Großschadensstelle flexibel abgearbeitet werden.

10.24 Lösung: B

Bereits vor dem Eintreffen der Feuerwehr muss eine weitere Kontaminationsausbreitung durch entsprechende Absperrung verhindert werden. Die Menschenrettung aus dem Schadensgebiet und das Auffangen von Gefahrgut dürfen nur mit geeigneter Schutzausrüstung erfolgen, welche dem Rettungsdienst nicht zur Verfügung steht.

Das Anlegen eigener Schutzkleidung (z. B. Einwegoverall) soll der Kontaminationsverschleppung vorbeugen. Die Notdekontamination muss immer und sofort erfolgen. Sie schützt den Betroffenen vor weiterer Einwirkung und die Nichtbetroffenen vor Kontamination. Das Ablegen der Kleidung und ggf. das Abspülen mit Wasser gelten zunächst als ausreichend und sind von jedermann durchführbar.

10.25 Lösung: E

Als Eselsbrücke bewährt sich: SAMPLE

S Symptome

A Allergien (Immunreaktionen?)

M Medikamente

P Patientenvorgeschichte

L Letzte Mahlzeit, Stuhlgang, Menstruation, Klinik-Aufenthalt etc.

E Ereignis – Was ist neu? Unfallhergang? etc.

Alle weiteren anamnestischen Angaben werden später eingeholt, wenn die akute Gefahr gebannt ist.

Bei bewusstlosen oder bewusstseinsgetrübten Patienten kann oft nur die Fremdanamnese – also das Befragen von Dritten – Hinweise geben.

10.26 Lösung: C

Das frühzeitige Nachfordern geeigneter Kräfte kann im weiteren Einsatzverlauf eine Schlüsselstellung bilden, da eine Rettung durch Taucher oft mit hohem Vorbereitungsaufwand verbunden ist.

Parallel hierzu müssen Rettungsversuche durch das bereits eingetroffene Rettungsteam eingeleitet werden. Der Eigenschutz ist durch Sicherung mit einer Leine und ausreichenden Abstand zu beachten. Eventuell genügt es, dem Verunfallten eine Leine zuzuwerfen oder einen dicken Ast zu reichen. Auch kann eine Leiter zur Lastverteilung genutzt oder die Vakuummatratze als behelfsmäßiger Auftriebskörper eingesetzt werden.

Auf keinen Fall sollte man dem Eingebrochenen direkt die eigene Hand reichen. Die Gefahr, selbst in die Einbruchstelle gezogen zu werden, ist erheblich.

10.27 Lösung: D

Vermutlich handelt es sich hier um eine Kohlendioxid-Vergiftung. Die Nachforderung der Feuerwehr ist somit dringend geboten. Nur sie verfügt über den notwendigen, von der Umluft unabhängigen Atemschutz.

Ein Hinabsteigen ohne ein solches Isoliergerät wäre tödlich, da man in den „Kohlendioxid-See" eintaucht. Um die Gefährdung weiterer Personen auszuschließen, sollte eine Absperrung vorgenommen werden. In der Zwischenzeit sollte außerhalb des Gefahrenbereichs Reanimationsbereitschaft hergestellt werden.

10.28 Lösung: B

Die mitgeführten Feuerlöscher Typ PG (Glutbrandpulver) können für die Brandklassen

- A – Feststoffe
- B – flüssige und flüssig werdende Stoffe und
- C – Gase

eingesetzt werden. Für die übrigen Brandklassen

- D – Metalle und
- F – Fette

müssen Speziallöscher verwendet werden.

Der einsatztaktische Wert eines Pulverlöschers ist immens, mit ihm lassen sich Entstehungsbrände (z. B. eingeklemmte Person in PKW) leicht und schnell niederschlagen.

Diese so genannten ABC-Löscher können auch in elektrischen Anlagen bis 1.000 V (Niederspannung) eingesetzt werden, wenn der Mindestabstand von 1 m nicht unterschritten wird. Das Pulver ist grundsätzlich ungiftig.

10.29 Lösung: E

Feuerlöscher sollen erst am eigentlichen Einsatzort betätigt werden, um den vollen Druck sicherzustellen. Bei Einsätzen im Freien ist eine Abhängigkeit von der Windrichtung gegeben. Der Löscherfolg ist deutlich größer, wenn mehrere Löscher gleichzeitig eingesetzt werden. Durch stoßweises Abgeben des Löschmittels legt sich das Pulver besser auf das Brandgut. Den gelöschten Brand unbedingt beobachten, da eine Wiederentzündung nicht auszuschließen ist. Hierfür sind Reservelöschmittel bereitzustellen.

Die verwendeten Feuerlöscher nicht wieder an den Aufbewahrungsort zurückstellen, sondern gleich an entsprechende Fachbetriebe zur Auffüllung weiterleiten.

10.30 Lösung: C

Gemäß der DV 100 ist der Führungsvorgang ein zielgerichteter, sich kontinuierlich wiederholender und in sich geschlossener Denk- und Handlungsablauf. Es werden Entscheidungen vorbereitet und umgesetzt.

Dieser Führungsvorgang ist nicht nur auf die Tätigkeit der Einsatzleitung beschränkt, sondern ist von den Führungskräften auf allen Führungsebenen gleichermaßen anzuwenden.

Er wird in das folgende Schema unterteilt:

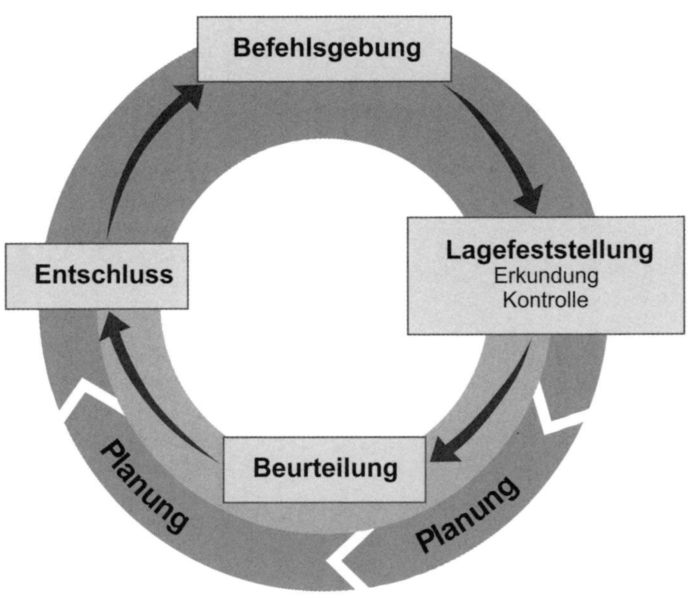

Abb. 10.1 Führungskreis [L157]

10.31 Lösung: C

Die operativ-taktischen Maßnahmen zielen vor allem auf die Bildung des Einsatzschwerpunktes, die Ordnung des Raums (Abschnittsbildung), die Ordnung der Kräfte (Bereitstellen von Einsatzkräften und Bildung von Reserven), die Ordnung der Zeit (Reihenfolge von Maßnahmen, Ablösen von Einsatzkräften durch Reserven) und die Ordnung der Information (Aufbau und Betrieb einer Kommunikationsstruktur).

Die verwaltungsrechtliche Bewertung zählt zu den administrativ-organisatorischen Maßnahmen. Die politische Gesamtverantwortung wird vom höchsten Verwaltungsbeamten (Bürgermeister/Landrat) übernommen.

10.32 Lösung: C

Die beste Präventionsmaßnahme bei Strahlennotfällen ist der Einsatz des gesunden Menschenverstandes. Sich nicht von der Panik und Unsicherheit anstecken zu lassen, sondern die Risiken einzuschätzen und adäquat zu reagieren ist die größte Herausforderung bei einem solchen Einsatz.

Die Minimierung der Aufenthaltsdauer im Gefahrenbereich auf das absolut Notwendige sollte selbstverständlich sein. Bereits in zwei Meter Abstand von einer punktförmigen Strahlenquelle, ist nur noch ein Viertel der Strahlungsintensität wie in einem Meter messbar. Somit ist es einleuchtend, dass ein größtmöglicher Abstand zur Strahlenquelle schützt.

Deckung zu suchen hinter einer starken Abschirmung, wie einer Betonwand, reduziert die auf den eigenen Körper einwirkende Strahlungsintensität ebenfalls erheblich.

Das Anlegen von Bleischürzen, wie sie in der medizinischen Radiologie getragen werden, scheint nur auf den ersten Blick sinnvoll. Zwei große Nachteile machen Sie für Einsatzkräfte unbrauchbar. Erstens schützen sie nur von der Vorderseite und radioaktive Strahlung kommt leider nicht nur von vorne und zweitens sind sie sehr schwer, dies wirkt der kurzen Aufenthaltsdauer entgegen.

Vitaminpräparate sind in diesem Zusammenhang wirkungslos. Zudem soll in Strahlungsbereichen, wie generell in ABC-Einsätzen, keine Nahrung zu sich genommen werden, um eine Inkorporation von Schadstoffen zu verhindern. Aus demselben Grund soll im unmittelbaren Gefahrenbereich nur entsprechend ausgebildetes Personal unter Atemschutz eingesetzt werden. Rettungsdienstliches Personal ohne Zusatzausbildung kann nur hinter der Absperrgrenze zum Einsatz kommen.

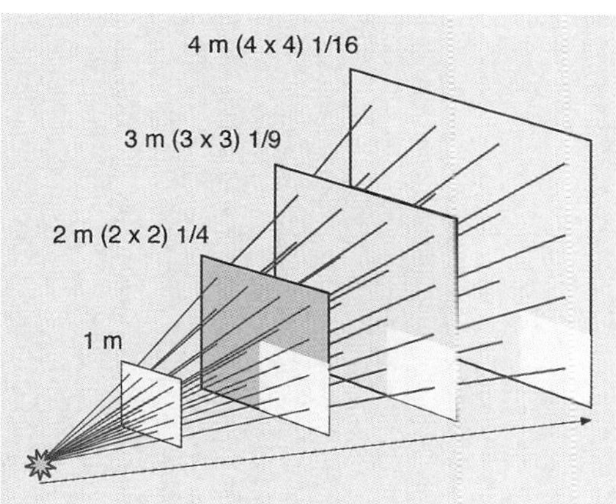

Abb. 10.2 Abstandsgesetz [L108]

10.33 Lösung: A

Die Nummer zur Kennzeichnung der Gefahr, auch bekannt als Kemler-Zahl, ist im oberen Teil der Warntafel dargestellt. Bei ihr handelt es sich um ein wichtiges Hilfsmittel zur schnellen Gefahreneinschätzung aus der Entfernung. Sie ist für den Rettungsdienst besonders dann wichtig, wenn dieser als Erster an der Einsatzstelle eintrifft und noch keine Einschätzung durch die Feuerwehr oder Fachkundige vorliegt. Gemeinsam mit der im unteren Teil der Warntafel vermerkten UN-Nummer (Stoffnummer) lassen sich schnell erste Erkenntnisse zur Gefahrenlage ermitteln.

Die Nummer zur Kennzeichnung der Gefahr besteht aus zwei oder drei Ziffern, denen ein „X" vorangestellt sein kann. Wenn die Gefahr eines Stoffes ausreichend durch eine einzige Ziffer angegeben werden kann, wird dieser Ziffer eine Null angefügt. Die Verdoppelung einer Ziffer weist auf die Zunahme der entsprechenden Gefahr hin.

Die Ziffern weisen im Einzelnen auf folgende Gefahren hin:

2	Entweichen von Gas durch Druck oder durch chemische Reaktion
3	Entzündbarkeit von flüssigen Stoffen (Dämpfen) und Gasen oder selbsterhitzungsfähiger flüssiger Stoff
4	Entzündbarkeit von festen Stoffen oder selbsterhitzungsfähiger fester Stoff
5	Oxidierende (brandfördernde) Wirkung
6	Giftigkeit oder Ansteckungsgefahr
7	Radioaktivität
8	Ätzwirkung
9	Gefahr einer spontanen heftigen Reaktion
X	Wenn der Nummer zur Kennzeichnung der Gefahr der Buchstabe „X" vorangestellt ist, bedeutet dies, dass der Stoff in gefährlicher Weise mit Wasser reagiert.

Einige Ziffernkombinationen haben eine spezielle Bedeutung, die gesondert nachgeschlagen werden kann.

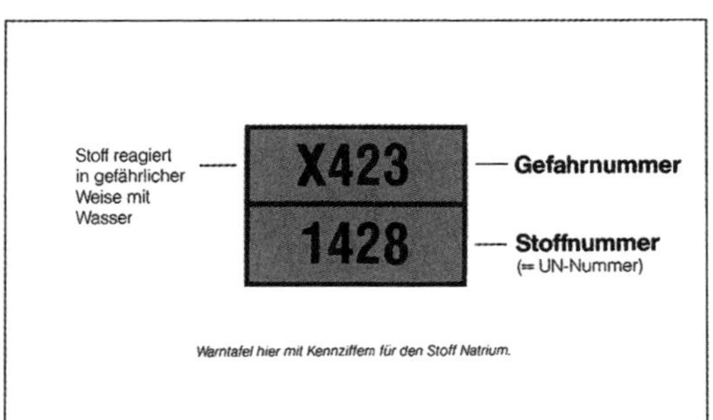

Abb. 10.3 Beipiel einer Warntafel

KAPITEL 11

Stefan Thate

Berufs- und Rechtskunde

11.1 Lösung: B

Die Rettungsdienstgesetze sind grundsätzlich Landesgesetze. Sie regeln die Kernaufgaben Notfallrettung und qualifizierter Krankentransport.

Der Bund ist nur in Teilbereichen des Rettungsdienstes gesetzgeberisch vertreten, beispielsweise im Seeaufgabengesetz, im Luftverkehrsgesetz und im Sozialgesetzbuch.

11.2 Lösung: A

Die Voraussetzungen für eine Straftat sind ein Rechtsbruch (Unrecht) und das Vorliegen einer Schuld. Sünde ist als religiöser Begriff nicht Bestandteil des deutschen Rechtssystems.

Bekanntermaßen schützt Unwissenheit nicht vor Strafe, womit also das Wissen um den Straftatbestand keine Voraussetzung für die Strafbarkeit einer Handlung ist. Ob eine Tat vorsätzlich ausgeführt wurde, hat Einfluss auf die Schwere der Schuld, nicht aber auf die Feststellung des Straftatbestandes.

11.3 Lösung: A

Eine Patientenverfügung muss erkennen lassen, dass der Patient sich mit den Folgen seiner Entscheidung ausführlich und konkret auseinandergesetzt hat und ihm die Tragweite bewusst war. Natürlich muss die Einwilligungsfähigkeit zum Zeitpunkt der Dokumentation der Patientenverfügung gegeben sein.

Bei einer Abwägung zwischen dem mutmaßlichen Willen des Patienten und dem Schutz des höchsten Rechtsgutes „Leben“ wird im Notfalleinsatz aufgrund der fehlenden Zeit für genauere Nachforschungen für das Rechtsgut „Leben“ entschieden werden müssen.

Die Form der Verfügung ist nicht an ein bestimmtes Formular oder eine Beglaubigung gebunden, auch eine unter Zeugen mündlich abgegebene Verfügung ist gültig.

11.4 Lösung: C

Hier geht es um Konsequenzen aus der Garantenstellung des Rettungspersonals. Für einen Rettungsassistenten entsteht diese Garantenstellung gegenüber dem Patienten bereits mit der Übernahme des Einsatzes. Er ist verpflichtet, die gebotenen und ihm möglichen Handlungen auszuführen. Tut er dieses nicht, kommt eine Strafbarkeit (z. B. Totschlag) in Betracht.

11.5 Lösung: C

Durch die Gewaltenteilung zwischen den drei Staatsorganen Legislative (Parlament), Exekutive (Regierung) und Judikative (Gerichte) wird eine gegenseitige Kontrollfunktion erreicht.

11.6 Lösung:

1. Krankenversicherung
2. Rentenversicherung
3. Pflegeversicherung
4. Unfallversicherung
5. Arbeitslosenversicherung

Träger der Sozialversicherung

Krankenversicherung	Pflegeversicherung	Unfallversicherung	Rentenversicherung	Arbeitslosenversicherung
Krankenkassen	Pflegekassen	Berufsgenossenschaften	Versicherungsanstalten	Bundesanstalt für Arbeit
• Ortskrankenkassen • Innungskrankenkassen • Betriebskrankenkassen • Ersatzkassen • See-Krankenkasse • Bundesknappschaft • Landwirtschaftliche Krankenkassen	• bei den Krankenkassen	• Gewerbliche Berufsgenossenschaften • See-Berufsgenossenschaft • Unfallversicherungskrankenkassen und -verbände der öffentlichen Hand • Landwirtschaftliche Berufsgenossenschaften	• Bundesversicherungsanstalt für Angestellte • Landesversicherungsanstalten • Bundesbahn-Versicherungsanstalt • Seekasse • Bundesknappschaft • Landwirtschaftliche Alterskasse	• Landesarbeitsämter • Arbeitsämter

Abb. 11.1 Überblick zu den Sozialversicherungen [A300]

11.7 Lösung: C

Als „Sonderrechte" bezeichnet man die Befreiung von den Vorschriften der Straßenverkehrsordnung. Sie werden in § 35 der Straßenverkehrsordnung beschrieben.

In § 38 StVO wird das so genannte Wegerecht beschrieben (➤ Kommentar 11.8).

In § 1 der StVO wird als Grundregel über das Verhalten im Straßenverkehr gesetzlich festgelegt, dass „die Teilnahme am Straßenverkehr ständige Vorsicht und gegenseitige Rücksicht erfordert und dass sich jeder Verkehrsteilnehmer so zu verhalten hat, dass kein anderer geschädigt, gefährdet oder mehr als nach den Umständen unvermeidbar behindert oder belästigt wird": Eigentlich eine einfache und unmissverständliche Regelung.

Im § 35 des Grundgesetzes ist die Pflicht zur behördlichen Amtshilfe verankert.

§ 203 StGB (Strafgesetzbuch) behandelt die Schweigepflicht.

11.8 Lösung: E

Auszüge aus dem § 38 StVO:

§ 38 Blaues Blinklicht und gelbes Blinklicht

(1) Blaues Blinklicht zusammen mit dem Einsatzhorn darf nur verwendet werden, wenn höchste Eile geboten ist, um Menschenleben zu retten oder schwere gesundheitliche Schäden abzuwenden, eine Gefahr für die öffentliche Sicherheit oder Ordnung abzuwenden, flüchtige Personen zu verfolgen oder bedeutende Sachwerte zu erhalten.

Es folgt die als das so genannte Wegerecht bekannte Anordnung:

Alle übrigen Verkehrsteilnehmer haben sofort freie Bahn zu schaffen.

(2) Blaues Blinklicht allein darf nur von den damit ausgerüsteten Fahrzeugen und nur zur Warnung an Unfall- oder sonstigen Einsatzstellen, bei Einsatzfahrten oder bei der Begleitung von Fahrzeugen oder von geschlossenen Verbänden verwendet werden.

(3) Gelbes Blinklicht warnt vor Gefahren. Es kann ortsfest oder von Fahrzeugen aus verwendet werden. Die Verwendung von Fahrzeugen aus ist nur zulässig, um vor Arbeits- oder Unfallstellen, vor ungewöhnlich langsam fahrenden Fahrzeugen oder vor Fahrzeugen mit ungewöhnlicher Breite oder Länge oder mit ungewöhnlich breiter oder langer Ladung zu warnen.

11.9 Lösung: B

11.10 Lösung: C

Das Tragen von Handschuhen befreit nicht von der hygienischen Händedesinfektion, die nach jedem Patientenkontakt erfolgen soll. Tatsächlich können sich beim Tragen der Handschuhe auf der Haut vorhandene Keime im feuchtwarmen Milieu bestens vermehren. Selbstverständlich gibt es auch Belastungsgrenzen für Einmalhandschuhe, sodass diese zerreißen.

Die Benutzung von gepuderten Handschuhen sollte man tunlichst vermeiden. Die Gefahr, durch die Sensibilisierung an einer Latexallergie zu erkranken, ist bei gepuderten Handschuhen erheblich größer als bei ungepuderten.

11.11 Lösung: A

Beim Niesen, Husten oder Sprechen werden in kleinste Schleimtröpfchen eingebettete Erreger in der Raumluft weit verteilt und können so über die Atmung auf die Schleimhäute gesunder Menschen gelangen.

Die Übertragung von Infektionskrankheiten durch Absaugen ohne Handschuhe, ungeschützten Geschlechtsverkehr, Nadelstichverletzung oder Händeschütteln sind Formen von Kontaktinfektionen, wobei die Keimübertragung durch fehlende oder unzureichende Händedesinfektion in den Einrichtungen des Gesundheitssystems ein großes Problem darstellt.

11.12 Lösung: B

Es sollte selbstverständlich sein, dass die Schutzkleidung täglich gewechselt wird. Natürlich muss die Trage nach jedem Transport frisch bezogen werden.

Schutzkleidung darf aufgrund der möglichen Keimverschleppung nicht in der privaten Waschmaschine gereinigt werden. Richtig ist es, diese Wäsche wie die so genannte „Krankenhauswäsche" zu behandeln und sie einer geeigneten Wäscherei mit desinfizierendem Waschvorgang zuzuführen.

Das Tragen von Schutzhandschuhen ist immer dann indiziert, wenn mit dem Kontakt von Körperflüssigkeiten zu rechnen ist oder ein Infektionsverdacht besteht. Ein generelles Tragen von Handschuhen ist unnötig und schadet eher der Haut des Trägers.

Eine prophylaktische Wischdesinfektion nach jedem Einsatz ist unnötig.

11.13 Lösung: B

Um an einer Infektionskrankheit zu erkranken, muss in Abhängigkeit von der Art des Erregers und der Immunabwehr der betroffenen Person eine bestimmte Mindestanzahl von Erregern in den Körper eindringen. Diese Mindestdosis nennt man die Infektionsdosis.

Bei der Desinfektion wird die Anzahl der Erreger so stark vermindert, dass bei normalem Umgang die Infektionsdosis nicht erreicht und damit eine Erkrankung verhindert wird. Erst bei einer Sterilisation werden alle Bakterien, Viren und Sporen vernichtet.

Das Bekämpfen tierischer Schädlinge bezeichnet man als Entwesung.

Die Sanitation beschreibt die sicherlich sinnvolle, aber der Wirkung einer Desinfektion unterlegene Verminderung von Erregern durch eine intensive Reinigung.

11.14 Lösung: B

Bis zum 1.1.2001 war das entsprechende Gesetz unter dem Namen Bundesseuchengesetz bekannt. Seit seiner Novellierung heißt es nun Infektionsschutzgesetz.

Das Wort Bundeshygienegesetz klingt zwar gut, ein solches Gesetz gibt es jedoch nicht.

Die Ständige Impfkommission (STIKO) am Robert-Koch-Institut erarbeitet und aktualisiert die Empfehlungen zur Durchführung von Schutzimpfungen und anderen Maßnahmen zur spezifischen Prophylaxe übertragbarer Krankheiten.

Unfallverhütungsvorschriften betreffen zwar u. a. auch den Schutz der Arbeitnehmer vor Infektionen, sie sind jedoch keine gesetzlichen Regelungen.

11.15 Lösung:

Im Sinne des Infektionsschutzgesetzes werden folgende Definitionen verwendet:

- **Kranker**
  Eine Person, die an einer übertragbaren Krankheit erkrankt ist.

- **Krankheitsverdächtiger**
  Eine Person, bei der Symptome bestehen, welche das Vorliegen einer bestimmten übertragbaren Krankheit vermuten lassen.
- **Ausscheider**
  Eine Person, die Krankheitserreger ausscheidet und dadurch eine Ansteckungsquelle für die Allgemeinheit sein kann, ohne selbst krank oder krankheitsverdächtig zu sein.
- **Ansteckungsverdächtiger**
  Eine Person, von der anzunehmen ist, dass sie Krankheitserreger aufgenommen hat, ohne krank, krankheitsverdächtig oder Ausscheider zu sein.

11.16 Lösung: E

Im Infektionsschutzgesetz ist im Abschnitt Meldewesen die folgende Aufzählung nachzulesen:

Namentlich ist zu melden

1. der Krankheitsverdacht, die Erkrankung sowie der Tod an:
   Botulismus, Cholera, Diphtherie, humaner spongiformer Enzephalopathie außer familiär-hereditären Formen, akuter Virushepatitis, enteropathischem hämolytisch-urämischem Syndrom (HUS), virusbedingtem hämorrhagischem Fieber, Masern, Meningokokken-Meningitis oder -Sepsis, Milzbrand, Poliomyelitis (als Verdacht gilt jede akute schlaffe Lähmung, außer wenn traumatisch bedingt), Pest, Tollwut, Typhus abdominalis/Paratyphus sowie die Erkrankung und der Tod an einer behandlungsbedürftigen Tuberkulose, auch wenn ein bakteriologischer Nachweis nicht vorliegt.
2. der Verdacht auf und die Erkrankung an einer mikrobiell bedingten Lebensmittelvergiftung oder an einer akuten infektiösen Gastroenteritis, wenn a) eine Person betroffen ist, die eine Tätigkeit im Sinne des § 42 Abs. 1 ausübt, b) zwei oder mehr gleichartige Erkrankungen auftreten, bei denen ein epidemischer Zusammenhang wahrscheinlich ist oder vermutet wird.
3. der Verdacht einer über das übliche Ausmaß einer Impfreaktion hinausgehenden gesundheitlichen Schädigung.
4. die Verletzung eines Menschen durch ein tollwutkrankes, -verdächtiges oder -ansteckungsverdächtiges Tier sowie die Berührung eines solchen Tieres oder Tierkörpers.
5. soweit nicht nach den Nummern 1 bis 4 meldepflichtig, das Auftreten a) einer bedrohlichen Krankheit oder b) von zwei oder mehr gleichartigen Erkrankungen, bei denen ein epidemischer Zusammenhang wahrscheinlich ist oder vermutet wird, wenn dies auf eine schwerwiegende Gefahr für die Allgemeinheit hinweist und Krankheitserreger als Ursache in Betracht kommen, die nicht in § 7 genannt sind.

11.17 Lösung: E

Per Gesetz sind der feststellende Arzt, Angehörige eines anderen Heil- oder Pflegeberufs, der für die Berufsausübung oder die Führung der Berufsbezeichnung eine staatlich geregelte Ausbildung oder Anerkennung erfordert (dies trifft auf Krankenschwestern, Altenpfleger und Rettungsassistenten zu), wie auch Heilpraktiker zur Meldung verpflichtet.

Jedoch gibt es noch eine für den Rettungsdienst relevante Besonderheit:

Die Meldepflicht besteht nicht für Personen des Not- und Rettungsdienstes, wenn der Patient unverzüglich in eine ärztlich geleitete Einrichtung gebracht wurde. Die Meldepflicht besteht nur, wenn ein Arzt nicht hinzugezogen wurde.

11.18 Lösung: C

Beim Transport von Patienten mit einer nach dem Infektionsschutzgesetz meldepflichtigen Erkrankung müssen dem Transportpersonal die von den entsprechenden Behörden herausgegebenen Hygienevorschriften für die betreffende Erkrankung vor Beginn des Transports bekannt sein. Im Regelfall gibt es durch die Hygieneverantwortlichen der jeweiligen Organisation entsprechende verbindliche Übersichten mit den zu beachtenden Maßnahmen. Diese können je nach Erkrankung erheblich differieren.

Ein ausreichender Impfschutz gegen bestimmte Infektionskrankheiten (z. B. Tetanus, Hepatitis B) ist für im Rettungsdienst tätige Personen dringend empfohlen, vorgeschrieben ist er jedoch nicht.

Je nach Erkrankung sind bestimmte Hygienemaßnahmen wie Mundschutz, Schutzkittel, Vollschutzanzug oder Wischdesinfektion des Transportmittels vorgeschrieben. Sie sind jedoch nicht bei jeder meldepflichtigen Infektionserkrankung erforderlich. Deshalb ist es wichtig, die spezifischen Vorschriften für die jeweilige Erkrankung vor dem Transport nachzuschlagen. Der Fahrer legt nach dem Verladen des Patienten die Schutzkleidung ab, um das Führerhaus nicht zu kontaminieren und das Fahrzeug sicher führen zu können.

Eine Händedesinfektion vor und nach dem Transport muss nicht nur bei Patienten mit bekannten Infektionserkrankungen, sondern grundsätzlich bei jedem ernsthaft erkrankten oder verletzten Patienten durchgeführt werden.

11.19 Lösung: D

Nach einer Nadelstichverletzung sollte die Wunde umgehend gespreizt und desinfiziert werden. Ob es sinnvoll ist, Blut und Serum aus der Wunde „auszumelken", ist nicht bekannt.

Eine Blutentnahme sowohl beim Nadelstichverletzten als auch beim Patienten, mit dessen Blut der Verletzte in Kontakt gekommen ist, ist wichtig, um die serologische Situation und damit das Infektionsrisiko bezüglich Hepatitis B, Hepatitis C und HIV festzustellen. Dieses muss in einer Notfallambulanz mit der Möglichkeit einer sofortigen Laboruntersuchung erfolgen, da für eine wirksame eventuell notwendige HIV-Postexpositionsprophylaxe oder eine aktive und ggf. passive Impfung (Gabe von Anti-Hepatitis B-Immunglobulinen) nur ein kurzes Zeitintervall von einigen Stunden bleibt.

Die Blutentnahme und serologische Untersuchung beim Patienten ist einwilligungspflichtig. Wenn der Patient nicht einwilligungsfähig ist, kann auf Grund der Dringlichkeit die Untersuchung erfolgen (Notfallindikation für den Nadelstichverletzten), es sollte aber das zuständige Amtsgericht informiert werden.

Über diese Akutmaßnahmen hinaus ist es wichtig, dass die Nadelstichverletzung bei der Berufsgenossenschaft gemeldet wird (Arbeitsunfall).

11.20 Lösung: B

Für die eingesetzten Geräte im Rettungsdienst müssen das Medizinproduktegesetz und die Medizinprodukte-Betreiberverordnung beachtet werden. Die Medizin-Geräteverordnung galt bis 1.1.2002 und wurde durch das Medizinproduktegesetz abgelöst.

Ein Heilmittel-Vertriebsgesetz gibt es nicht.

Das Heilpraktikergesetz hat mit der Medizintechnik nichts zu tun, sondern regelt die Ausübung der Heilkunde.

11.21 Lösung: A

Laut § 5 Medizinprodukte-Betreiberverordnung darf der Betreiber ein Medizinprodukt nur betreiben, wenn zuvor der Hersteller oder eine dazu befugte Person, die im Einvernehmen mit dem Hersteller handelt,

1. dieses Medizinprodukt am Betriebsort einer Funktionsprüfung unterzogen hat und
2. die vom Betreiber beauftragte Person anhand der Gebrauchsanweisung sowie beigefügter sicherheitsbezogener Informationen und Instandhaltungshinweise in die sachgerechte Handhabung, Anwendung und den Betrieb des Medizinprodukts sowie in die zulässige Verbindung mit anderen Medizinprodukten, Gegenständen und Zubehör eingewiesen hat.

Eine ärztliche Anweisung, ein Staatsexamen oder mehrjährige Berufserfahrung allein berechtigen nicht zum Betreiben eines Medizinprodukts.

11.22 Lösung: B

Schon im ersten Absatz der Regelung zur Schweigepflicht sind sowohl Ärzte wie auch Angehörige eines anderen Heilberufs, der für die Berufsausübung oder die Führung der Berufsbezeichnung eine staatlich geregelte Ausbildung (z. B. Rettungsassistenten) erfordert, genannt.

Außerdem ist im weiteren Verlauf nachzulesen, dass die Pflicht zur Verschwiegenheit auch für die Gehilfen der oben genannten Berufsgruppen gilt, z. B. auch für Rettungshelfer. Von der Schweigepflicht kann man nicht durch eine entsprechende Anordnung eines Vorgesetzten entbunden werden. Eine Entbindung von der Schweigepflicht kann nur durch den betroffenen Patienten oder in bestimmten Fällen durch einen Richter erfolgen.

Die Androhung einer Freiheitsstrafe bis zu einem Jahr oder Geldstrafe gilt auch beim Verletzen von Privatgeheimnissen bereits verstorbener Patienten.

11.23 Lösung: A

Die Durchführung ärztlicher Handlungen durch Rettungsdienstpersonal im Rahmen der Notkompetenz beruht auf dem im Strafgesetzbuch unter § 34 beschriebenen „rechtfertigenden Notstand".

Der Schutz der Gesundheit des Patienten wird beim „rechtfertigenden Notstand" höher bewertet als der Verstoß gegen den Arztvorbehalt bei der Durchführung einer solchen Handlung.

Im Wortlaut ist zu lesen:

„Wer in einer gegenwärtigen, nicht anders abwendbaren Gefahr für Leben, Leib, Freiheit, Ehre, Eigentum oder ein anderes Rechtsgut eine Tat begeht, um die Gefahr von sich oder einem anderen abzuwenden, handelt nicht rechtswidrig, wenn bei Abwägung der widerstreitenden Interessen, namentlich der betroffenen Rechtsgüter und des Grades der ihnen drohenden Gefahren, das geschützte Interesse das beeinträchtigte wesentlich überwiegt. Dies gilt jedoch nur, soweit die Tat ein angemessenes Mittel ist, die Gefahr abzuwenden."

§ 203 StGB beschreibt die Verletzung von Privatgeheimnissen, in § 223 StGB und den folgenden Paragraphen geht es um Körperverletzung und § 323c StGB ist der unterlassenen Hilfeleistung gewidmet.

§ 35 der Straßenverkehrsordnung behandelt die so genannten Sonderrechte für Rettungsfahrzeuge im Notfalleinsatz.

11.24 Lösung: E

Die Bundesärztekammer sieht in ihrer Stellungnahme vom 22.11.1992 alle genannten Maßnahmen im Rahmen der Notkompetenz durch Rettungspersonal als durchführbar an. Ein Handeln unter Berufung auf die Notkompetenz setzt allerdings voraus, dass rechtzeitige ärztliche Hilfe nicht erreichbar ist und die durchgeführten Maßnahmen zur unmittelbaren Abwehr von Gefahren für das Leben oder die Gesundheit des Notfallpatienten dringend erforderlich sind.

Außerdem muss die Verhältnismäßigkeit bei der Wahl der Mittel gewahrt bleiben und die Hilfeleistung für den Rettungsassistenten zumutbar sein.

11.25 Lösung: C

Im Ausschuss „Notfall-, Katastrophenmedizin und Sanitätswesen" der Bundesärztekammer wurde die folgende Liste von Medikamenten, die im Rahmen der Notkompetenz von Rettungsassistenten verabreicht werden dürfen, verfasst und zuletzt im März 2004 erläutert:

- Elektrolytlösungen bei Volumenmangelschock
- Adrenalin bei Reanimation und anaphylaktischem Schock
- Glukose 40 % bei hypoglykämischem Schock
- β_2-Sympathomimetikum als Spray bei obstruktiven Atemwegszuständen
- Benzodiazepin als Rectiole beim Krampfanfall
- Nitrat-Spray oder -Kapsel bei akutem Koronarsyndrom
- Analgetikum bei Verletzungen und ausgewählten Schmerzsymptomen

Der jeweilige Ärztliche Leiter Rettungsdienst soll über die Auswahl, Dosierung und Applikation der Notfallmedikamente in seinem Zuständigkeitsbereich entscheiden. Bei der Auswahl eines Analgetikums ist zu beachten, dass Medikamente, die unter das Betäubungsmittelgesetz fallen, nur durch einen Arzt gegeben werden dürfen.

Die Gabe von Amiodaron oder Atropin ist nicht erwähnt. Diese werden aber in einigen Rettungsdienstbereichen im Rahmen eines Reanimationsstandards ebenfalls durch Rettungsdienstpersonal appliziert.

Die aufgeführte Liste ist lediglich eine Empfehlung und hat keinen rechtlich bindenden Charakter. Gleichwohl wird sie im Streitfall vor Gericht als fachliche Meinung bewertet werden.

11.26 Lösung: B

In § 5 des Rettungsassistentengesetzes sind Zugangsvoraussetzungen für den Lehrgang zum Rettungsassistenten festgelegt:

- Vollendung des 18. Lebensjahres
- Gesundheitliche Eignung zur Ausübung des Berufs
- Hauptschulabschluss oder eine gleichwertige Schulbildung oder eine abgeschlossene Berufsausbildung.

Der Besitz des Führerscheins ist zwar für den späteren Arbeitgeber relevant, aber keine gesetzliche Zugangsvoraussetzung für die Ausbildung zum Rettungsassistenten.

Ein unbescholtenes Führungszeugnis ist zwar kein Kriterium für den Ausbildungslehrgang zum Rettungsassistenten, wohl aber für die Erteilung der Berufserlaubnis nach § 1 RettAssG.

11.27 Lösung: C

Eine Verkürzung der Ausbildung zum Rettungsassistenten wird in § 8 RettAssG für folgende Ausbildungen und Berufsgruppen ermöglicht:

- **Rettungssanitäter**
  Anrechnung der 520 Stunden in vollem Umfang
- **Krankenschwester/-pfleger, Kinderkrankenschwester/-pfleger**
  Zulassung zur Prüfung nach 300 Stunden Ergänzungslehrgang
- **Soldaten mit Sanitätsprüfung und fachlicher Unteroffiziersprüfung**
  Verkürzung um 600 Stunden
- **Polizeivollzugsbeamte mit Fachprüfung Sanitätsdienst**
  Verkürzung um 600 Stunden
- Darüber hinaus regelt § 9 RettAssG die besondere Situation der **Feuerwehren**:
  Eine bei der Feuerwehr erworbene Ausbildung ist im Umfang ihrer Gleichwertigkeit auf den Lehrgang und auf die praktische Tätigkeit anzurechnen. Der „Umfang der Gleichwertigkeit" kann individuell verschieden sein. Beispielsweise können bei absolvierter Laufbahnausbildung im mittleren Dienst bei einer Berufsfeuerwehr zusätzlich zur Rettungssanitäterausbildung auch Inhalte wie Strahlenschutz, Technische Hilfeleistung, Rettungsschwimmen, Funkausbildung etc. angerechnet werden.

11.28 Lösung: C

Im Gegensatz zu den meisten Ausbildungsberufen handelt es sich bei der Ausbildung zum Rettungsassistenten nicht um ein duales System, also die parallele Ausbildung in Betrieb und Berufsschule.

Die Rettungsassistentenausbildung beginnt mit dem 1.200-stündigen Lehrgang, an den sich die 1.600 Stunden umfassende praktische Tätigkeit anschließt. In § 2 der Ausbildungs- und Prüfungsordnung für Rettungsassistentinnen und Rettungsassistenten ist das Ausbildungsende mit dem Nachweis der erforderlichen Kenntnisse und Fertigkeiten im Abschlussgespräch definiert. Das Staatsexamen wird bereits nach dem theoretischen Lehrgang abgelegt.

11.29 Lösung: A

Das Staatsexamen für Rettungsassistenten gliedert sich in eine dreistündige schriftliche Arbeit, einen mündlichen Teil, der 10 bis 20 Minuten betragen soll, und eine praktische Prüfung, die aus drei Fallbeispielen besteht.

Jeder Teil kann nur einmal wiederholt werden. Die Wiederholungsprüfung muss innerhalb von 12 Monaten nach der nicht bestandenen Prüfung erfolgen. Eine Einsichtnahme in die Prüfungsunterlagen ist auf Antrag zu gewähren.

11.30 Lösung: E

Eine vollständige und systematische Übergabe ist entscheidend für die optimale Versorgung eines Notfallpatienten. Unvollständige Informationsweitergaben können erneute Untersuchungen mit entsprechendem Zeitverlust oder das Übersehen wichtiger Diagnosen zur Folge haben.

Da es bei der mündlichen Übergabe in der von Zeitdruck und Anspannung geprägten frühen Versorgungsphase von Notfallpatienten im Krankenhaus häufig zu einer Konzentration auf die wesentliche Diagnose und zu einem Informationsverlust bei den weiteren Befunden kommt, ist eine sorgfältige Dokumentation der erhobenen Befunde und gemessenen Werte im Einsatzprotokoll unabdingbar.

Neben den Störungen, die beim Arbeiten unter Stress und zeitlicher Anspannung entstehen, kommt es bei der Übergabe nicht selten zu Kommunikationsproblemen, die ihre Ursache im emotionalen Bereich und in der mangelnden gegenseitigen Wertschätzung der Kommunikationspartner haben.

Generell sollte man die Übergabe mit der Vorstellung der Person des Patienten und nicht mit dem Erkrankungsbild eröffnen. Es handelt sich um Herrn oder Frau XY und nicht um „das angemeldete akute Abdomen".

Eine Übergabe sollte natürlich vollständig, aber andererseits auch kurz gefasst sein. Man sollte versuchen, zwischen irrelevanten und relevanten Befunden, Messwerten und Details zu unterscheiden und nur die wichtigen Informationen anzusprechen.

11.31 Lösung:

AHA: American Heart Association

Diese amerikanische freiwillige Gesundheitsorganisation setzt sich für die Verbesserung der Versorgung von Herz-Kreislauf-Erkrankungen und Schlaganfällen ein.

ERC: European Resuscitation Council

Diese europäische Organisation befasst sich mit der Reanimation und dem instabilen kardiologischen Patienten. Sie entwickelt und verbreitet Behandlungsrichtlinien und Lehrgänge zu diesen Themen und fördert die diesbezügliche Forschung.

ILCOR: International Liaison Committee on Resuscitation.

Ziel dieses Komitees ist die weltweite Festlegung wissenschaftlich bewiesener notfallmedizinischer Standards. In diesem internationalen Zusammenschluss von Wiederbelebungsgremien sind aktuell folgende Organisationen vertreten:

- American Heart Association
- European Resuscitation Council
- Australian/New Zealand Resuscitation Council
- Resuscitation Council von Südafrika
- Heart and Stroke Foundation von Kanada
- Inter-American Heart Foundation.

11.32 Lösung: E

Alle genannten Verletzungen sind typische Verletzungsfolgen bei nicht angeschnallten Unfallopfern. Die Verletzungen entstehen unmittelbar nach dem Aufprall: Der Fahrer gleitet zunächst mit der unteren Körperhälfte nach vorne und prallt mit den Knien bis an das Armaturenbrett. Danach schlägt der Kopf gegen das Lenkrad, die Windschutzscheibe oder den A-Holm.

11.33 Lösung

Kraft × Kraftarm = Last × Lastarm

Angewendet auf die menschliche Wirbelsäule entsprechen die Dornfortsätze einem ca. fünf Zentimeter langen Kraftarm und die Arme einem ca. 40 cm langen Lastarm eines zweiarmigen Hebels. Das Ende des Lastarms kann also bis zu 40 cm entfernt vom gemeinsamen Schwerpunkt liegen. Dies hängt von der Neigung des Rumpfes und der Stellung der Arme ab. Wendet man die oben zitierte Formel auf das Heben eines Patienten an, sähe die Gleichung z. B. so aus:

75 kg Last × 40 cm Lastarm = 600 kg Kraft × 5 kg Kraftarm

Im Ergebnis wirkt also das Achtfache des Gewichts des Patienten auf die Bandscheiben der Lendenwirbelsäule des Anhebenden. Je näher die Last am Körper bewegt und getragen wird, umso kürzer ist der Lastarm und je aufrechter die Wirbelsäule gehalten wird, desto gleichmäßiger verteilt sich die resultierende Kraft auf die Bandscheiben. Dieses Gesetz verdeutlicht somit den Sinn rückenschonenden Arbeitens.

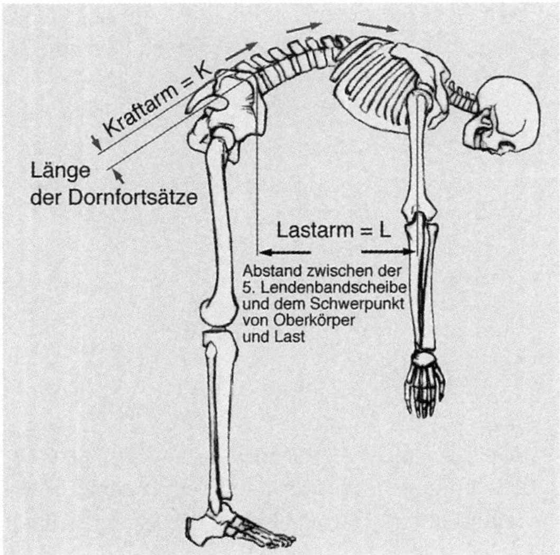

Abb. 11.2 Verhältnis Kraftarm zu Lastarm [L108]

11.34 Lösung: D

Gerade Haltung und gestreckte Arme führen zu idealer Lastverteilung auf die Wirbelsäule. Wie bereits in der Antwort zu Frage 11.33 beschrieben, wird durch körpernahes Halten der Last der Lastarm verkürzt. Das aufrechte Heben aus der Hocke verhindert eine ungleichmäßige Belastung der Wirbelsäule und schützt vor Bandscheibenvorfällen. Eine Verdrehung der Wirbelsäule unter Last ist gefährlich, da das Gewicht nicht mehr gleichmäßig auf alle Bestandteile des Gelenksystems umverteilt werden würde. Auf keinen Fall sollte ruckartig angehoben werden, da dieses durch die zusätzlichen Beschleunigungskräfte zu Spitzenbelastungen der Wirbelsäule führt, die deutlich höher als beim reinen Heben der Last sind.

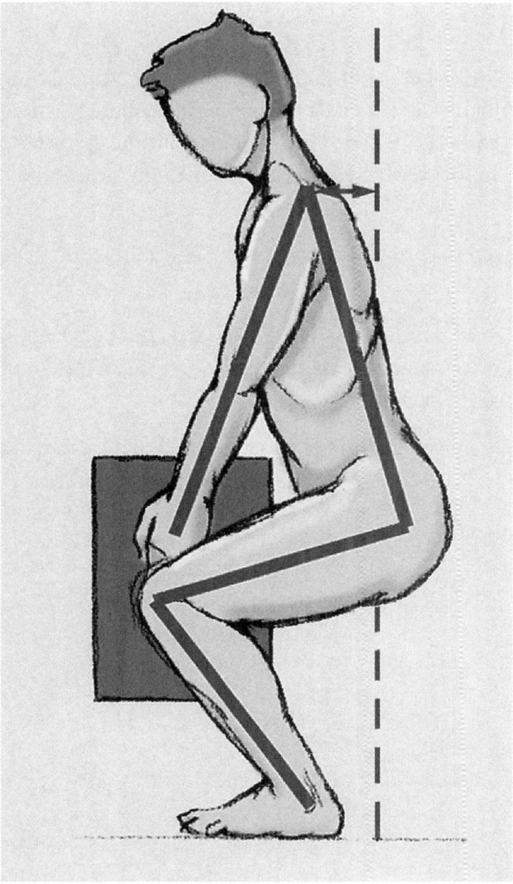

Abb. 11.3 Richtiges Heben [L108]

11.35 Lösung: C

In der Reihenfolge Planen-Tun-Prüfen-Handeln durchgearbeitet, nützt dieser Kreislauf bei der strukturierten Umsetzung des Qualitätsmanagements.

Die Planung beginnt mit der Problembestimmung und endet mit dem Erarbeiten der Ziele für die Verbesserung. Im darauf folgenden Tun kommt es zur praktischen Umsetzung. Das Prüfen zeichnet sich durch das Vergleichen der nach der Umsetzung ermittelten Daten mit denen aus der Planungsphase stammenden Daten. Das Handeln stellt schlussendlich die Einführung von notwendigen Vorsorgemaßnahmen und der fortlaufenden Erfolgskontrolle dar. Sind noch weitere Verbesserungspotentiale erkennbar, beginnt der Zyklus wieder von vorn.

Die Zertifizierung eines Qualitätsmanagementsystems selbst ist kein Hilfsmittel zur Problemlösung, sondern lediglich eine externe Überprüfung, ob die selbst dokumentierten Qualitätsverfahren der zugrunde gelegten Norm (z. B. DIN EN ISO 9001) entsprechen und tatsächlich wie beschrieben umgesetzt wurden.

11.36 Lösung: C

Eine dreiteilige Unterteilung ist möglich: Die Stressreaktion beginnt mit dem Stadium der Alarmreaktion. Die Auslösung der „Kampf-Flucht-Reaktion" des Sympathikus dient dazu dem Körper eine höhere Leistung als im Normalzustand abverlangen zu können. Die durch soeben aktivierte Hormonausschüttung gesteigerte Energiebereitstellung mündet in der Widerstandsphase. In ihr werden alle verfügbaren Kräfte des Körpers eingesetzt, um die Herausforderung zu bestehen.

Bei anhaltender Widerstandsphase, kommt es zur Aufgabe und zur Einstellung der Kräfteaufbietung. Die Stressreaktion endet im Zustand der Erschöpfung.

Die Verflachungsphase ist dem Burnout zuzuordnen, einer schweren Stressreaktion die u. a. mit dem Gefühl des Ausgebranntseins einhergeht. Ein Burnout-Syndrom tritt besonders häufig in helfenden Berufen auf und kann, wenn es nicht aktiv angegangen wird, zu suizidalen Gedanken führen.

Die Biphase kennzeichnet die derzeit gebräuchlichste Energieform bei der elektrischen Defibrillation und hat mit Stress in diesem Zusammenhang nichts gemeinsam.

Register